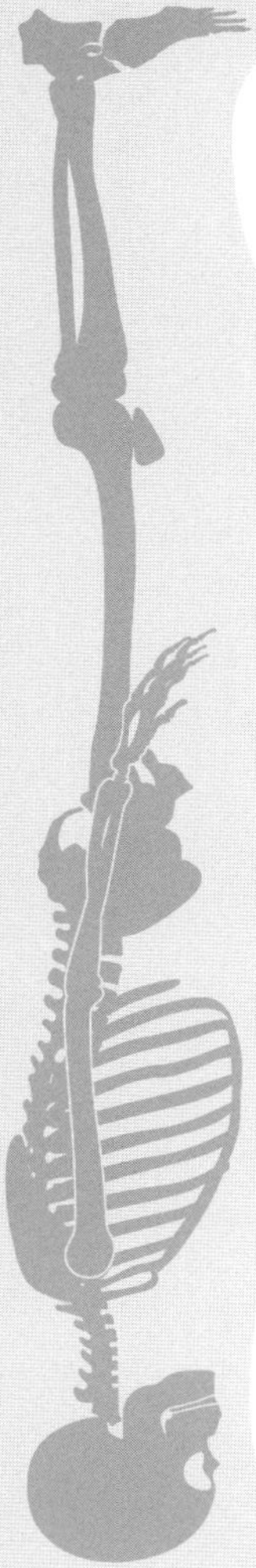

シリーズ・骨の話
4

伊藤 宣
［監修］

変形性関節症

関節が老いたのか、
関節軟骨の変性とはなにか

伊藤 宣
石島旨章／岡崎 賢
［著］

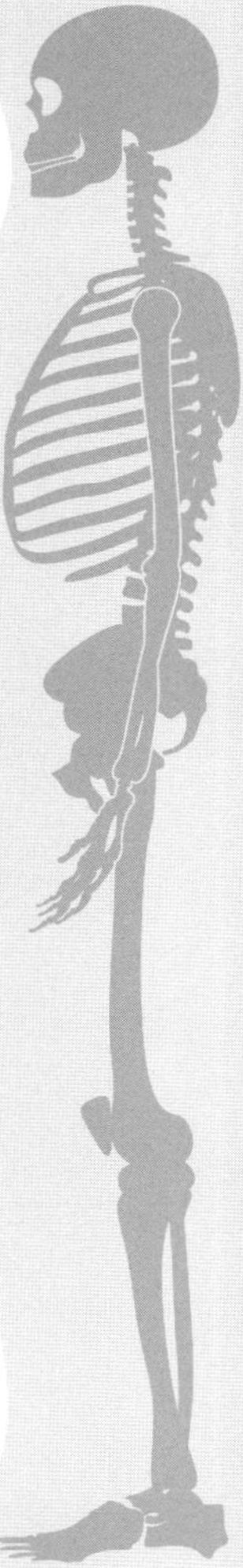

ミネルヴァ書房

刊行にあたって

骨は私たちの身体を支えるものである。そして骨と骨をつなぐ関節は私たちが身体を動かす「要」である。あたりまえのこと、かもしれない。しかし、骨に関する知識を求めようとすると、それを知りうるための書籍は意外に少ない。特に、ヒトの骨について、科学的な事実を明快に述べながら、病気の観点から、「成長と老化」「病気の成り立ちとその治療法」を述べた一般書はあまりないように思われる。

陸生動物である私たちヒトは、身体を支えるために骨を必要とし、動くために関節を必要としている。成長とともに骨は発達し、そして老化とともに衰える。その過程で骨および関節はさまざまな外傷を受け、また病気に罹患する。私たちは一介の医師として、整形外科医や膠原病内科医として、ある者は変形性関節症、関節リウマチ、骨粗鬆症、変形性脊椎症などの臨床専門医として、さらに骨、軟骨、関節の研究を行う基礎研究者として長年骨に関わってきた。この「シリーズ・骨の話」では、まず骨の基礎的な話、発生・進化・基本構造、そしてヒトにおける骨の役割と意義について語り、さらに代表的な外傷と病気について触れたい。特に病気については「慢性疾患」と「特殊な病気」について説明したい。

慢性疾患の代表例は、関節の病気である変形性関節症、骨の病気である骨粗鬆症である。そして、関節特有の病気の最も代表的な例が関節リウマチであろう。さらに関節に関わる少し特殊な病気として膠原病がある。また、骨格の中心である脊椎の病気には変形性脊椎症がある。

このシリーズでは、一生にわたって付き合っていかなければならない代表的な疾患を中心に据えた。それは、病気にかかったあなたが、その病気を乗り超え、あるいは病気とうまく折り合いをつけて、その後の人生をよりよく生きていただきたいとの願いからである。医療機関で提供できることは、骨および関節の病気の場合、残念なことに驚くほど少ない。結局は、提供された薬、治療法をもって、それを生活の中に活かしていくのはあなた自身である。

読者のみなさんが、骨そして関節の病気と前向きに付き合っていただける手掛かりを、もしこの本が提供できたとしたら、このシリーズの目的の一端は果たせたと思う。

監修　伊藤　宣

変形性関節症——関節が老いたのか、関節軟骨の変性とはなにか　目次

第七章　手術療法

本文レイアウト・作画　木野厚志（AND・K）
企画・編集　エディシオン・アルシーヴ

序章　変形性関節症、三つの事例

変形性関節症《へんけいせいかんせつしょう》と聞いて「ああ、あれか」と思われるであろうか。「私もそれで病院に通院しています」と言われるであろうか。よく聞く（かもしれない）、そして実際に、非常に多くの方が罹患《りかん》しているこの疾患は、実はとても難しい疾患である。

変形性関節症は治療が難しいという側面はあるが、命を奪われるような病気ではない。しかし、どうしてなるのか、どのように診断するのか、よくするためには（治療は）どのようにするのかということをつきつめて考えると、なかなか難しい病気であるといえる。この一般的な病気、ヒトが歳を重ねればいつかは必ず罹ってしまうであろう病気・変形性関節症についてもう少し掘り下げて勉強しようというのがこの本の趣旨である。

この本を、まずは患者さんとのやりとりから始めたい。

七八歳の女性が外来を受診された。元々お元気で、特に病気をされたこともなく、元気に旅行も行っておられる。しかし五年前から時々右膝が痛いなと思うようになった。初めは長く歩いた翌日に少し痛い程度であったが、一年前に転んで膝をひねってから、痛みを感じることが多くなったという。朝起きた時とか、ずっと座っていて立ち上がる時が痛い。少し歩いて調子が出るとそれほど痛くない。階段は特に下りる時が痛い。そして、実は膝だけでなく、指先の関節も痛い。朝こわばることもあるので、関節リウマチではないかと思って近くの医院を受診したが、「リウマチではない」と言われたとのことである。

　このような症状を聞いて、私も、と思う方は多いのではないだろうか。あるいは今は痛くなくとも、そんな症状が出たことはある、という方は多いであろう。膝の痛みは、関節痛の中では間違いなくトップである。それどころか、介護保険で要支援になる原因として、関節疾患は第一位である（厚生労働省「平成二五年国民生活基礎調査」より）。そしてこのような症状で病院を受診した場合、診断名は多くの場合、変形性膝関節症《へんけいせいひざかんせつしょう》である。

　医師に「歳による関節の変形ですよ」と言われて、「まあ歳だから仕方ないね」と思われるかもしれない。しかし、疑問に思う方もおられるであろう。なぜ、ある時から痛くなったのであろうか？　その時に突然軟骨が悪くなったのであろうか？　隣の家のAさんは私より年上なのに痛いとは言わない。私のほうがほっそりしているのに（とは決して本人の前ではおっしゃらないであろうが）、なぜ私のほうが痛くなるのだろうか？　歳だからというけれど、動き回っている年上の男性はあまり痛いと言わないのに、なぜ女性のほうが痛い方が多いのであろうか？　軟骨が擦り減っていると言われたけれど、軟骨はどうしてだんだん擦り減るのだろうか？　骨の棘《とげ》があると言われたけれど、その「棘」があるから痛いの

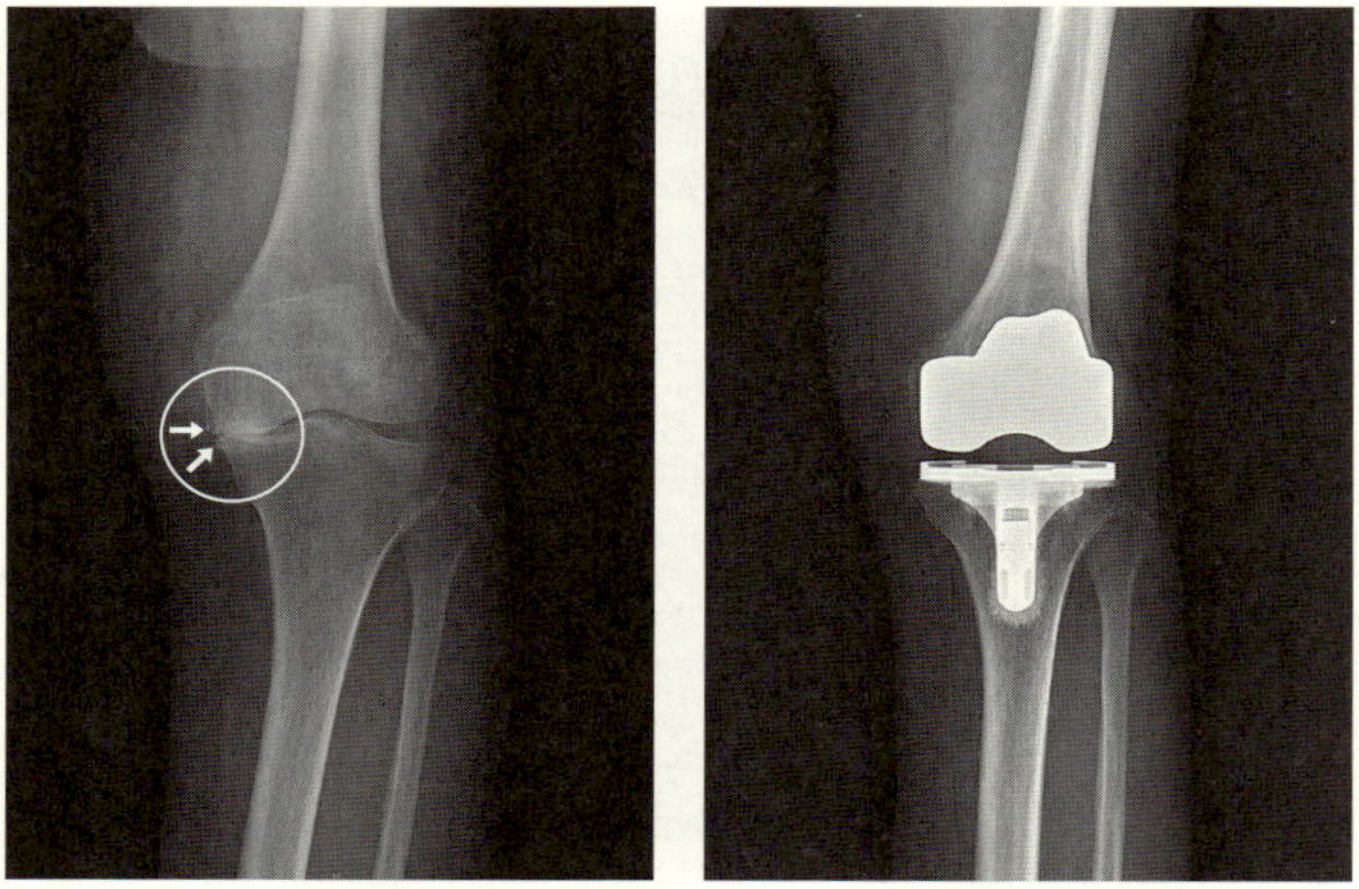

＜手術前＞

左側（内側）の軟骨が消滅（丸印）。骨棘も形成されている（矢印）。

＜手術後＞

人工膝関節置換術を行った。失われた軟骨は戻らないが，隙間は確保された。

図１　変形性膝関節症の術前・術後のＸ線像

だろうか？　指先の関節も痛いし朝こわばるのだが、これはリウマチではないのだろうか？　リウマチでないのなら、指先の痛みはなにであろうか？

　この方のＸ線写真をみてみよう（図１）。膝関節の内側で、大腿骨《だいたいこつ》と脛骨《けいこつ》の間の隙間が狭い。内側だけ、関節の表面の骨が白くなっている。骨の端に、尖ったものがある。先程の骨の棘、いわゆる骨棘《こつきょく》である。これは典型的な変形性膝関節症のＸ線写真である。実は、六〇歳以上の方の中で、四〇パーセントもの方がX線でみた変形性膝関節症に罹っていると言われている。すなわち、日本人で二五〇〇万人もの方がこの病気を持っていることになる。なんと驚くべき高率であろうか。しかし、当然ながら、この二五〇〇万人の方が、みな膝が痛いわけではない。痛いこともあるかもしれないが、定期的に痛みを感じて治療を受けているのは、八〇〇万人程度と言われる。それでは、どのような方が痛くなるのであろうか。X線上は変形があるのに痛くない人とは（そのほうがずいぶん多い）、どのような人なのであろうか。どのようにしたら、自分も、その「痛くない人」になれるのであろうか。第一章以降で、それらの疑問に少しずつ答えて（あるいは情報を提供して）いきたい。

膝の痛みはよくあるが、股関節《こかんせつ》の痛みはどうであろうか。六三歳の女性が、二年前から右側の股関節が痛くなったと外来を受診された。小さい頃に、股関節が悪いと言われて病院に通院していたことがあると母親から聞かされていた。しかしこれまで痛みもなく、スポーツもしてきたが、しばらく前から、立ち上がる時や長く歩いた時に股関節の部分の痛みが出てきて、最近では、足を引きずるようになってしまった。足の長さも左右で違いがあり、股関節の曲がりもあまりよくなく、また股関節が開きにくくなってきたという。

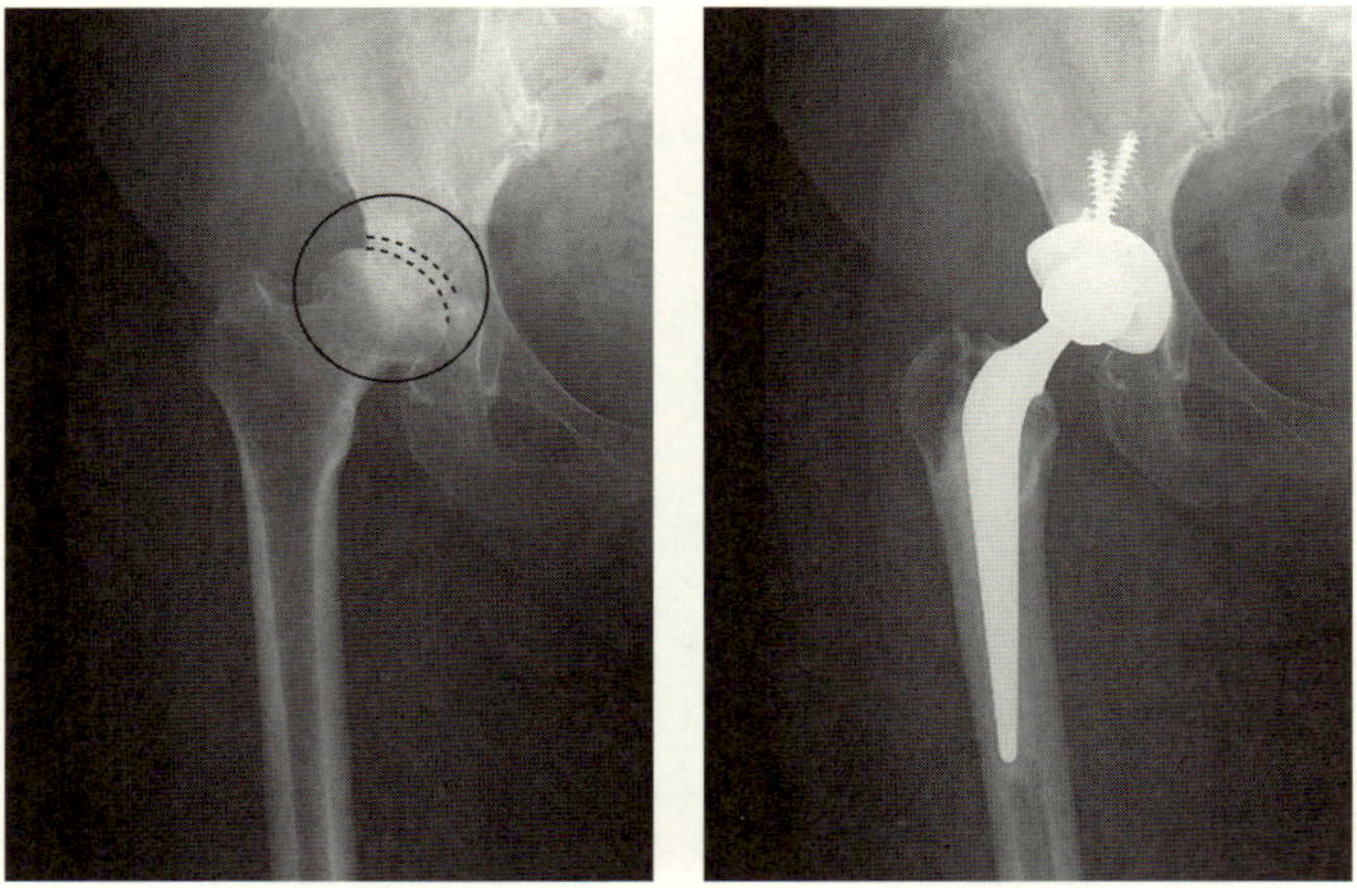

＜手術前＞

骨盤（臼蓋）と大腿骨（大腿骨頭）の境が失われている（丸印）。本来あるべき隙間は点線で示した。

＜手術後＞

人工股関節全置換術を施した。骨頭をはめこんだステムでつなぎ，臼蓋側インプラントはスクリューで留める。

図２　変形性股関節症の術前・術後のＸ線像

この方のX線写真はどうであろうか（図2）。もともと股関節はほぼ完全な球《きゅう》関節《かんせつ》であるが、大腿骨頭部分が扁平化して、骨が白くなり、関節の隙間がなくなっている。典型的な変形性《へんけいせい》股関節症《こかんせつしょう》である。特に日本人に比較的多い、臼蓋《きゅうがい》形成不全による二次性の関節症である。「二次性」とは、なにか明らかな原因があって起こることをいう。

ご存知のように、日本人は乳児の股関節脱臼や臼蓋形成不全が多く、昭和三〇年代に精力的な予防運動が行われた。今でも、子供を抱く時に、「足の間に腕を入れなさい」などといった注意を受ける（実は、この注意には少々誤解がある）。日本では、変形性股関節症と言えば、二次性のものがほとんどであったが、最近はかなり減少し、欧米人なみに一次性（すなわち明らかな原因のない）変形性股関節症が増えている。股関節は非常に大きな関節で身体の中心部にあるが、どうして多くは二次性なのであろうか。一次性が増えているのはなぜだろうか。膝関節で関節注射がよく行われるのに対し、股関節の注射はあまり聞かないが、なぜだろうか。効かないのであろうか。結局治療は手術しかないのだろうか。

さらに、足首の痛みの場合はどうであろうか。五九歳女性が、徐々に足首が痛くなってきたと外来を受診した。若い頃に足首の骨折をしたことがあるという。X線写真をみてみよう（図3）。確かに、腓骨《ひこつ》に少し曲がった部分があり、これは古い骨折が少しずれたまま治癒したものである。この方の病名は、変形性足関節症《へんけいせいそくかんせつしょう》である。関節の隙間はなくなって、骨棘もみられる。

しかし、膝に比べて足関節の変形性関節症は比較的珍しい。私も、と思う方は少ないのではないであろうか。膝に比べて、足首は小さな関節で体重を全部支えるのに、なぜ変形

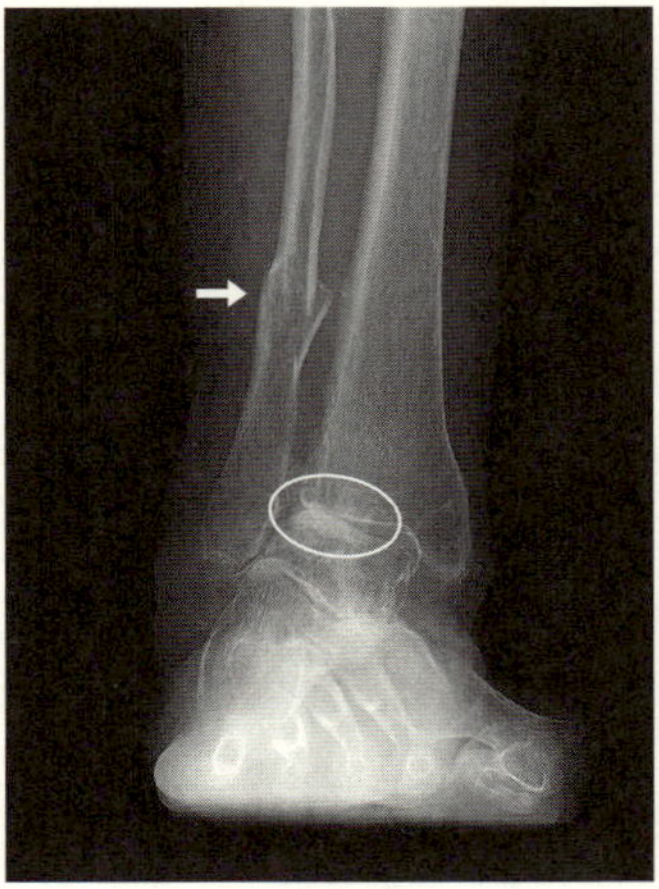

＜手術前＞

腓骨に昔の骨折の跡がみられる（矢印）。患部は完全に軟骨が失われ，脛骨と距骨が擦れ合っている（○印）。

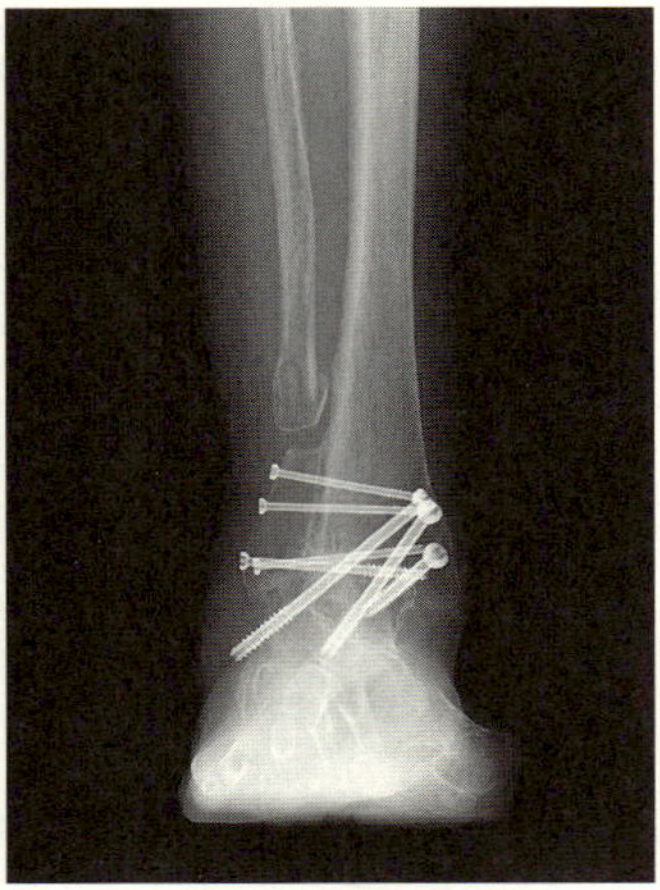

＜手術後＞

固定術。脛骨と距骨が固定された。腓骨は切断され，固定をより確実なものにするため脛骨・距骨に付けられた（骨移植）。

図３　変形性足関節症の術前・術後のＸ線像

しにくいのであろうか。膝に比べれば、足首のほうが圧倒的に怪我をしやすいが（その多くは捻挫ではあるが）、それでもなぜ、変形性関節症になりにくいのであろうか。

このように、関節によっても病気の起こり方はずいぶん違う。さらに膝と足首のＸ線写真をみていただければわかるように、膝関節は大腿骨と脛骨（および膝蓋骨）の間の関節であり、足関節は脛骨、腓骨、距骨の三つの骨の関節である。このように形の違うそれぞれの関節は、どのように歳をとっていくのであろうか。

変形性関節症は、二次性のものを除けば、長い間、経年的な（簡単に言えば、歳による）軟骨の変性によって起こる病気と考えられてきたし、外来でそのように説明を受けた方がほとんどではないであろうか。しかし、よくよく関節の構造をみて、その成り立ちを知り、またいろいろな関節の違いを考え、またいろいろなタイプの変形性関節症があることを考えると、それほど単純な病気でないことに気付く。実は、変形性関節症は一つの病気のように扱われているが、その成り立ちも種類もいろいろなものが混ざった、複雑な「疾患群」である。もちろん、「軟骨の変性」が病気の中心であることにほぼ疑いはないが、「どのようにして軟骨が変性するのか」を考えると、その成因はさまざまである。そしてさらに、どのようにして「痛くなるのか」を考えると、さらに複雑である。

それに対し、治療法は意外なほど少なく、いくつかの限られた治療法しかない。新しい治療法の開発に向けて、世界中で研究者や製薬企業がしのぎを削っている一方で、治療法ができるのを首を長くして待っていても、いつできるのかはわからない。それより、現在ある治療法を最大限有効に活用するべきである。そのために、どのような時にどのようにしてどの治療法を適応するのかということは、現在の医療者と「あなた」に与えられた課題である。

さてこの三人の方の顛末を先に述べたい。もう一度復習すると、膝痛の方は典型的な変形性膝関節症であった。この方は、非ステロイド性抗炎症薬を服用しても、サポーターを着けていただいても、ヒアルロン酸の関節注射をしても痛みがとれないため、最終的に手術を受けることになった。手術の方法としては、脛骨の骨切り《こつき》術《じゅつ》、半分だけ人工関節にする単顆型《たんかがた》人工関節置換術、さらに全部を入れ替える人工膝関節全置換術がある。結局、年齢がやや高いこと（お許しいただきたい）、リハビリテーションが速くて楽であること、治療効果の確実性などを根拠として、人工膝関節全置換術を行った。術後二週間ほどで退院、自宅でがんばって歩行練習を続けられ、その後も元気に外来に通院しておられる。最近、反対の膝も同じように痛くなり、痛みがよくならないためにやはり人工膝関節全置換術を行った。両膝に心配がなくなったので、今後は元気に生活をしていただけると期待している。

変形性股関節症の方は、痛みの強さを考慮して、すぐに人工股関節全置換術を受けられた。術後痛みがとれ、足の長さも同じになって、旅行にも行かれている。

変形性足関節症の方は、ヒアルロン酸の関節注射を何回か行った。しかし徐々に痛みは強くなっていった。手術をなかなか決められずにおられたが、最終的に手術を決心され、比較的よく歩く方であることを考慮し、過大な負荷がかかると緩《ゆる》みをきたすことのある人工足関節置換術を選択せず、足関節固定術を行った。残念なことにまだ少し痛みが残っているが、仕事に復帰し活躍されている。

三人とも、痛みの取れ方には違いはあったが、特に目立った合併症を起こすこともなく、リハビリテーションを熱心にして順調に退院され、現在に至っている。しかし実はその過程で、麻酔による危険性、感染、神経や血管の合併症、静脈血栓塞栓症《じょうみゃくけっせんそくせんしょう》、膝と股関節の方は人工関節の設置異常、足首の方は骨癒合不全や偽関節、長期的には、膝と股関節の方は人工関節のゆるみや破損、足首の方は隣接関節の疼痛や変形の増悪《ぞうあく》など、さまざまなリスクをすり抜けて現在に至っている。

これらの合併症も、よくあることではないが、珍しいということもない。もし合併症を起こした時は、それに対して長期間の大変な治療を受けることとなる。このような合併症を起こさなかったのは、それぞれの方の「普段の行いがよかった」からかもしれない。いや、なにより、リハビリテーションは非常に熱心にされた。少なくともそれは結果をよくした大きな理由の一つであることは間違いない。

この「シリーズ・骨の話」は、骨と関節の病気について述べるシリーズであるが、最も頻度の高い変形性関節症について、この第四巻では述べたい。特に、変形性関節症の中でも最も多くて困ることの多い、変形性膝関節症を中心に詳しく述べることにしたい。まずどのような病気なのか、関節、骨、軟骨がどのようになっていて、この病気ではどのような変化が起こるのか。症状はどのようなものがあって、似た病気にどのようなものがあるのか。治療として、どのようなものがあり、どのように選択していくのか。副作用や合併症で注意すべきものにどのようなものがあるか。そして最も重要な、患者さんはどのように日々の生活を過ごしていけばいいのか。このような病気の原因から診断、治療までを順を追って述べたいと思う。

それでもわからないことばかりであるかもしれない。しかし、自分の症状がなぜ起こっていて、どのようにしていけばいいかという、あなたの素朴で本質的な質問に、少しでも答えたい。少なくとも、わかっていること、わかっていないことを明確にしたい。今後のあなたの生活や治療に、この本が少しでも助けになればと思う。

第一章　変形性関節症とはどのような病気か

1　変形性関節症とは——異常を知るために正常を知る

よくある病気

整形外科医として病院や診療所で診察をしていると、中高年になって「歩く時に膝が痛い」という方が増えてくる。これは「歩く時はなんともないが、階段昇降、特に階段の下りで膝が痛い」というところから始まることが多い。こういう人から話を聞くと、「習慣にしていたランニングをやめてしまった」「平らなところは大丈夫だが、階段は最近使わず、エレベーターやエスカレーターを使っている」「友人に迷惑をかけてしまうので、旅行に行くことを最近あきらめている」「正座が必要なお稽古ごとをやめてしまった」などというような声をよく耳にする。五〇代から八〇代あるいは九〇代まで、男女を問わず、各年代や性別でその内容は異なるものの、今まで行ってきた習慣や楽しみ、そして生きがいといったことを、「膝の痛み」によってあきらめている人が大変多い。

また、病院や診療所での診療のみでなく、プライベートな場面でも、私が整形外科医とわかると相談にきて、自身の指の第一関節を指しながら、「この指を使う時に先端が痛くて最近変形してきたが、リウマチではないか？」といった質問をする中高年の方がよくいる。

「歩く時の膝の痛み」そして「手を使う時の指先の痛み」、これらを起こす病気はいくつかあるが、最も頻度が高く一般的な病気は両者共通であり、変形性関節症《へんけいせいかんせつしょう》（osteoarthritis: OA）である。膝の場合を変形性膝関節症《へんけいせいひざかんせつしょう》という。指の場合はヘバーデン結節という呼び名がよく知られているが、正式には変形性遠位指節間関節症《へんけいせいえんいしせつかんかんせつしょう》という。

現在、我が国では八〇〇万人もの人々が変形性膝関節症のために「膝の痛み」をかかえて生活していると推定されている。ここでは変形性関節症、特に変形性膝関節症に焦点を絞って、どのような病気か、どのように診断するのか、そしてどのような対策や治療があるのか、また、最近の研究でどのようなことがわかってきたのか、といったことについてまとめてみたい。

歩く時に膝が痛む病気

膝の痛みで病院や診療所を受診する中高年の半数以上が変形性膝関節症である。この変形性膝関節症の第一の症状は「痛み」であるため、治療の第一の目的はこの痛みを早くとることになる。しかし、残念ながら一度痛みが消失しても、しばらくするとまた膝が痛くなって医療機関を受診することになるケースが多いのも事実である。

したがって世間では一般的に、「膝の痛みが始まると繰り返す」ということがまことしやかに伝わっているが、これはあながち誤りではない。その意味では痛みが減ったからといって、変形性膝関節症がすっかり治ってしまったわけではないのである。この病気は慢性疾患と考えられており、長い目でみると、膝の痛みがある時期とない時期を繰り返しながら、歳を重ねるとともにゆっくりとではあるが進んでいく。

ではこの病気が進んでいったらどうなるのか？　膝の変形がどんどん進んでいって歩く時の痛みが強くなり、その障害の程度が強くなった時には、手術という治療法が必要になることもある。人工関節置換術や高位《こうい》脛骨《けいこつ》骨切《こつき》り術《じゅつ》などといった方法がそれである。現在我が国では人工膝関節置換術を中心に、変形性膝関節症に対する手術を年間九万人からそれ以上の患者さんが受けていると考えられている。

手術という治療法が必要になることもある、と述べたのは、すべての患者さんの病気が手術を必要とするほど進行するわけではないからである。実際、歩く際に膝に痛みを感じている人が八〇〇万人もいるということを考えると、手術を必要とするのはごく一部であることも理解していただけると思う。

膝に痛みがあるということは、歩くことが困難であるということと同時に、もう一つ重要なことがある。それは、痛みがあるという人は、痛みがないという人に比べて、この変形性膝関節症が進行する可能性が高いことを意味するのである。では、痛みが出ないようにすることはできるのか。答は、「できる」といえる。そして痛みがある程度減ってきたら、次に痛みが出ないようにするためにはどうしたらよいかを理解する必要がある。治療の第二の目的はこの点である。そのためにはどうしたらよいのか。答は一つ。痛みが出たら専門医を受診し痛みを早く減らしてもらう。そして、痛みが落ち着いたら、次に痛みが出ないようにする方法を教えてもらい、セルフコントロールをできるようになる、ということが重要なのである。

二一世紀になり、現在の日本は男性でも八〇歳以上、女性では九〇歳近くまで平均寿命が延びている世界一の長寿国となった。この長寿化とともに増加している病気はたくさんあるが、変形性関節症はその代表的な病気の一つであるといってよいかもしれない。誰もがこの病気になる可能性があるという意味では、現在膝の痛みがあるとか、正座ができないなどといった、膝について困っていることがなくても、上手にこの病気をコントロールできるようになるためにはどうすればよいかを知っておくことは、大切なことである。
そのために、まずは関節の正常な構造から説明していきたいと思う。やや回りくどい方法になるが、読み進めてもらいたい。なぜなら、異常（病気）を知るためには、まずは正常を知ることが大切だからである。

関節の構造

変形性関節症とは、読んで字のごとく、関節が変形する病気である。変形しているのを自覚することができるのは、関節を構成している代表的な組織である骨が変形するためなので、この病気は骨の病気であると考えられがちである。しかし、この病気の始まりは骨から起こるのではないと考えられている。骨ではないとなると、どの組織に起こる異常がこの病気の始まりなのか？

図1－1をみてもらいたい。正常な膝の関節、膝関節《ひざかんせつ》を表わす構造図である。膝関節は三つの骨に囲われており、それは太ももの骨である大腿骨《だいたいこつ》と脛《すね》の骨である脛骨《けいこつ》、そしていわゆる「おさら」の骨である膝蓋骨《しつがいこつ》である。膝関節は詳しく説明すると二つの関節からできており、大腿骨と脛骨から構成される大腿脛骨関節と、膝蓋骨と大腿骨とで構成される

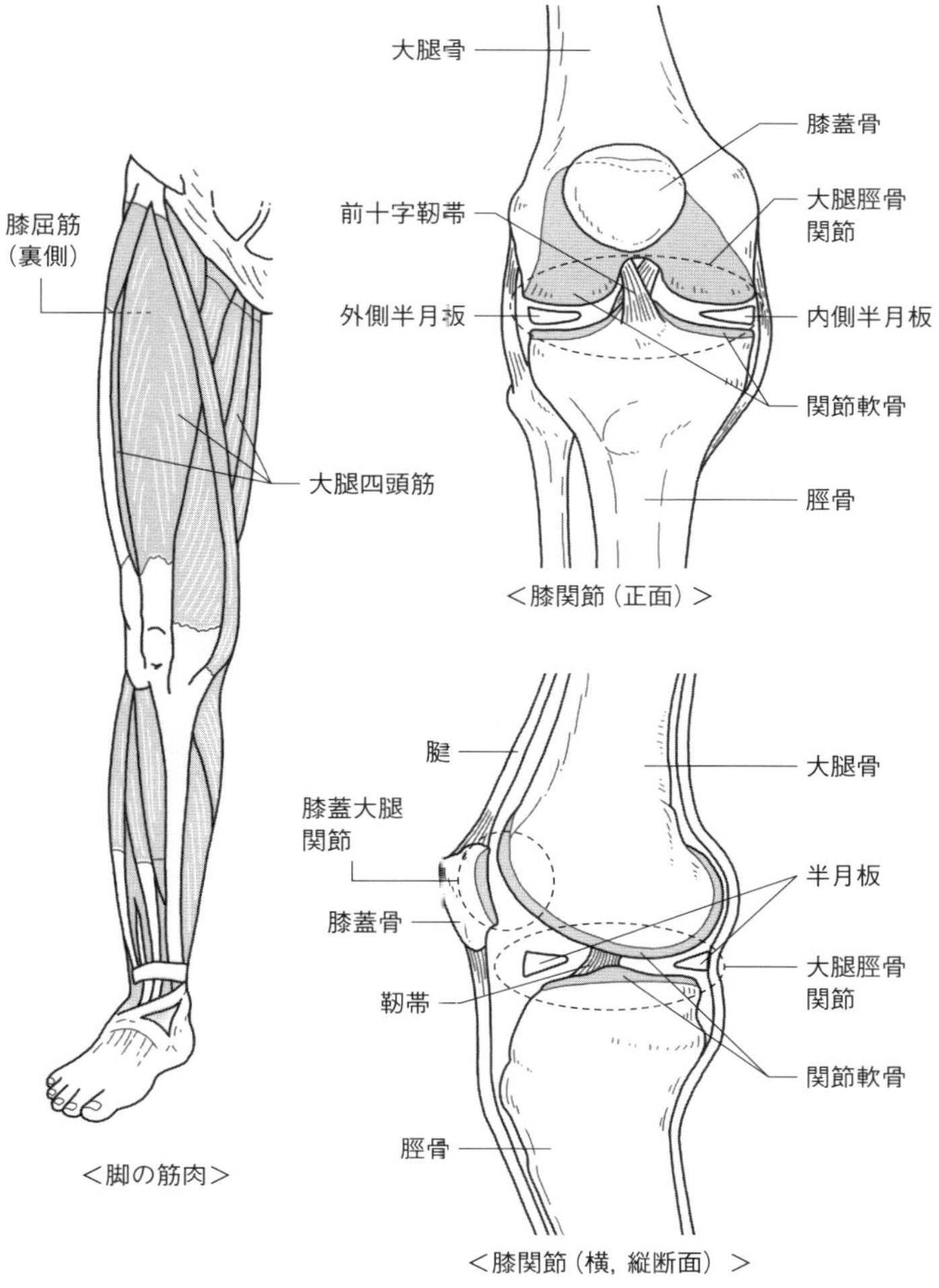

図1-1　膝の構造と膝を動かす筋肉

膝蓋大腿関節からなる。その中でも大腿脛骨関節は、膝の最も重要なつなぎ目となる関節である。

膝関節にはさらに特徴的な構造があり、それは半月板（半月ということもある。注1）である。大腿骨と脛骨の間、内側と外側に一つずつ存在する。その役割は、膝にかかる衝撃を吸収し、滑らかに動くようにすることである。また、膝には靭帯や腱（注2）が多く存在し、これらが膝の動きを制御している。腱は筋肉と骨を結びつける組織であり、筋肉の両端は腱となって骨に付着している。膝を動かす筋肉は大きく分けて二種類ある。太ももの前側にあり、膝を伸ばす機構を有する大腿《だいたい》四《し》頭筋《とうきん》（注3）と、太ももの後側にあり、膝を曲げる機能を有する膝の屈筋群《くっきんぐん》である。さらに膝の関節にはもう一つ、重要な構造物（組織）が存在する。それは軟骨である。半月板も、その構成成分の性質からみると軟骨に類似した組織である。

変形性関節症は関節が変形する病気であるが、その本態は軟骨がいたむ病気である。変形性関節症は軟骨に異常が起こることから始まり、やがて骨を含めた足（下肢）全体までもが変形してしまう病気であり、膝の場合は変形性膝関節症という。そこで軟骨の異常を知るために、軟骨という組織について説明してみたい。

軟骨の性質

動物もヒトも、自らの意志で自由に動けることは、とても大切なことである。進化の過程で水中から陸に上がり生活を営むようになった際、移動の前に自らの重みを「支える」ことも必要になった。つまり、支えつつ移動機能を保持する必要ができた。本シリーズ第一巻にもあるように、骨は自らの重みを支えるために重要な機能を果たす。その上で移動機能を実現するには、強固な骨と骨を上手に動かしつつ、近隣する骨同士がいたまないようにする必要があった（図1－2）。そして移動するたびに発生する骨にかかる力（衝撃）を緩衝させる術が必要となった。

その役割を担うのが、骨の両端にある軟骨（関節軟骨、注4）であり、この軟骨面同士をうまく機能させて、動くことができるようにする構造が関節である。みなさんも手羽先を食べる際

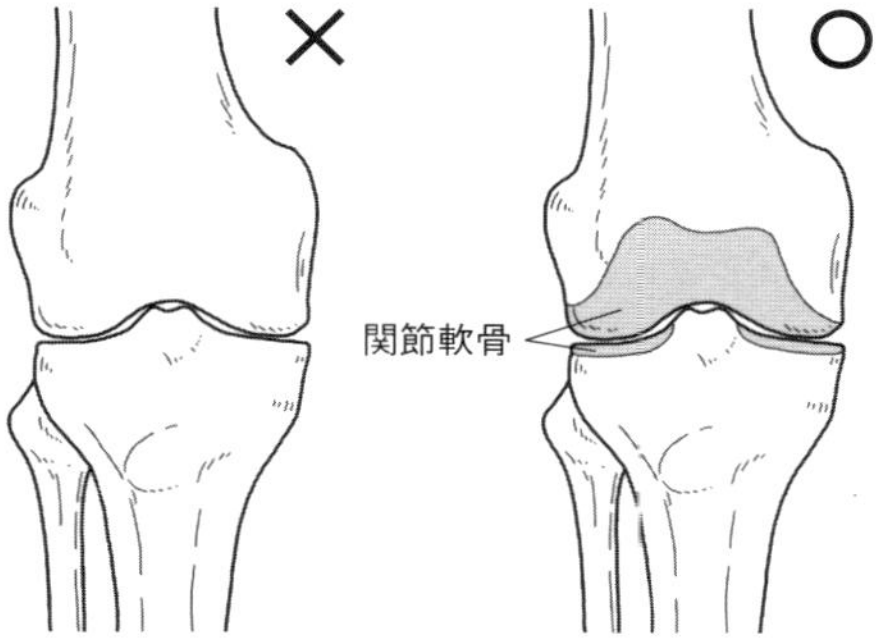

図1-2　骨と骨をつなぐ関節軟骨

左のように骨と骨とが直接接しているわけではなく，右のようにそれぞれが関節軟骨で覆われている。

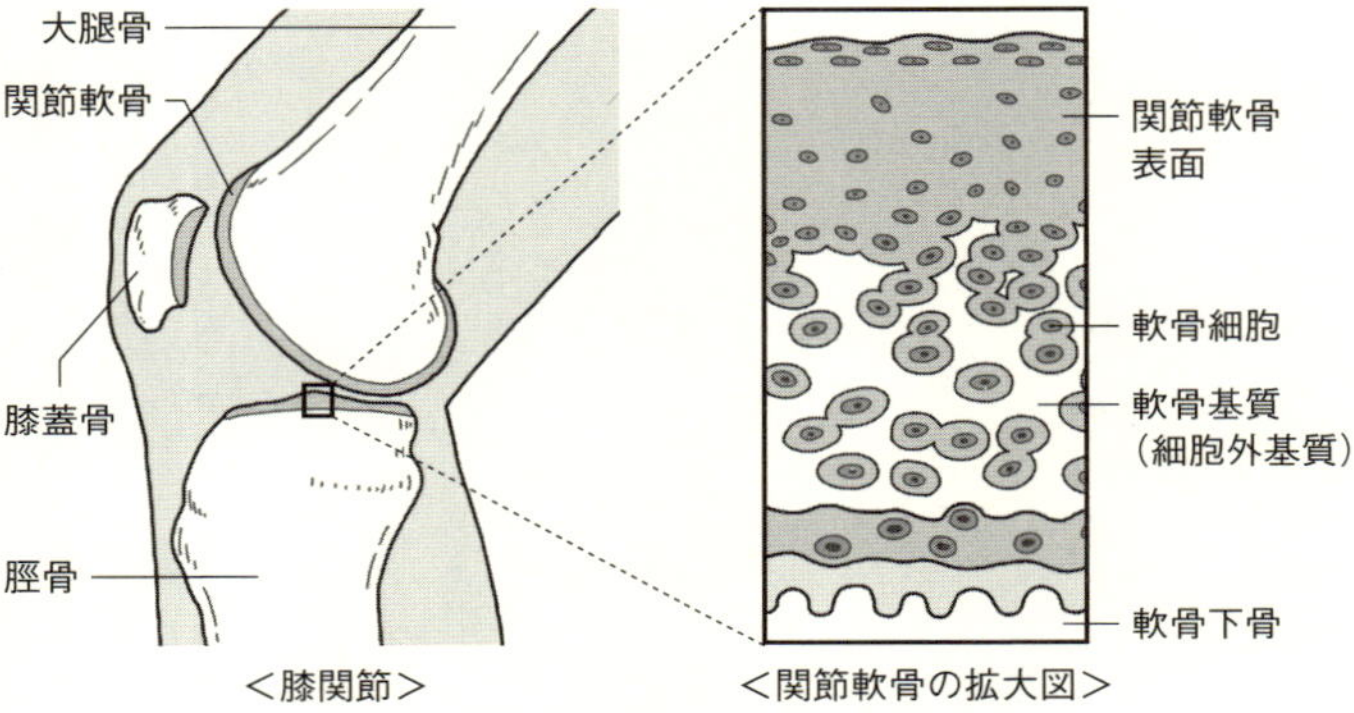

図1-3　関節軟骨の構造

鳥巣岳彦『やさしい変形性膝関節症の自己管理』2005年より改変引用。

に、鶏の太ももの骨と脛の骨を外すと骨の先端がツルツルとしているのをみたことがあるかと思う。あの骨の先端にわずかに付いている組織が軟骨である。

字を書いたり箸を使ったりする際に重要な腕の骨（上腕骨《じょうわんこつ》、橈骨《とうこつ》、尺骨《しゃっこつ》）や、歩いたり走ったりすることで移動する際に自分の体重を支える太ももや脛の骨（大腿骨、脛骨）のことを「長管骨《ちょうかんこつ》」という。この長管骨の両端に存在する関節軟骨は、骨にかかる衝撃の緩衝機能の中心的役割を担う組織である（図1－3、1－4）。厚みはわずか数ミリメートル（膝関節や股関節などの大関節でも二ミリから四ミリ程度）しかない。容積比でみても骨に比べてわずかにしか存在しない組織である。

しかし軟骨は、その発生は非常に複雑に制御されており、そしていまだに、いわば「神秘的」という言葉がふさわしいほどに、精巧な組織である。たいへん薄い組織ではあるものの、その精巧な構造により、重要な役割を担っている。

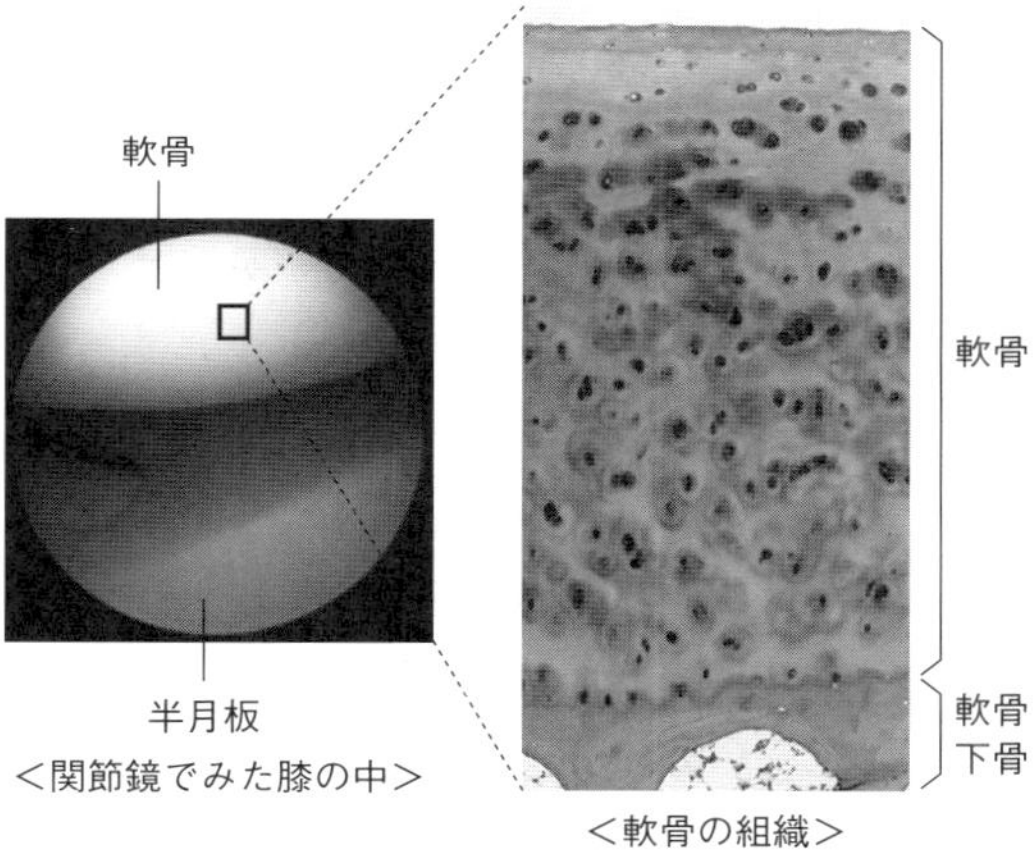

図1-4　軟骨の関節鏡写真と顕微鏡写真

組織写真提供：岡田保典氏（順天堂大学大学院医学研究科運動器・腫瘍性疾患病態学）。

関節は動く部分であるので、どんな関節にも力がかかる。特に、膝関節には足の付け根（股関節）や足首（足関《そくかん》節《せつ》）などとともに、立ったり、歩いたり、階段を上ったりといった日常生活に欠かせない動作の一つ一つを行う際に、体重の何倍もの力がかかる。さらに、歩くのみではなく、走ったり、飛び跳ねたり、時には飛び降りたりする際には、さらに何倍もの、場合によってはそれ以上の強い力が関節にかかる。骨の先端と先端が接する関節には、当然強い衝撃がかかることになる。

さらに、動くという性質がある以上、関節には摩擦という問題も生じる。人が作ったモーターなどを想像してもわかるように、力がかかりかつ摩擦を少なくする必要が関節にはあるが、それをこの薄く小さな組織は、神秘的な構造により可能にしているのである。

軟骨は表面を滑液《かつえき》（関節液）に潤されており、その表面は、現在世の中に存在する物質の中でもきわめて低い摩擦係数を有する、精巧な特殊な構造を備えた組織である（図1－5）。たとえば、ガラス同士の摩擦係数が〇・九、氷同士の摩擦係数が〇・一のところ、軟骨同士の摩擦係数は、それよりも少なくとも一桁、二桁小さくなる。

組み合わせ	摩擦係数
金—金	2.8
銀—金	1.5
ガラス—ガラス	0.9
ナイロン—ナイロン	0.2
氷—氷（0℃）	0.1
軟骨—軟骨（ヒト膝関節）	0.005～0.02

図1-5　摩擦係数の比較

V. Mow *et al*., Biomechanics. In: S. Simon (Ed), *Orthopaedic basic science*, American Academy of Orthopaedic, 397-446, 1994より改変引用。

また、膝関節では大腿骨と脛骨が関節を作っているが、この骨と骨との間には軟骨の他に、先にも触れた半月板がある。この半月板は、軟骨と軟骨の間に挟まっており、歩いたり、走ったり、飛び跳ねたりした際の軟骨への衝撃を吸収および分散する機能を有している。このような軟骨と半月板という構造を持つ膝関節は、骨と骨が擦れることを防ぎ、移動機能を維持する上ではたいへん重要な、他の組織にはない特有の機能を有している。

現存するあらゆる物質と比較しても優れた摩擦係数を有する関節軟骨や半月板が、骨や靭帯そして筋肉とともに協調して十分に機能することで、我々の膝関節は、毎日毎日曲げたり伸ばしたり、そして歩いたり走ったりを何十年繰り返しても、骨が擦り切れて変形することなく、生きていくうえで大変重要な「移動」という動作を毎日行うことができるのである。

変形性関節症はどこに起こるのか

関節軟骨や半月板といった、関節を滑らかに動かし衝撃を吸収する組織も、モーターを長期間使っていると劣化するように、少しずついたんでくる。変形性関節症、つまり関節が変形する病気は、この骨の先端に存在する軟骨（関節軟骨）がさまざまな理由で摩耗することによって起こる。

関節軟骨に障害をきたすというと、関節リウマチという病気をまずは思うであろう。しかし、この「関節リウマチ」と「変形性関節症」は異なる病気である。関節リウマチの詳細については、本シリーズの第二巻をご覧いただきたいが、関節を構成する要素の一つである滑膜《かつまく》に免疫の異常が起こる病気が関節リウマチである。つまり滑膜に起きた免疫の異常により滑膜に炎症を起こし、関節全体に炎症が波及し、関節軟骨を初めとする関節内の構造物がいたんでいく病気が関節リウマチである。

一方の変形性関節症は、関節の軟骨の質が悪くなり、通常かからないような外力が軟骨にかかるなど、さまざまな原因により軟骨が損傷もしくは摩耗していく病気である。結果として軟骨が持つクッションとしての機能である荷重分散機能や低摩耗機能が障害される。そして、軟骨の摩耗とともに、軟骨の直下の骨（軟骨下骨《なんこつかこつ》という）を中心に長管骨が変形していく。

関節軟骨が摩耗し、骨までもが変形していくと、関節が関節としての機能を十分に果たせなくなっていく。つまり、肩（肩関節）や肘（肘関節）、そして手首（手関節《てかんせつ》）や指の関節などといった、腕の関節にこのような変形性関節症が起きれば、字を書く際や箸を使う際、そして洋服に袖を通す際や洗髪の際、また洗濯物を干す際など、関節に痛みを生じる、もしくは十分に動かないといった理由のために生活に支障をきたすことになる。足の付け根

（股関節）や膝（膝関節）、そして足首（足関節）に変形性関節症が起きれば、立ち上がりや歩行、階段の上り下りや走る・跳ぶなど、移動するという機能に支障をきたすことになる。

　では、この変形性関節症は、どこの関節に起こりやすいのであろうか。人には、手の先から足の先まで、動くところにはすべて関節が存在する。理論的には、あらゆる関節に変形性関節症が起こりうる。軟骨が摩耗すれば、どこにでも変形性関節症が生じるからである。しかし実際には、変形性関節症が起きやすい関節と、起きにくい関節がある。この理由については、実は十分にはわかっていない。

　図１－６をみてほしい。上肢で最も変形性関節症が多く発生する部位は、手の指の先端の関節（いわゆる第一関節。ＤＩＰ関節、遠位指節間関節《えんいしせつかんかんせつ》ともいう）である。人差し指（示指《じし》）から小指にかけて、左右どちらかの一つの関節のみ出現する場合もあれば、左右八か所の関節に出現することまであるが、第一関節の手の甲側（背側《はいそく》）が、中央部を挟んで左右二か所が腫《は》れた後に変形する。これを世界で初めて報告した人の名前にちなんで、ヘバーデン結節（Heberden's node）という。

　これも、関節軟骨の質が低下（変性）し摩耗することによって発生する変形性関節症である。赤く腫れている時期には、手を使う動作のたびに痛みを伴うこともしばしばあるた

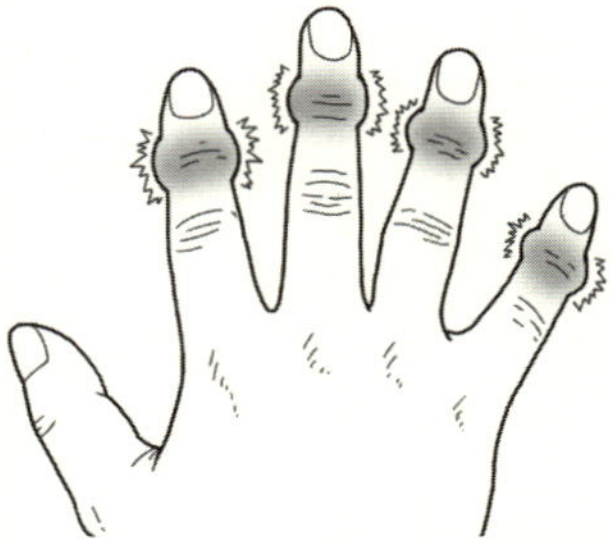

人差し指から小指にかけ第１関節（DIP関節）が赤く腫れたり，指が曲がったりする。痛みを伴うこともある。

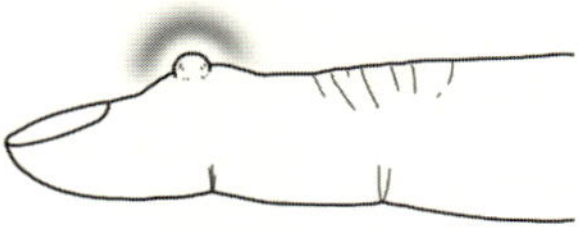

水ぶくれ（ミューカスシスト）のようになることもある。

図1-6　ヘバーデン結節

め、病院、特に整形外科を受診するケースがよくある。男性にも発生するが女性に多く発生するため、関節リウマチではないかと心配になって医療機関を受診する方もいる。しかし、一般的には関節リウマチによってこわばり、腫れ、痛みを生じる関節は「第二関節」であることが多く、「第一関節」に痛みと変形を伴うヘバーデン結節との鑑別は、比較的容易である。

そして赤く腫れたり痛みを伴ったりするのは、発生直後の一定の期間であり、ある期間を過ぎると腫れも痛みもなくなることがほとんどである。しかし、起きた変形はそのまま残るため、手の甲側にこぶのような変形が残ったまま、完全には伸びきらない第一関節になる場合がよくある。

また、手の指の第一関節だけでなく、上肢では他に肩関節や肘関節にも変形性関節症が起こりうる（図1－7）。そして体幹では胸の前方で鎖骨と胸骨（胸の正面の骨）との関節（胸鎖関節）などにも変形性関節症が発生しうる。しかし、変形性関節症が発生して医療機関に受診するほどに患者さんが日常生活で困る

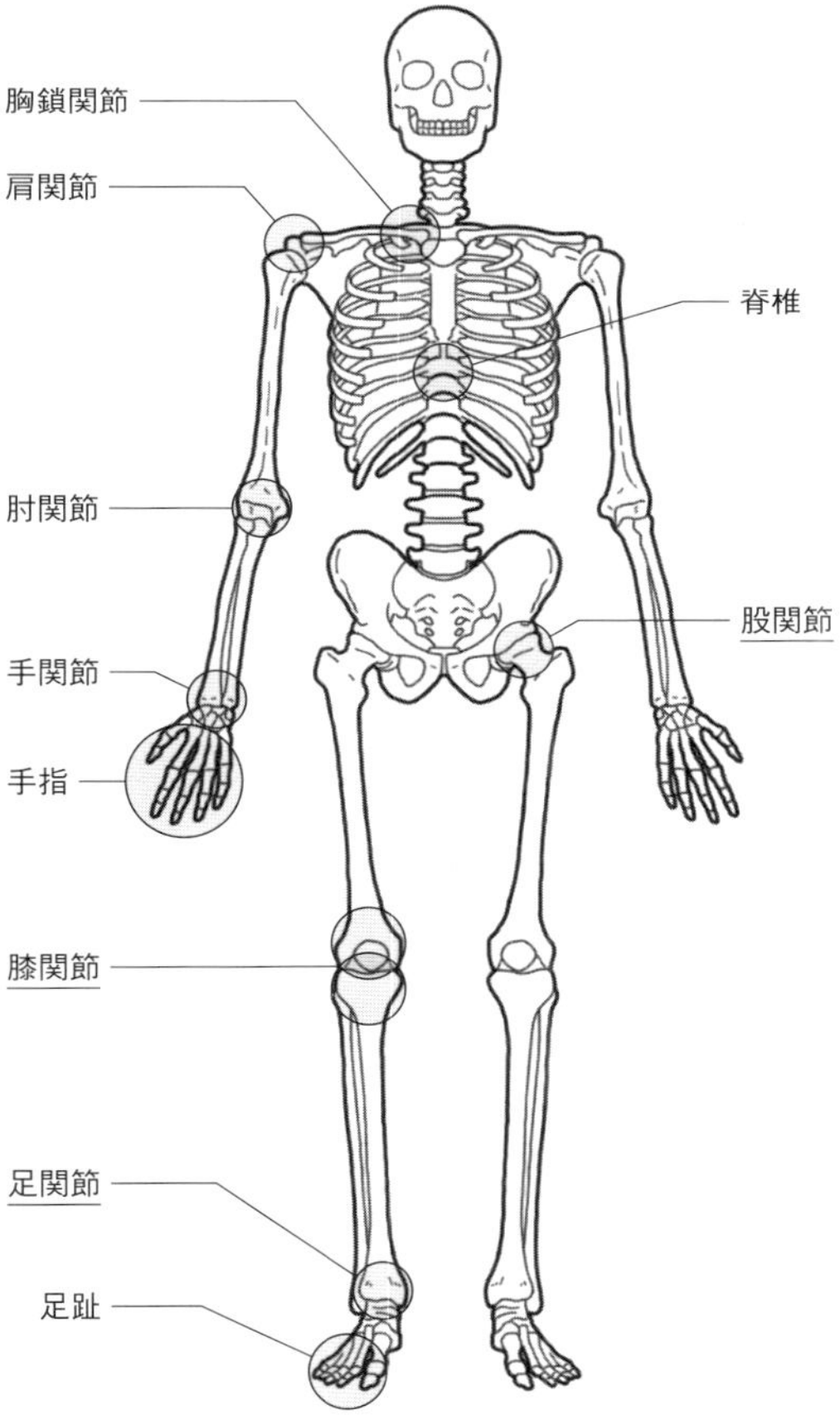

図1-7　変形性関節症が起こる部位

下線で示した関節に特に多くみられる。

H. A. Wieland *et al., Nat Rev Drug Discov* 4, 331-344, 2005より改変引用。

関節は、歩いたり走ったりするなど、移動という動作を行う際に重要な機能を担う膝関節と股関節そして足関節である。この移動機能に重要な役割を担う三つの関節は、自分の体重を支える関節であり、荷重関節《かじゅうかんせつ》という。荷重関節に変形性関節症が生じると、体重をかけた際に痛みを生じるため、歩くという動作を避けるようになり、ヒトの持つ重要な特性である移動手段が大きく障害されることになる。

ヒトは移動することで生活が成り立っている部分が大きいため、多少の痛みがあっても移動を続ける。家事動作や外出、そして仕事や旅行など、移動に際して痛みを伴うとヒトはどのような行動をとるのか。それは痛くないようになんらかの工夫をしながら移動しようとする。当初はそれでほぼ通常に近い生活が可能かもしれないが、徐々にそれでも痛みを感じるようになり、必要最低限の行動のみを行うようになり、不要不急の外出を控えるようになり、旅行に行かなくなるなど、徐々に移動をしなくなる。こうなると変形性膝関節症という病気そのものだけでなく、他の病気の発生や増悪《ぞうあく》と関連する可能性が生じる。

変形性関節症はあらゆる関節に発生しうるが、このような理由で特に体重がかかる荷重関節に起こる変形性関節症が問題になることが多くなるのである。

軟骨の持つ優れた衝撃吸収機能

骨の先端に存在し、骨と骨の接続部である関節には、動作を行う際に常に強い力がかかる。歩いたり走ったりといった移動という動作では特に強い力が関節にかかる。それでも関節がいたむことなく正常に機能し続けることができるのは、関節にある軟骨が、その関節にかかる力を吸収しているからである。先ほど図１－５に軟骨の優れた摩擦係数を示したが、軟骨にはもう一つ、特に優れた機能が存在する。それは、ショックアブソーバーとしての機能、つまり衝撃吸収機能である。

それは、軟骨の持つ構造に秘密が隠されている。軟骨は軟骨細胞という細胞成分とともに、細胞外マトリックスという細胞以外の成分から成り立つ組織である。軟骨には骨と同じように、細胞成分よりも細胞外マトリックスが特に豊富に存在している。その細胞外マトリックスを構成する成分には、読者のみなさんがよく耳にするコラーゲン、ヒアルロン酸の他、プロテオグリカンを構成するケラタン硫酸やコンドロイチン硫酸といった物質が含まれている（図１－８）。その中でも特にヒアルロン酸は、水分を多く含むことができるという構造上の特徴を持っている。軟骨が水分を多く含み、かつこれが本シリーズ第一巻の図１－８にあるように、歩いたり走ったりなど、移動の際に関節に荷重などの力がか

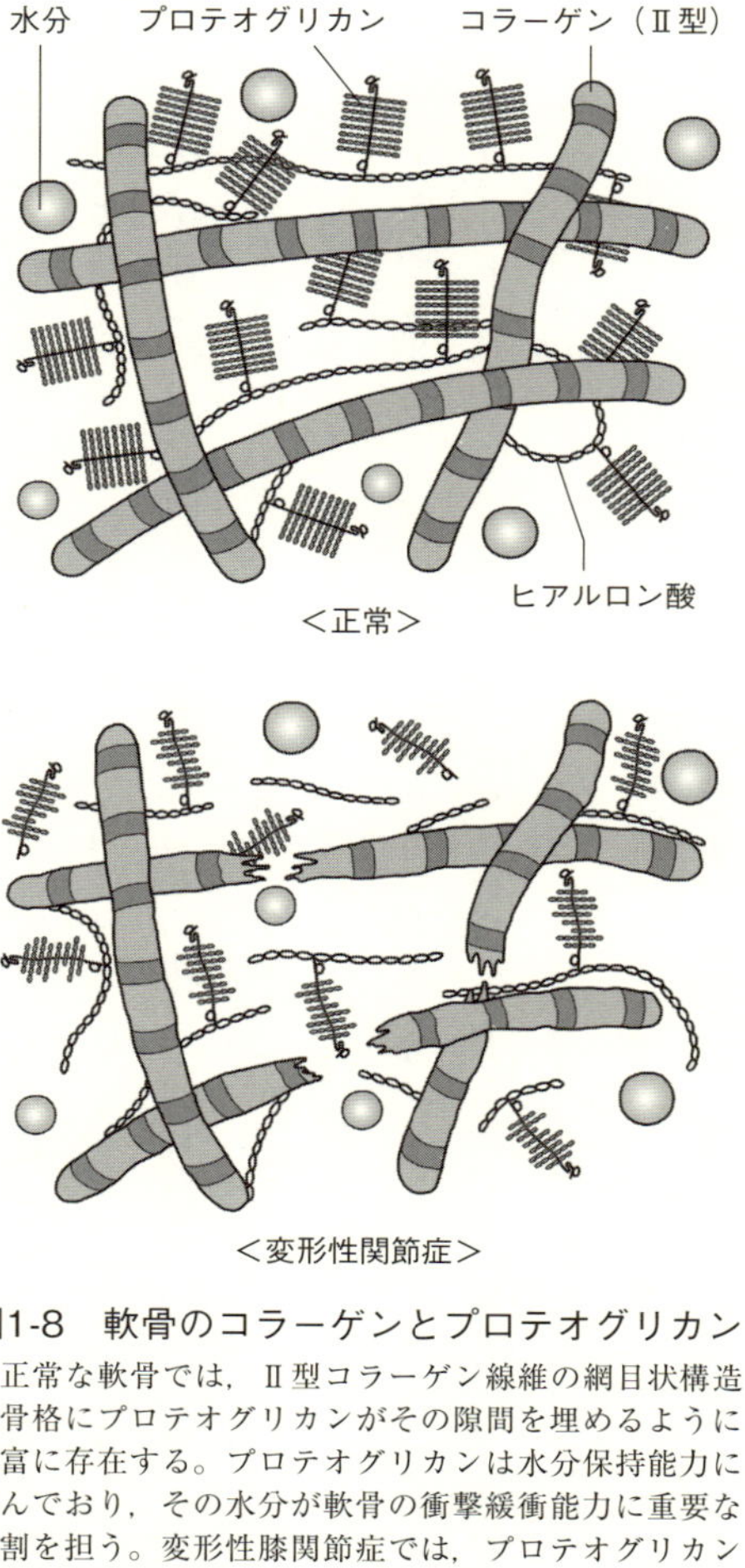

図1-8　軟骨のコラーゲンとプロテオグリカン

正常な軟骨では，Ⅱ型コラーゲン線維の網目状構造を骨格にプロテオグリカンがその隙間を埋めるように豊富に存在する。プロテオグリカンは水分保持能力に富んでおり，その水分が軟骨の衝撃緩衝能力に重要な役割を担う。変形性膝関節症では，プロテオグリカンの分解と消失が起こり，ついでⅡ型コラーゲン線維の分解が起こることで，軟骨構造の破壊が進む。

かると、水分を軟骨から移動し、荷重が小さくなるとこれを吸収するなどして関節全体にかかる力を吸収しているのである。

車や電車に乗って早い速度で移動していても、道路や線路にある凹凸による衝撃をすべて直接受けることなく我々は車内で快適に過ごすことができるが、それは車にも電車にも衝撃吸収材が備え付けられているからである。これと同様に、自らの足で歩いたり走ったりすることを可能にしているのは、水分を多く含み、それを衝撃吸収材として利用する特徴を軟骨が持っているからなのである。

しかし、車や電車の衝撃吸収材が、新車の時から長くこれを使用していると徐々に劣化していき、その衝撃吸収機能が低下していくように、関節軟骨も経年的に劣化していくことは容易に想像できることと思う。人の場合、「経年的変化」とはすなわち「加齢性変化」とほぼ同義語となる。病院を膝の痛みで受診した患者さんに「徐々に軟骨がすり減ってきていて、変形性膝関節症ですね」と説明すると、「歳ですか」と落胆されることがよくある。しかし、一年経てば一歳、二年経てば二歳、そして一〇年生きていれば一〇歳、誰もが歳をとるのである。年齢が関係していることは紛れもない事実であるが、それを「歳だから仕方ない」として、あきらめてしまうのはあまりよいことではない。

ではどうすればよいのか。次に、我々の軟骨がどのように変化していくのかについて考えてみたい。

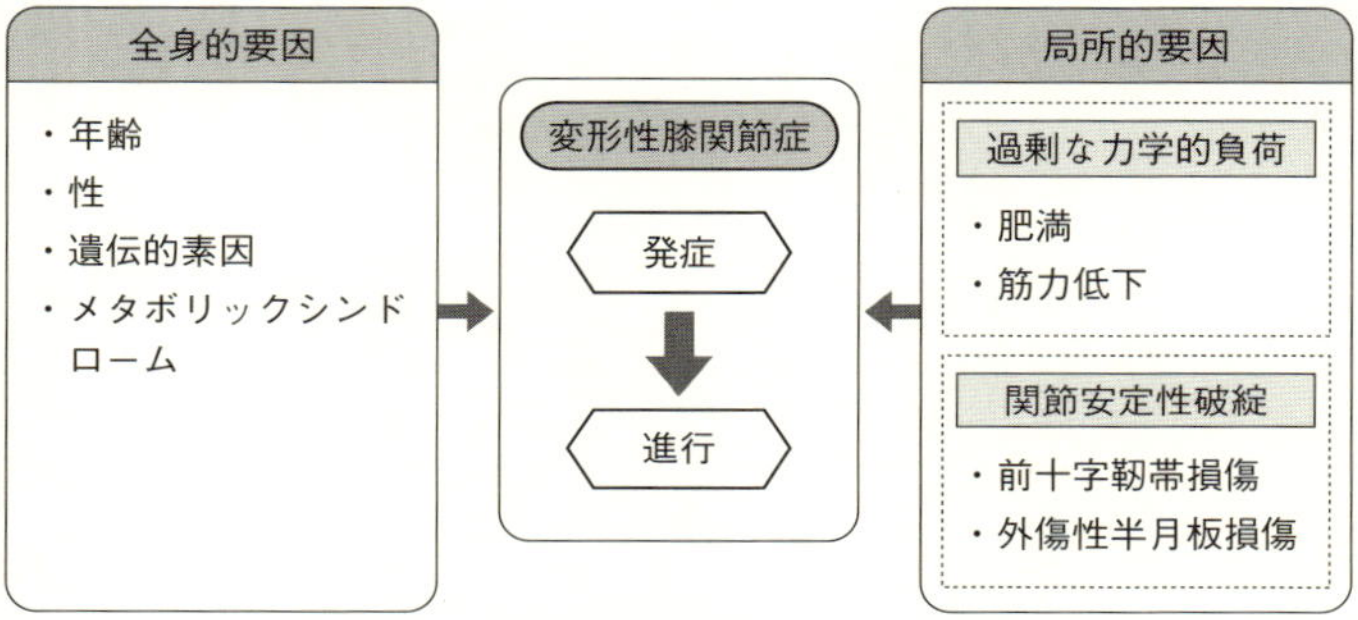

図1-9　変形性膝関節症発症の要因

軟骨が摩耗する全身的要因

図１－９をご覧いただきたい。変形性膝関節症では、歩く時の痛みを主としてさまざまな症状を呈する。変形性膝関節症という病気が認識されるようになったのは一九五〇年代と考えられていて、それ以来、世界各地でさまざまな研究が行われてきた。その中でも、痛みや腫れなどを自覚するようになる、いわゆる病気の発症という段階に関連する因子はなにかといった視点からの研究で、これに関連する因子が明らかとなっている。そして「発症」と関連する因子の探索とは別に、病気の「進行」と関連する因子も検討されている。

変形性膝関節症の発症に関連する因子は、大きく二つに分けることができる。一つは、膝関節のみではなく、全身に影響を与える因子である。そしてもう一つは、膝関節そのものへの影響因子である。まず、全身性の因子について考えてみる。

全身的要因として最初に年齢が挙げられる。先に膝の痛みで受診された患者さんの話を述べたが、年齢を重ねるごとに変形性膝関節症が発症するリスクが高まることは古くからよく知られている。しかし、年齢を重ねると必ず膝が痛くなるわけではない。どういう人が膝が痛くなりやすいか、いつ膝が痛くなりやすいか、それを知ることができれば、事前に気を付けることによって、膝が痛くなることを少しでも回避できる可能性がある。そして、たとえ膝が痛くなっても、その痛みの程度を少なくしたり、長引かせないようにできる可能性がある。

男性と女性ではどちらが変形性膝関節症になりやすいのだろうか。これには明らかな差があることが知られている。世界中で変形性膝関節症について、男女別の患者さんの数が推定されてきた。その結果、どこの国で検討しても、男性よりも女性のほうが変形性膝関節症の患者さんは多いと報告されている。その理由についてはいまだ明らかではないが、前述のように変形性膝関節症は年齢とともに患者さんの数は増えるので、平均寿命が男性よりも長い女性に患者さんの数が多いことは、関係する要因の一つであることが推定される。しかし、同年代の男女で患者さんの数を比較しても女性の患者さんの数が多いことから、単に長生きというだけではなく、女性のほうが変形性膝関節症の患者さんが多くなる要因が存在すると考えられている。

いかなる病気にも、たとえそれががんや糖尿病であっても、強弱の差はあれ、遺伝的素因（注5）が関係していることは、近年の科学技術の進歩により明らかになりつつある。変形性膝関節症も例外ではないであろうと推察することができる。古くから指摘されている遺伝的素因の中で最もよく知られているのは、ヘバーデン結節である。ヘバーデン結節があるとそれがない人に比べて、変形性膝関節症を発症しやすいことが知られている。このことは後で述べるが、変形性膝関節症を発症する人は体質的な要因も、程度の差はあるとしても、影響していることが推定される。

メタボリックシンドロームがあることも、全身的要因の一つである。メタボリックシンドロームに該当する項目が一つから二つ、そして三つと複数になればなるほど、変形性膝関節症を発症しやすく、また発症した後も、変形性膝関節症が進行しやすいことがわかっている（図1－10）。ではなぜ、高血圧や糖尿病、そして高脂血症といったメタボリックシンドロームに関連する因子が、変形性膝関節症と関連があるのか？　その因果関係やメカニズムについては、十分には明らかとなっていない。

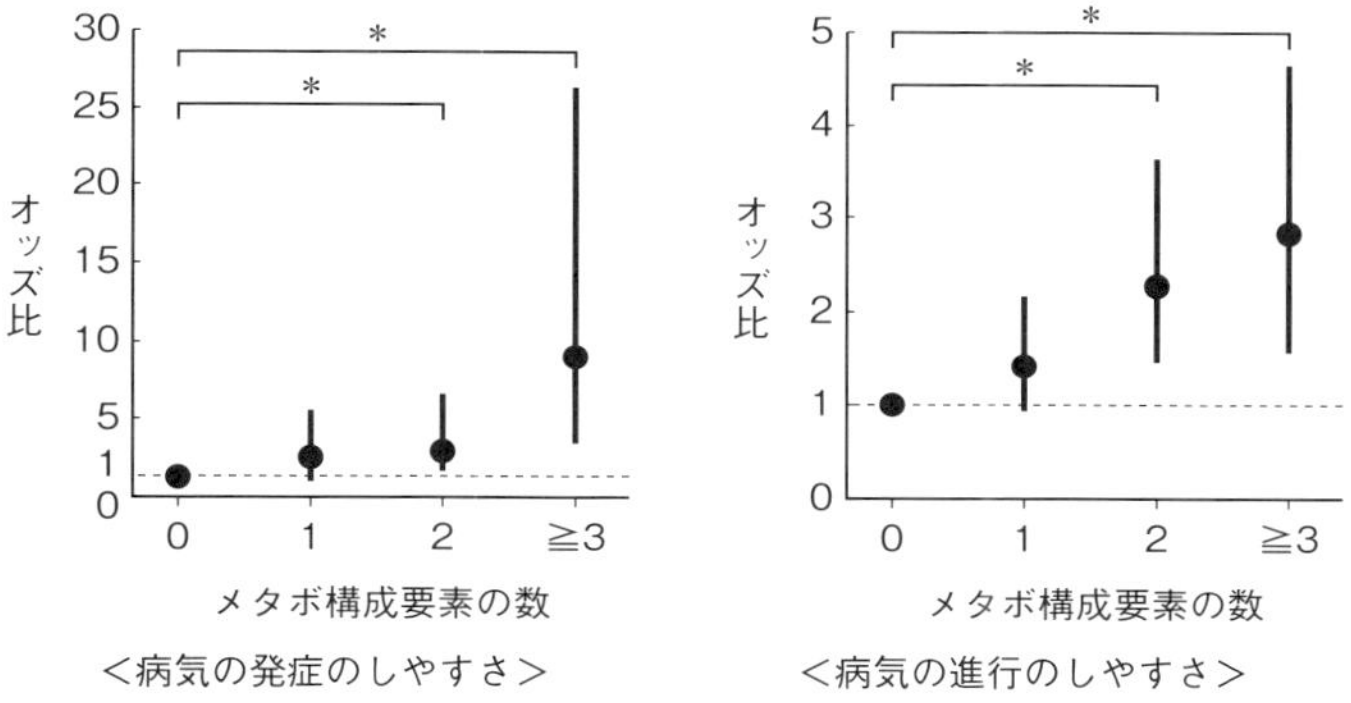

図1-10　変形性膝関節症とメタボリックシンドロームの関係

オッズ比は「発症する確率」「進行する確率」をそれぞれ「発症しない確率」「進行しない確率」で割ったもの。＊統計学的に明らかに差がある。

N. Yoshimura *et al., Osteoarthritis Cartilage* 20(11), 1217-1226, 2012より改変引用。

ただ、それを説明しうる因子の一つとして、体重が考えられる。変形性関節症という病気は、関節にかかる「力」という因子と密接に関連する。したがって、メタボリックシンドロームに関連する因子の一つとして体重が重いということについては、関節そして軟骨自体にかかる力が増加することになるため、変形性関節症のなりやすさと関係するものと考えられている。

しかし、単に関節や軟骨にかかる力が増すだけでもないこともまた明らかになっている。高血圧や糖尿病、そして高脂血症といった主に内分泌の病気が、軟骨自体の性質にも影響をおよぼすことが推定されている。その詳細については今後の研究成果を待たなければならないが、メタボリックシンドロームに関連する変化が、心臓や内臓だけでなく関節、その中でも軟骨、そしてもしかしたら軟骨と同じような構造をしている半月板の質になんらかの影響をおよぼしているのかもしれない。

軟骨が摩耗する局所的要因

全身的要因の他に、局所的要因も変形性膝関節症の発症に関連する（図1－9参照）。具体的には膝の関節に対する影響因子であり、膝という関節自体の安定性を低下させる「関節外から影響を与える因子」と「関節内の構造変化」とに分類することができる。

前者は、全身性因子におけるメタボリックシンドロームに関連する因子にもあった肥満である。肥満によって、歩いたり走ったりといった移動動作を行うたびに、膝の関節には過度な力がかかることになる。従って、この過度な力の繰り返しが、徐々に関節の構造をいためる結果になると考えられている。

肥満の他に筋力低下も挙げられる。中でも特に、膝の周囲の筋力が重要であることが知られており、それは大腿四頭筋、いわゆる太ももの前にある筋肉である。この筋肉は膝を伸ばす作用に対して主たる役割を担っている。この大腿四頭筋の筋力が低下すると、膝の関節の安定性が低下する。これによってやはり、走ったりジャンプを繰り返したりといったスポーツ活動のみではなく、日常における歩くといった動作でも、膝の関節の安定性が弱まることになるため、徐々に膝の関節には必要以上の外力がかかることになる。このような繰り返しの外力の蓄積の結果、関節の構造物、特に軟骨がいたんでいくという過程が変形性膝関節症の進行過程として考えられている。また、筋力が低下していることは、日常でも起こりうる「つまずく」といったわずかなアクシデントなどでも、十分な筋力が維持されている時と比較すると、軟骨を初めとした膝の構造物に損傷を与える可能性が高くなっていることも容易に想像できる。このようなことも変形性膝関節症の発症のメカニズムとして考えられている。

膝の関節の安定性を低下させる因子も変形性膝関節症の発症や進行に関与する因子として知られている。先の図1－9で、主たる因子として二つの怪我（外傷）を列挙した。前十字靭帯損傷と外傷性半月板損傷である。前十字靭帯（注6）とは、膝の関節に存在するいくつかの靭帯の中で最も重要な役割を担っている靭帯である。この靭帯を、主にスポーツ活動の最中にいためてしまうことがあり、これは男性でも女性でも発生しうる。バスケットボールやサッカーそしてラグビーなど、相手とぶつかるような激しいコンタクトの多いスポーツはもちろんのこと、バレーボールやスキーなどで激しいターンや転倒など、直接的に相手と接触することがなくても、この前十字靭帯をいためてしまうことがある。

また、半月板の損傷も変形性膝関節症の発症の可能性を高めることになる。半月板は膝の関節の内側と外側に二つ存在するが、内側半月板と外側半月板のいずれを損傷しても、変形性膝関節症を発症する可能性がある。前十字靭帯や半月板を損傷しても、歩くことは可能である。前十字靭帯損傷は、受傷直後は膝に血が溜まることもしばしばあり、強い痛みを伴うため歩行が困難になる。しかし、時間経過とともに痛みがなくなり、歩くことは可能となる。そして小走りをする程度であれば、受傷前とほぼ同程度まで回復する。したがって、膝の安定性が低下した状態で、日常生活を営むことになる。半月板損傷も同様の経過をたどることが多い。損傷の程度にもよるが、いためてしまうとその後、常に歩行の時に痛みを伴うというわけではない。しゃがんだり、しゃがんだところから立ち上がったりする動作や、胡坐《あぐら》や正座をする時などに痛みを覚えることがある。そのためその動作が困難になる。このことが繰り返されると、前述の大腿四頭筋の筋力低下や肥満の場合と同様に、結果的に膝の関節の安定性を低下させ、また膝への外力に対する抵抗力が低下していくことになり、軟骨を損傷する可能性が高まる。その結果として、中長期的には変形性膝関節症の発症リスクが高くなる。

いずれにしても、ここに紹介したような変形性膝関節症の発症のリスク因子と考えられているものがあるからというだけで、必ず将来的に変形性膝関節症になるということではない。読者の方で、昔に前十字靭帯損傷をスポーツ活動中に受傷し靭帯再建術を受けることなく今まで過ごしてきたという方がいるかもしれない。そういう方でも、将来は必ず変形性膝関節症になるわけではない。あくまでもリスクが高まるというだけである。将来的に発症しなくて済む可能性は十分にあるのである。

こうしたリスクの不安をかかえた方も、ぜひこのまま読み進めていただきたい。将来的に膝の痛みに悩まされないための、そしてたとえ歩く際に痛みを感じるようになっても、それを悪化させないようにするための方法がある。そのためには、この膝の痛みを起こす代表的な病気である変形性膝関節症について、より深く知ることが重要である。

そして年齢や性別といった、誰もそれを変えることができない因子ばかりでなく、誰もが対処可能な因子について知ることで、変形性膝関節症という病気は対策が可能であること、もっと言うと、予防が可能であること、悪化させないことが可能であることを知っていただきたい。そのためにも、もうしばらくこのままお付き合いいただければと思う。

2　変形性関節症の症状——痛みと腫れ

歩く時の痛み

病気には、頭痛やかぜ（感冒）、虫垂炎（いわゆる盲腸炎）のような比較的急に発症する「急性」の病気と、糖尿病や心臓病、白内障のような比較的ゆるやかに進む「慢性」の病気がある。また、熱がある、おなかが痛い、食欲がないといったように、症状がある病気と、糖尿病のように血液検査をして初めてわかることが多い、症状がない病気とがある。

変形性膝関節症は、急性か慢性かと聞かれれば、ごく一部の場合を除いて、慢性の病気であるといえよう。そして症状がある病気かない病気かと聞かれれば、症状がある病気である、と言える。変形性関節症にはどのような症状があるのか。最も重要な症状は、痛みである。では、どういう時に痛いのかというと、そこにはいくつかの特徴がある。

日々病院で診察をしていると、この変形性膝関節症による膝の痛みで受診される患者さんがとても多いが、その訴えを聞いていると、ある特徴があることに気付く。それは「平らな所を歩いている時はなんでもないが、階段がとてもつらい」という訴えである。そしてさらに、階段の上りと下りのどちらか、もしくは両方で痛みがあってつらいのかを尋ねると、「階段を下りる際が痛い」と答える患者さんが多い。

これを聞いて不思議に思われる読者の方も多いかもしれない。それは、通常は階段を上る動作のほうが、階段を下りる動作よりも「つらい」からである。ここで「通常」とは、膝の痛みのない人という意味である。ではなぜ、変形性膝関節症がなく歩くことに支障のない人と、変形性膝関節症の患者さんとでは、つらいと感じる動作が違うのであろうか。

階段を上る動作がつらいと感じるのは、たくさん階段を上ると筋肉が疲労して心拍数が上昇し、息が切れてくるため、つらいと感じることが多いのではないだろうか。しかし、変形性膝関節症で膝に痛みを感じる患者さんは違う。階段を下りる一歩目から、痛くてつらいのである。

階段を上る動作と下りる動作ではなにが違うのであろうか。それは、膝の関節にかかる「力」である。一般的に、階段を上る動作に比べ、階段を下りる動作のほうが、はるかに強い力が膝にかかる。平地を歩いている際の一歩一歩で膝にかかる力に比べると、階段を下りる際に膝にかかる力は数倍にもなるのである。

また、正常な膝の関節では、歩く際に膝にかかる力を分散させている。つまり、関節の中で一か所に力が集中しないような構造になっている。しかし、この変形性関節症という病気で膝の軟骨がいたんで関節が少しずつ変形すると、歩く際にかかる力がそのいたんだ部分に集中するようになる。

この病気は徐々に進行すると述べたが、病変の程度がわずかな初期の段階では、その力の集中もわずかである。したがって平地の歩行の場合では、膝にかかる力も階段を下る際に比べれば小さく、そして歩く際にいたんだ部分に力がかかりにくいような歩き方を行うなどの工夫ができるため、痛みを比較的感じずに歩くことができる。具体的には、具合の悪いほうの足を着地する時間を短くして、反対の痛みのないほうの足に負担をかけることで、膝に痛みを感じないようにする。これは跛行《はこう》といって、一種の逃避行動である。齲歯《うし》（虫歯）があると痛みのある側でものを食べることを避けるようになるのと同様に、歩行等の移動時に痛みのある側の関節への負荷を軽減させるようになるのである。

しかし階段を下りる動作では、平地の歩行よりも数倍の力が膝にかかる上に、平地歩行で行う逃避行動を行いにくい。つまり、目の前の階段一段一段を、なんとかして一歩ずつ進んでいかなければならない。したがって、変形性膝関節症の初期の発症段階で痛みを主訴に病院を受診する患者さんは「階段を下りる際の痛み」を訴えるケースが多くなるのである。

ところで、骨の病気も軟骨の病気も、常に痛みを伴うわけではない。骨が脆《もろ》くなる骨粗鬆症のような病気は、症状のある場合とない場合の双方がありうる。一般的には、骨粗鬆症によって骨折が起こりやすくなるが、骨折が起きて初めて痛みが起こる。これには二通りある。一つは、骨折そのものの痛みである。もう一つの痛みの原因は、骨折の結果骨が変形したのち、骨折そのものが治っても起こる痛みである。これは骨折の結果発生した変形によって、立ったり座ったり、もしくは走ったりする際に身体にかかる力をうまく分散できなくなることによる痛みである。痛みという症状は骨粗鬆症に必ず伴うものではない。

同様に、変形性膝関節症という軟骨の病気も、症状のある場合とない場合が存在する。そもそも軟骨には神経がない。つまり、軟骨がすり減ったことにより軟骨そのものが痛みを感じるということはありえないことになる。では、変形性関節症ではなぜ痛みを生じることがあるのか。

変形性関節症における痛みにも、さまざまな種類の痛みがあると考えられている。そのうちの一つは、摩耗した軟骨のかけら（摩耗片）やその中に含まれる軟骨の成分が関節内に遊離し、それが関節の構造を司る組織の一つである滑膜を刺激し、関節内に炎症を起こす。つまり、滑膜炎を生じる。滑膜は、血管とともに神経線維が豊富に存在する組織であり、炎症が起きると痛みを感じる。

では、変形性関節症では、いつ関節に痛みを生じるのか。変形性関節症では、関節軟骨が摩耗することによって炎症（滑膜炎）を生じるので、関節に負荷がかかる際、つまり、歩行を初めとした移動行動を行った際に痛みを生じる。逆に、椅子に座っている時や眠っている時など、いわゆる安静時に痛みを感じることは少ない。近年は、エレベーターやエスカレーターなど、階段を使わなくても移動できる手段が発達しているため、「階段昇降時にのみ痛みを感じ、歩行時には痛みを感じない」程度の場合では、医療機関を受診せずに過ごす人が多いように感じる。

しかし、罹患をしている側の筋力は低下する。筋力の低下は、さらなる変形性関節症の発症と進行のリスクとなる。筋力とともに心臓や肺の機能が落ちることも考えられる。したがって、膝の痛みのために必要以上に階段昇降を避けることは勧められない。むしろ、その必要があるということは、膝の痛みの初期症状と考え、早期の対策としての受診を勧めたい。

これまでの説明から理解いただけたと思うが、変形性膝関節症が徐々に進行していくということは、軟骨のすり減りが進んでいき、関節そのものの変形も進んでいくということである。これにより、階段の下りだけではなく、やがて平地の歩行でも痛みを感じるようになる。

膝に痛みがない方でも、膝の痛みがある方と同じように、歩く際にどちらか一方の足に負担をかけて歩くことを試してみていただきたい。すると、いつもと同じ速度で歩くことが難しいことが理解できると思う。また、そのようにして歩いていると、長い時間歩くのが難しいことも感じられると思う。さらに、難しいというだけではなく、やがて「そこまでして歩きたくない」という気持になるのもわかっていただけるだろう。

このように、歩く際に膝に痛みを覚えるようになると「歩く」「階段を上ったり下りたりする」という日常生活の基本的な動作に支障をきたすようになる。そしてそれが続くと、気持が内向きになる。近年、変形性膝関節症という関節の病気と、うつ病など心理的、精神的な病気との関連についての研究が進んでいる。現時点では、その関連性について明確な説明は難しい。しかし、ここに説明したような歩く際の膝の痛みに伴う日常の何気ない動作制限の蓄積と、心理的・精神的な病気が関連している可能性があるのかもしれない。今後さらにこの分野の研究が進んで、多くの患者さんがよりよい治療を受けられるようになることを期待したい。

正座、立ち上がる時の痛み

正座ができない、もしくは正座をした後立ち上がることが痛くてできない、というのも変形性膝関節症の患者さんの訴えによくある症状である。膝の関節は、身体に存在する関節の中でも、比較的動く範囲が大きな関節である。関節は、二つの骨が接して動くところであり、膝は大腿骨と脛骨からなる。図1－11に示したように、膝を伸ばした状態を〇度とすると、正座のように膝の関節をできるだけ曲げた時は一五〇度程度になる。つまり、膝の関節は一五〇度程度の動く範囲（可動域という）があるということになる。

日常的に正座をする習慣のある患者さんの場合、正座ができなくなることは日常生活にすぐに支障をきたすため、病院を受診する理由になる。しかし、日本人の生活スタイルも和式から洋式に変わり、正座をする機会が減っている。それで、仏壇の前で拝む際や法事の際など、生活の中のある特定の時に正座をする必要が生じた場合、正座をせずになんとかその場をしのいでいる人が多くいる。したがって、膝の曲がりが悪くなるという症状は、変形性膝関節症に比較的よく認められる症状ではあるものの、特に初期の場合には、その

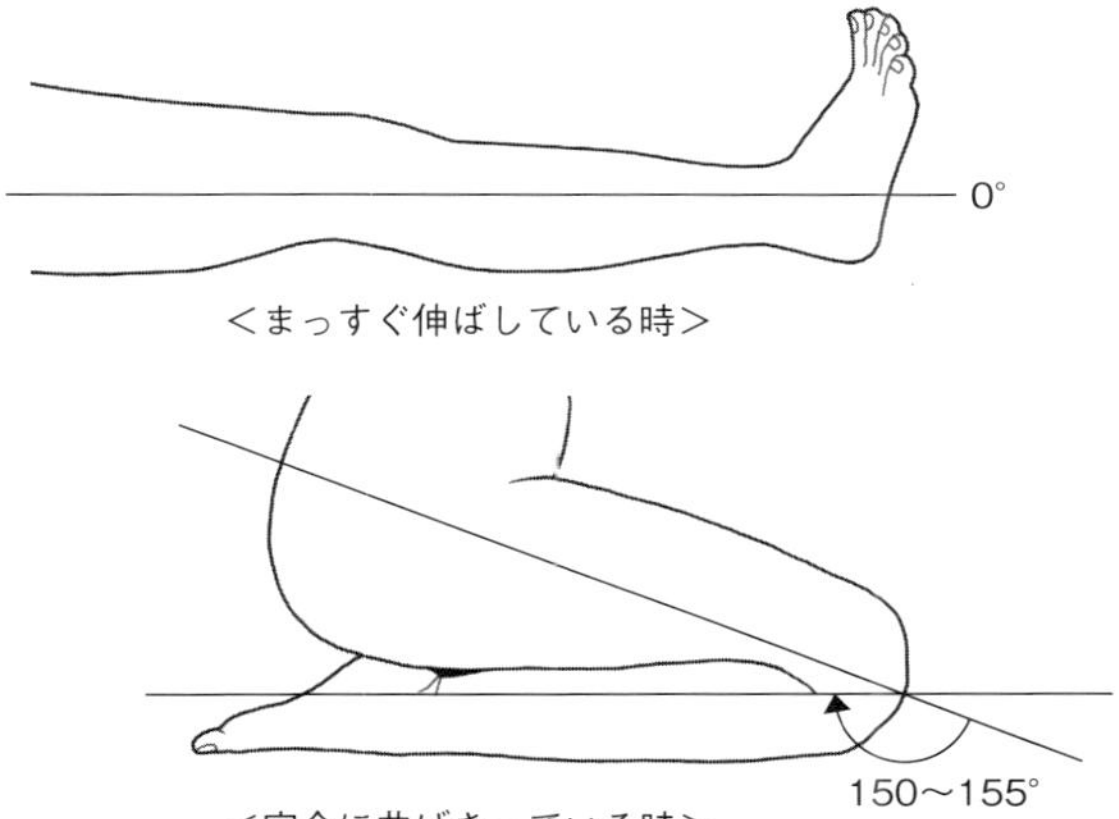

図1-11　膝の可動域

症状のみでは放置され、病院を受診するまでにはならないことがよくある。

膝を曲げる際に痛みを覚える理由は、必ずしも正確には解明されていない。しかし、痛みがある場合には、ヒトはどうするか。理由がどうであれ、痛みを回避しようとするということは、すでに述べた通りである。つまり、膝を曲げる際に痛みがあれば膝を曲げないようになり、膝を伸ばしきる際に痛みを感じると、膝を伸ばさないようになる。このように膝の曲げ伸ばしを行わないようになると、やがて膝は伸びなくなり、曲がらなくなる。これを医学的には拘縮《こうしゅく》という。

この拘縮は、痛みとともに変形性膝関節

症の重要な症状である。膝の関節に拘縮が起こると、伸びきらず、曲げきれなくなることとなり、歩行の際の歩幅が狭くなり、歩行速度が落ちてくる。関節はさらに動きが悪くなり、筋力も低下するという悪循環に陥るきっかけにもなりうる。

腫れ、膝に溜まる水

変形性膝関節症の症状は他にもある。痛みとともに、「膝が腫れぼったい」とか「膝が膨《ふく》れてきた」というのもよく耳にする患者さんの訴えである。これはこの病気のどういった状態を反映しているのだろうか。

図1－12をみていただきたい。これは膝の関節を横からみたところである。図の上が頭で下が足で、左が前で右が後である。骨の表面には摩擦係数がきわめて低い軟骨がある。さらに関節は、関節包という袋状の構造物によって関節を閉鎖空間に保っている。この中には、軟骨同士の摩耗をさらに減らすように、関節液がわずかに入っている。「わずかに」と述べたが、膝関節には一ccにも満たない程度の量の関節液が入っている。これは通常、無色透明で粘り気のある液体であり、潤滑油のような機能を持っている。関節包の関節内側面にある滑膜が、関節液を産生《さんせい》している。

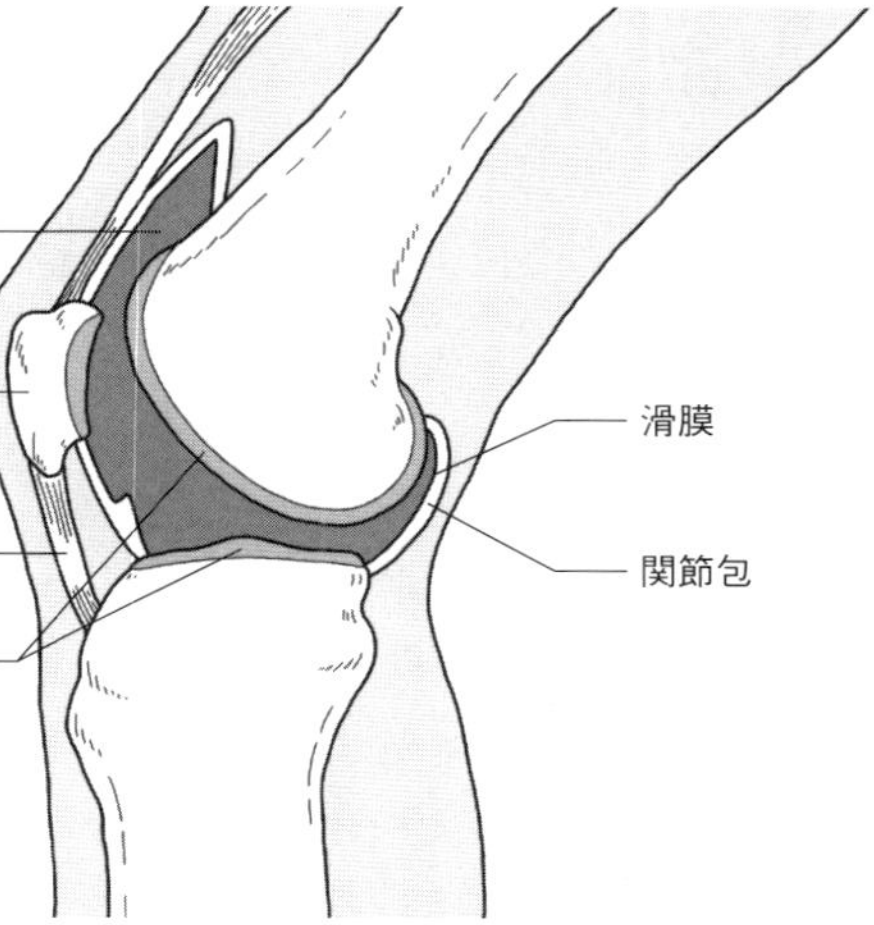

図1-12　水が溜まる部分

関節にある軟骨が摩耗すると、その摩耗片が関節内に遊離する。遊離した軟骨片がある一定量関節内に存在した場合、もしくは遊離した軟骨片がある一定程度の大きさを超えた場合などには、この軟骨の摩耗片が滑膜に対して異物として刺激となると考えられている。刺激となるということは、医学的には「炎症」という状態を引き起こすことになる。炎症とは本来、有害な刺激に対する防御反応である。しかし、結果的には軟骨のかけらが刺激となって滑膜に「滑膜炎」を生じる。

滑膜炎の一連の炎症反応の一つとして、関節液の分泌促進が起こる。たとえば皮膚に擦り傷などができた場合の反応としても炎症が発生するが、この際に傷口から液体が出てガーゼに付着する経験を誰もがしているかと思う。これは炎症反応の一つとしての浸出液である。関節に滑膜炎という炎症が発生すると、やはり浸出液が出る。関節の場合これを関節液という。そして関節は図1－12に示した通り閉鎖空間であるため、関節液がこの関節包内に溜まることになる。これが「膝に水が溜まる」という現象となる。医学的には、関節水腫という。変形性膝関節症では、多い場合三〇ccから五〇cc程度溜まることがある。これくらいたくさんの関節液が溜まると、患者さんは「膝が腫れた」と自覚するようになり、「関節を曲げ伸ばしする際に突っ張る」「膝の上の方が膨らんでいる」「膝が大きくなった」といった表現になることもある。さらに、滑膜炎が持続すると滑膜が肥厚《ひこう》（組織が厚くなること）するため、実際に「膝が大きくなった」と感じることがある。

世の中には「膝に水が溜まった時に注射で水を抜くと、その後何度も水を抜くようになるので、水は抜かないほうがよい」というような噂が、あたかも真実のように広まっているふしがある。これは事実をきちんと反映していない。「水腫」は、あくまでも炎症の結果発生するものであり、水腫だからということで水を抜いても（穿刺《せんし》という）炎症を抑えなければ、確かに再度水が溜まることになる。しかしこれは、穿刺を行ったから再度水が溜まるのではなく、炎症が収まらなければ再度水が溜まることがあるということなのである。したがって、単に穿刺のみをするのではなく、同時に炎症を抑えるような治療も行う必要がある。

また、「一度溜まった水は、自然にしているとなくなることはない」と信じられているふしもある。これも誤りである。水腫は血管の透過性が上がった結果であるので、血管の透過性が改善されれば、水腫も改善することがある。したがって、水腫があるからという理由で、すべて穿刺を行わなくてもよいのである。

変形性膝関節症になった人すべてが、この関節水腫を自覚するわけではない。つまり、膝の水の溜まり具合にも個人差があることが知られている。膝に水が溜まると変形性膝関節症が進行しやすいとか、逆に進行しにくいといった、病気の進行との関連については、いろいろ議論のあるところであるが、現在のところ定説はない。

軟骨の摩耗と代謝

ところで、軟骨は変形性膝関節症という病気の時のみ摩耗するのか、という疑問が生じる。骨は新陳代謝を繰り返している臓器であることはよく知られている。このことをよくご存知ない方でも、骨折をすると一般的には手術をしなくても治ることはご存知かと思う。骨は、骨折をしていなくても、造ったり壊したりを繰り返している臓器なのである。

また、骨と違って軟骨は一度摩耗するとよみがえることはない、と信じられている。しかし、これは正しい理解ではない。日常生活で歩いたり走ったりを繰り返している中で、軟骨は、骨と同様に、しかし骨ほどではなくわずかながらであるが新陳代謝をしている。軟骨の新陳代謝とはどういうことだろうか。

軟骨は摩耗してわずかに削れ（これを軟骨分解という）、そしてその削れた分、新しい軟骨が作られる（これを軟骨合成という）。この分解と合成に均衡が保たれている場合、全体として軟骨は正常な新陳代謝を行っていることになり、軟骨の厚みは変化せず維持されることになる。この、軟骨が正常に新陳代謝を繰り返している場合に認められる軟骨の摩耗程度では、我々は膝に異常を感じない。

図1－13をみていただきたい。これは、X線像を撮影して初期の変形性膝関節症と考えられる人たちを対象に、血液検査と尿検査を行った試験の結果である。この人たちはX線像では同程度の変形性膝関節症を呈していたが、その中に膝の痛みのある人とない人がいた。そこで痛みがある集団と痛みがない集団の二つに分け、血液と尿中に存在する軟骨の

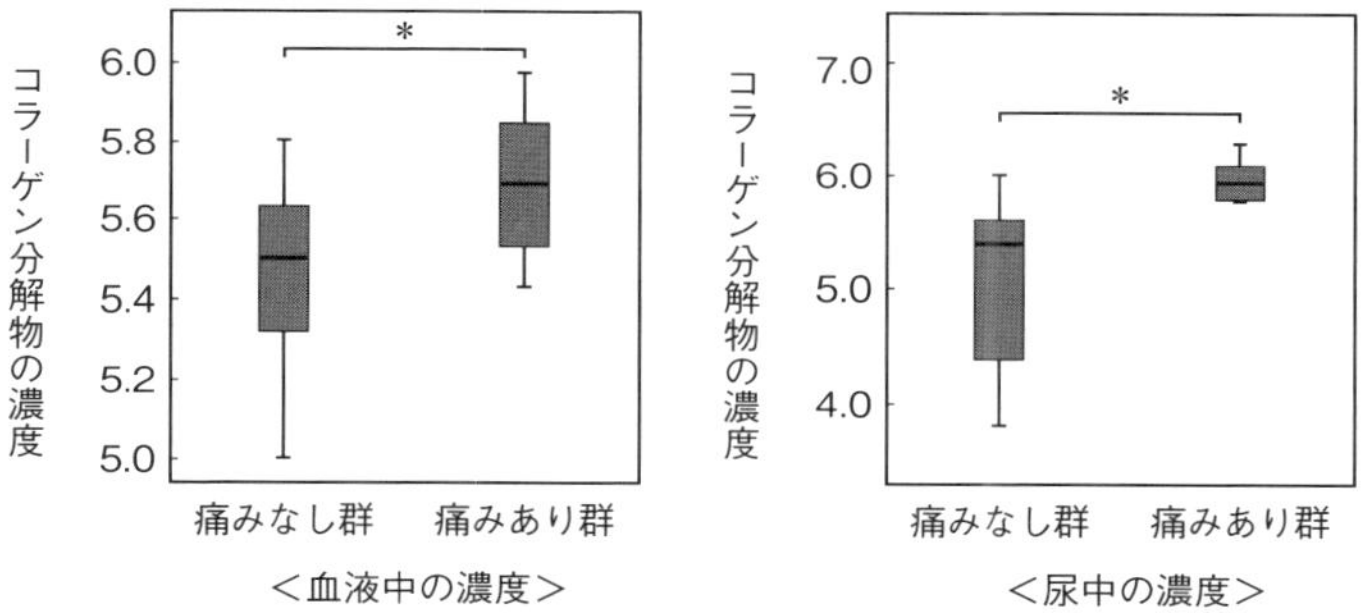

図1-13　痛みと軟骨分解との関係を検討した試験の結果

膝の痛みがない人からも，血液中や尿中に軟骨の分解物が検出される。しかし，膝の痛みのある人は，痛みのない人より明らかにその分解物の濃度が高く検出された。単位は血液中：sC2C log（pmol/ml），尿中：uCTX-II/Cr log（ng/μmol creatinine）で表わされる。

＊統計学的に明らかな差がある。

M. Ishijima *et al.*, *Arthritis Res Ther* 13, R22, 2011より改変引用。

成分の一つであるコラーゲンの量を測定してみる。すると、痛みがない人たちでも、軟骨に存在すると考えられるコラーゲンの分解産物が、血液と尿に検出できている。つまり、関節軟骨というのは、痛みがない時でも新陳代謝が行われていることを示している。

しかし痛みという症状がある人をみてみると、痛みのない人と比べて、血液中も尿中も軟骨が摩耗していることによると考えられるコラーゲンの分解物の濃度が明らかに高いことがわかる。では、どういう時に軟骨の摩耗がひどくなるのか？

なんらかの理由で軟骨の摩耗量が増加

する場合が起こりうる。我々ヒトにとって「移動」とは、生きていく上で必須の大切な行動である。そこには、歩くという動作に加え、階段を上る、階段を下りる、わずかな段差から飛び降りる、そして走るといった動作も行う。このような「移動」という行動を行っている際には、同時につまずく、転ぶそしてぶつけるなどといったアクシデントに見舞われる可能性がある。これは、移動能力を有する、赤ちゃんから青年、そして壮年から老人まで、あらゆる世代の人たちすべてに起こり得る事象である。転ばない赤ちゃんはいないし、スポーツ選手、オリンピック選手でも誤って転倒することもある。高齢になると転倒リスクが高まることは周知の通りである。しかし、一度や二度の軽微な転倒で、すべての人々が膝に痛みを覚えるということはない。それは、転んだりぶつけたりして軟骨に強い力がかかっても、水分を大量に含み衝撃吸収能力にすぐれた軟骨が、その外傷による外力を吸収してくれるため、軟骨を初めとした関節の構造物はその構造と機能が維持される。しかし、軟骨の質が低下していない状態でも、正常な軟骨の持つ衝撃吸収能力を超えるほどの外力が軟骨にかかった場合には、軟骨が損傷してしまう。

変形性膝関節症はもちろんのこと、あらゆる関節に存在する軟骨は、歳をとるにしたがって劣化してくることが知られている。その理由は、いまだ正確には解明されていないのだが、しかし歳を重ねるにつれて軟骨の質が低下すると、従来と同様にぶつけたりとか転んだりした程度の軟骨への衝撃でも、軟骨が摩耗するようになる。

ところで先ほど、変形性関節症でも痛みを伴わない人がいると述べたが、正確には痛みを伴わない変形性膝関節症は存在するといってよいのだろうか。そして、痛みを伴わない場合でも病気が進行することがあるのだろうか。

まず、痛みを伴わない変形性膝関節症が存在するのかという疑問については、確かに「存在する」というのが答である。現在、最も一般的に変形性関節症の診断に用いられている方法は、X線を撮影して膝の変形の程度から病気の有無を判断するというものである。しかしこの方法では、痛みの有無の判断に対する感度はそれほど高くないことが知られている。つまり、X線撮影をした結果、変形性関節症の症状を呈していても、必ずしも痛みを伴うとはいえないということである。その理由はなにか。これについては、いまだ十分には明らかになっていないというのが正しい回答であると考える。しかし、近年の研究成果の蓄積により、徐々にではあるが、理解が進んできたことも事実である。

それは、次の疑問である痛みがなくても病気が進行することはあるのかという疑問に対する回答にもなるが、軟骨も骨と同様に新陳代謝を繰り返している組織であるということを、改めて認識することが重要である。変形性関節症は軟骨が摩耗することによって滑膜炎が生じ、痛みを感じることは説明した通りであるが、我々の軟骨は代謝、つまり分解と合成を、日常生活においても繰り返しているため、痛みを感じるほどの滑膜炎を生じるのは、その通常の代謝量を大幅に超えた時であるということが考えられる。

骨粗鬆症においても、骨は新陳代謝を繰り返しているが、骨の分解（骨吸収）が亢進し、合成（骨形成）が亢進しても分解に追いつけない場合、骨の量（骨量）は減少するが、このような骨折を起こさない程度の骨量減少の過程では、痛みを生じない。軟骨の病気である変形性関節症も、同様の過程を経ることが明らかとなってきた。

痛みがない場合でも、軟骨は分解と合成を繰り返している。関節内の代謝には、滑膜が重要な役割を担っている。通常の代謝では、滑膜に炎症といったような異常は起こらない。

二〇一六年初め、アメリカからのある報告では、変形性膝関節症が発症する前に、X線ではわからないが、MRI（magnetic resonance imaging：核磁気共鳴画像法）を用いると認識できる滑膜炎があることが明らかになった。滑膜炎が起きているということは、この膝の関節の中では、痛みを伴うほどではないものの、軟骨の代謝のバランスが崩れているということになる。これは後になってX線で検出されるほどの変化、X線で明らかにわかるほどの変形性膝関節症を呈するようになるのではないかと考えられる。

このように、軟骨の摩耗が関節内で偏って起こることによって、関節は徐々に「変形」していく。指であればその変形を自覚できる。膝であっても健常側と比較すると、変形部分が自らわかることもある。後述するが、関節軟骨の病気であっても、X線では軟骨の損傷程度を直接測定することはできない。関節の中でも場所によって軟骨摩耗が一定程度の偏りをもって進行すると、X線でも関節近傍の骨に変化（変形）が生じることがわかる。変形性関節症という病名を定義付けた当時は、このように病気の中心である軟骨の変化を捉えることはできず、関節全体の変形が生じた時点で初めて認識できたことが推察される。

変形性膝関節症の場合、関節の腫れが持続すると正座など関節の可動域の最大位置まで曲げてかつ体重がかかる状態（荷重状態）では、強い痛みを自覚するようになり、長時間の正座が困難になる。また、関節軟骨の摩耗とともに、軟骨の辺縁では本来の骨の形から膨らんだような形で「骨棘《こつきょく》」という変形性関節症に特徴的な病変ができる。この関節の変形が大きくなると、関節の動く範囲そのものが狭くなる。従って正座そのものが困難にもなってくる。膝のような歩行時に体重がかかる関節では、軟骨の局所的な摩耗に引き続き、軟骨下骨にも変形を伴い、多くはO脚変形が徐々に進行していくのである。

慢性疼痛

関節の軟骨が摩耗していく変形性関節症では、前にも説明した通り、一度痛みを初めとした症状が出現しても、それが持続し続けるわけではない。ごく初期でも、非常に痛みを訴える場合もあれば、O脚変形が顕著でも痛みを訴えずに歩行可能な人もいる。現時点では、変形性関節症に対して治療が必要と考えられているのは、初期から進行期そして末期に至るまで、痛みを初めとした症状のある場合である。

我々ヒトを含めた動物は、自由に移動できる能力を備えている。それは、植物と動物の決定的に違うところである。変形性膝関節症による痛みがある場合、患者さんは痛みをこらえてでも目的とする行動を実行したいと願う。その場合、繰り返すが、「痛み」を生じないように、もしくは「痛み」を減らす試みを、時に意識して、通常は無意識に行いながら、目的の移動行動を遂行する。この痛みに伴う逃避行動については、従来から重要と考えられてきたが、近年、その重要性は改めて強調されるべきであるとする知見が示されている。

変形性膝関節症がもたらす最も重要なことは、患者さんの日常生活に制限をきたすことである。それは、先ほども述べた家族と旅行に行くことや友人との外出に支障をきたすといったことから、日常の買い物に行くことに支障をきたす、あるいは通勤に支障をきたすことなどである。さらには、散歩にも出かけることができない、自宅の階段を使うことができない、そしてより重症化すると、トイレまでの移動も困難になるなど、移動という行為そのものに重大な障害をきたすことになる。

このように、痛みによる行動回避は、変形性膝関節症そのものの病態進行のリスクにもなる。希望の、あるいは予定の行動を回避すれば痛みを感じることはないものの、自らの身体を使っての移動という行動を行わなくなる。この行動回避そのものも日常生活動作の制限を招き、さらに行動回避は、足を中心に筋力低下を生じるが、この筋力低下によって、ますます日常生活動作は制限される。

また、この変形性膝関節症の痛みに対する逃避行動が、他の部位に影響をおよぼす可能性はないのか？　これについては以前より想定されてきたが、いまだ十分に解明されてはいない。しかし、近年、日本で行われた研究でその可能性を示唆する研究成果が得られつつある。成人男女一万二〇〇〇名にものぼる数を集めた調査結果から、膝の痛みのある人は、痛みのない人に比べると、腰の痛みがある可能性が高いこと、そして腰の痛みがある人は、腰の痛みがない人に比べ、膝の痛みを持つ可能性が高いことが明らかになったのである。この結果だけで膝の痛みと腰の痛みの因果関係や原因については言及できないが、膝や腰など、我々の移動能力を司る器官に痛みがあるということは、たとえそれが出現し続けるものではないとしても、早期に対策を打つこと、具体的には痛みを和らげることが重要であるものと考えられている。

しかし、現実にはなかなか初期から対策を行うことはできていない。関節を動かして歩くといった移動を行おうとした際、通常以上の荷重がかかった場合に痛みを感じることが長期にわたると、慢性的な痛みになっていく。変形性膝関節症の膝の痛みは、膝関節内に起こる炎症、つまり滑膜炎であった。しかし、痛みが長期におよぶと、つまり痛みの刺激が慢性化すると、膝の痛みの原因が膝関節の中だけでは説明できなくなることがある。

痛みとは、実際には脳で感じるものである。つまり、膝の関節の中にある神経が、なんらかの理由で（それは前述のごとく多くが炎症によってであるが）刺激をされると、神経を伝わって脳を刺激する。この刺激が長期にわたり持続すると、神経そのものの伝わり方が通常とは異なり、膝関節の痛みの原因となる刺激がなくても神経が刺激された状態が持続するようになる。これを慢性疼痛《とうつう》という。

近年、変形性膝関節症においても、この慢性疼痛という状態が起きていることがあることがわかってきた。また、今まで考えられてきた以上に、この慢性疼痛という状態が起きている頻度が高い可能性も示唆されている。この慢性疼痛については、今後さらに研究が進んでいくことが期待されている。

3　疫学からみる変形性関節症——運動器の病気として

複雑に絡み合った因子

ある病気に対して、その対策としての治療法をみつけだすためには、その病気の原因を知る必要がある。原因を知ることができれば、それに対する対策や治療法を開発することができる可能性が高まるからである。

「疫学」という言葉を耳にしたことがあるだろうか。本来は、伝染病の流行を研究の対象として生まれた学問である。しかし、感染症に限らず、がんや生活習慣病など、あらゆる病気について、その原因や発生の仕組み、そして発生の分布や環境因子との関連など、病気にまつわるあらゆるデータを集積し、それを統計的に処理することによって病気の因果関係を突き詰めていく学問である。つまり、疫学は病気とある因子との関係性を明らかにすることが目的であり、疫学で治療はできない。しかし、近年この疫学の重要性が増している。

変形性膝関節症を初めとした変形性関節症の患者は、日本ではどれくらい存在するのであろうか。疾患に罹っている人の数を、推定とはいえ把握することは容易ではない。従来は、ある施設もしくは複数の施設群の患者数をまとめた比較的数の少ない集団から罹患患者数を推定するといった手法から導き出した数値が用いられてきた。しかし、この数値の信憑性は高くなかった。

近年、長寿化と少子化によって、社会構造の変化が起きている。長寿化になにが最も寄与しているのかと断定することは困難である。しかし、がんや心臓病など病気の原因が少しずつ明らかとなり、これを元に抗がん剤や降圧剤が開発された。また、病気を早期に発見したり、進行を遅らせたり、もしくはその病気そのものを治癒させることも可能になってきた。したがって、医療技術の発展が、この長寿化に寄与してきたことについては異論はないであろう。二〇一五年の我が国の平均寿命は、男性が八〇歳、女性が八六歳となり、日本は世界で最も長生きの国となっている。

たとえば結核のような結核菌による感染症に多くの人が罹って命を落とした時代には、

原因となる菌や物質を発見することで、それに対する治療法をすぐにみつけることができた。そして、抗生物質を初めとした優れた治療法が功を奏し、今の長寿社会が実現した。しかし、生活習慣病やがんといった病気に多くの人が罹る現代社会は、菌の同定というような、ある意味での一対一対応の作業では対処できない時代になっている。いくつもの要因が複雑に絡み合って病気が発症するようになったこの時代においては、長期にわたり、多くの患者さんを追跡調査することで、疾病のリスク因子をいくつもみつけていくという作業が不可欠になっている。

疫学とは、この複雑に絡み合った病気の原因となる可能性のある因子を同定するため、できるだけ多くの人たちを対象に、長期にわたる観察研究を行うことが重要なのである。

変形性膝関節症も例外ではない。長寿化に伴って、多くの患者さんが痛みを初めとする膝についての悩みを持っている。この正確な病態と実態を把握するため、近年、変形性膝関節症を対象とした疫学研究が、アメリカを中心にオランダや日本など世界各国で盛んに行われている。その結果、変形性膝関節症という誰もが罹りうる病気に対して、予防と進行防止、そして治療に大きな影響を与えることができるようになってきたのである。ここでは、近年明らかとなった変形性膝関節症についての疫学研究の成果から、この病気の本

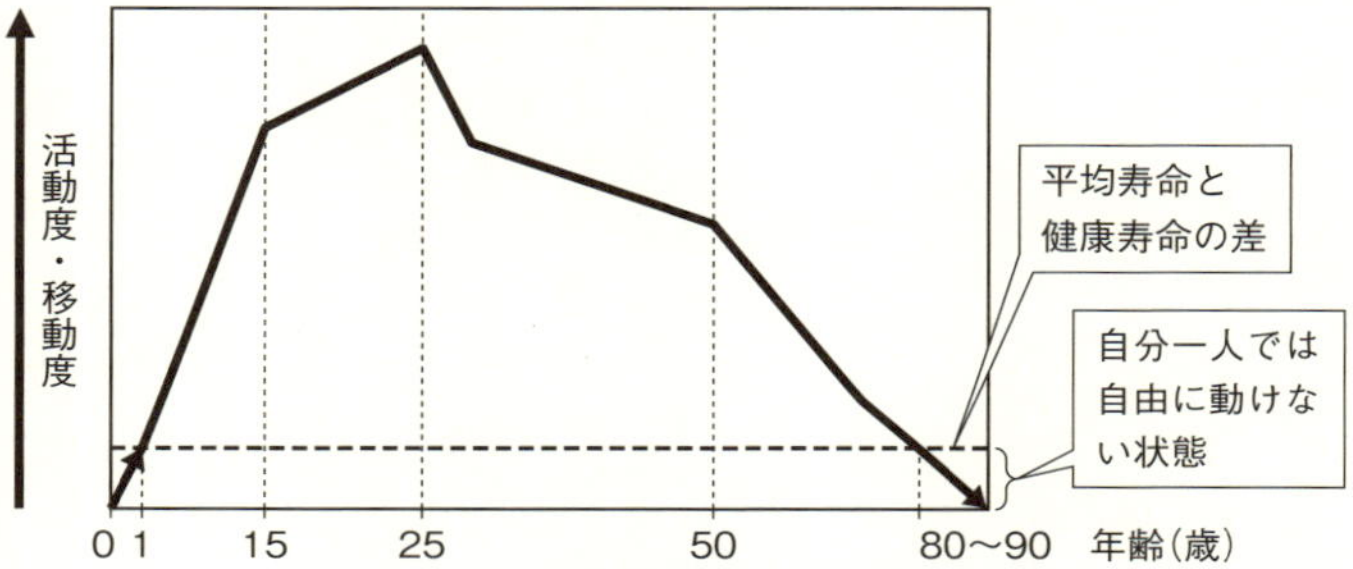

図1-14　年齢と活動度の関係

態について考えてみたいと思う。

活動度と健康寿命

図1－14をみていただきたい。この図は、ヒトの年齢と活動度との関係を示した概念図である。まず図の左端をみていただきたい。人は生まれてすぐには自由に一人で動くことはできない。よって活動度はゼロである。そして約一年経過すると、二足歩行が可能となり活動度が上昇する。これはヒトが自由に移動能力を持つには、生まれてから約一年を要するともいえる。その後、青年期に人生で最も活動性、移動度が高い時期を迎える。その後一般的には徐々にこの活動性が低下していき、そして人は最終的には死を迎える。

この死という動かなくなる過程の前には、少しずつ動きにくくなるという過程が存在する。つまり、徐々に一

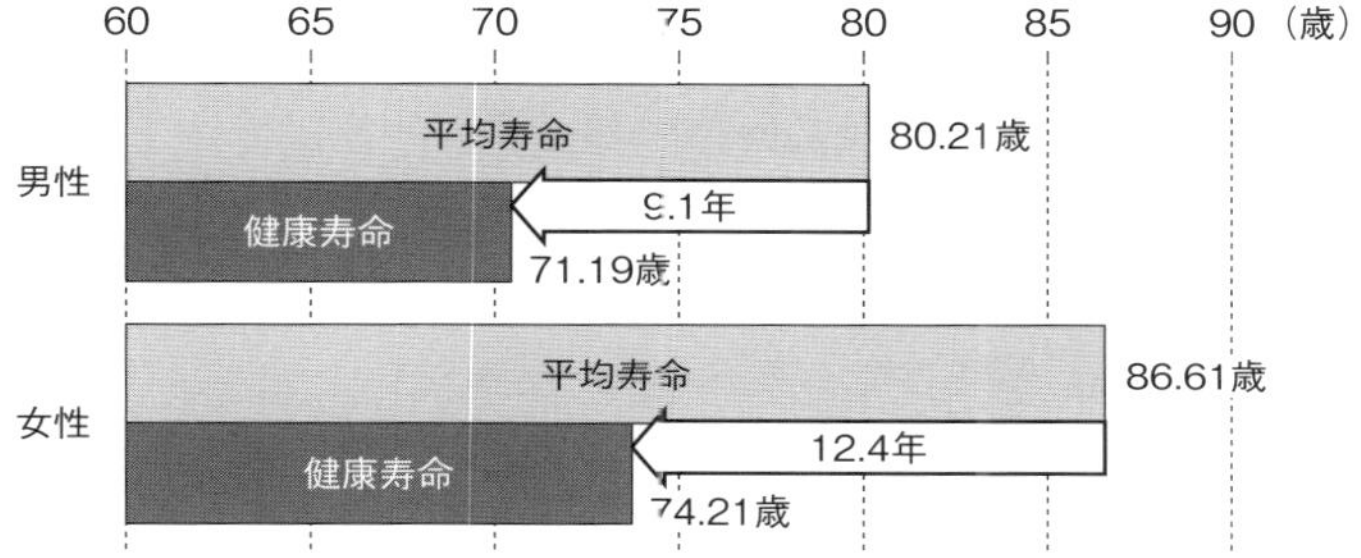

図1-15　平均寿命と健康寿命

平均寿命は厚生労働省「平成25年簡易生命表」，健康寿命は厚生労働省「平成25年簡易生命表」「平成25年人口動態統計」「平成25年国民生活基礎調査」ならびに総務省「平成22年推定人口」より改変引用。

人で自由に動くことができなくなっていき、最後に動けなくなり死を迎えるのである。この一人では自由に動くことができなくなる（健康寿命）という状態を「なんらかの形で他人の助けを要する期間」が人生の最後に存在すると考えることができる。日本では、これを介護保険を要する年齢と定義付けている。

この健康寿命は、男性が七一・二歳、女性が七四・二歳であり、平均寿命と健康寿命との差が、男性で九・一年、女性で一二・四年存在する（図1－15）。人生の最初に自由に動けるようになるまでの期間である一年と比較し、人生の最後には自由に動けない期間が約一〇年も存在することになる。この期間を短縮することは、健康寿命の延伸を目指した長寿社会の新たな目標となっている。

では、健康寿命を規定する介護保険を要する状態となるのはどういった場合なのであろうか。現在の介護保険認定には、「要支援」と、より介護度の高い「要介護」の二段階がある。介護を必要とする状態とは、脳梗塞や脳出血などで不幸にも手足に麻痺が生じ、自分で自由に着替えをしたり、食事をしたりすることが困難な状態である。この場合には、病院への通院もままならず、自宅で介護ヘルパーによる助けを要することも多く、入浴にも介助を要す。機能回復を目的としたリハビリテーションも、理学療法士に自宅まで出向いてもらう必要が生じる。このように、現在でも脳出血や脳梗塞に伴う腕（上肢）や足（下肢）の麻痺によるものが、「要介護」の主要な原因疾患である。

しかし、重症度は脳梗塞や脳出血などに伴う重度の麻痺に対する介護と比較するとはるかに軽度の障害でも、病院に通院可能だが、リハビリテーションを受けることによって再び機能回復を望むことができるケースが長寿化に伴い増加しており、これが「要支援」の状態となる。

運動器疾患

介護を要するという状態を、「要介護」とともに「要支援」までも含めて考えた場合、脳梗塞や脳出血そして心疾患を含めた脳血管疾患を越えて、骨や軟骨そして筋や靭帯そして神経等、移動という機能を司る臓器の総称としての運動器の病気である運動器疾患が、その原因疾患の約四分の一を占めるようになっていることが近年明らかとなった（図１−16）。このことから、超高齢社会となった日本においては、誰もが加齢とともに徐々に自ら動くことができにくくなっていくその過程の中で、運動器疾患が与える影響が、従来考えられてきた以上に大きいことがわかってきたのである。

　では、我々は年齢を重ねるとともに、どういった種類の運動器疾患になりやすいのであろうか。図１−17は、我が国の整形外科医が行っている手術を、腕（上肢）や足（下肢）そして背骨（脊椎）といったように部位別に分け、さらにそれを年代別に示

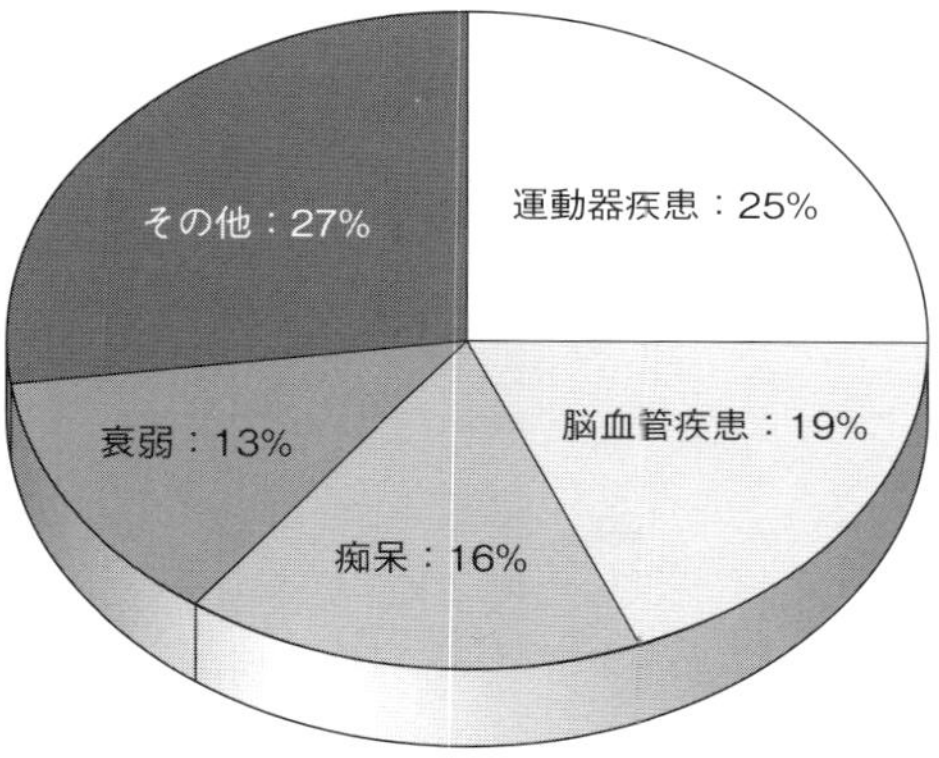

図1-16　介護を要する疾患

運動器疾患は「骨折」「関節疾患」「脊髄損傷」などを含む。
厚生労働省「平成25年国民生活基礎調査」より改変引用。

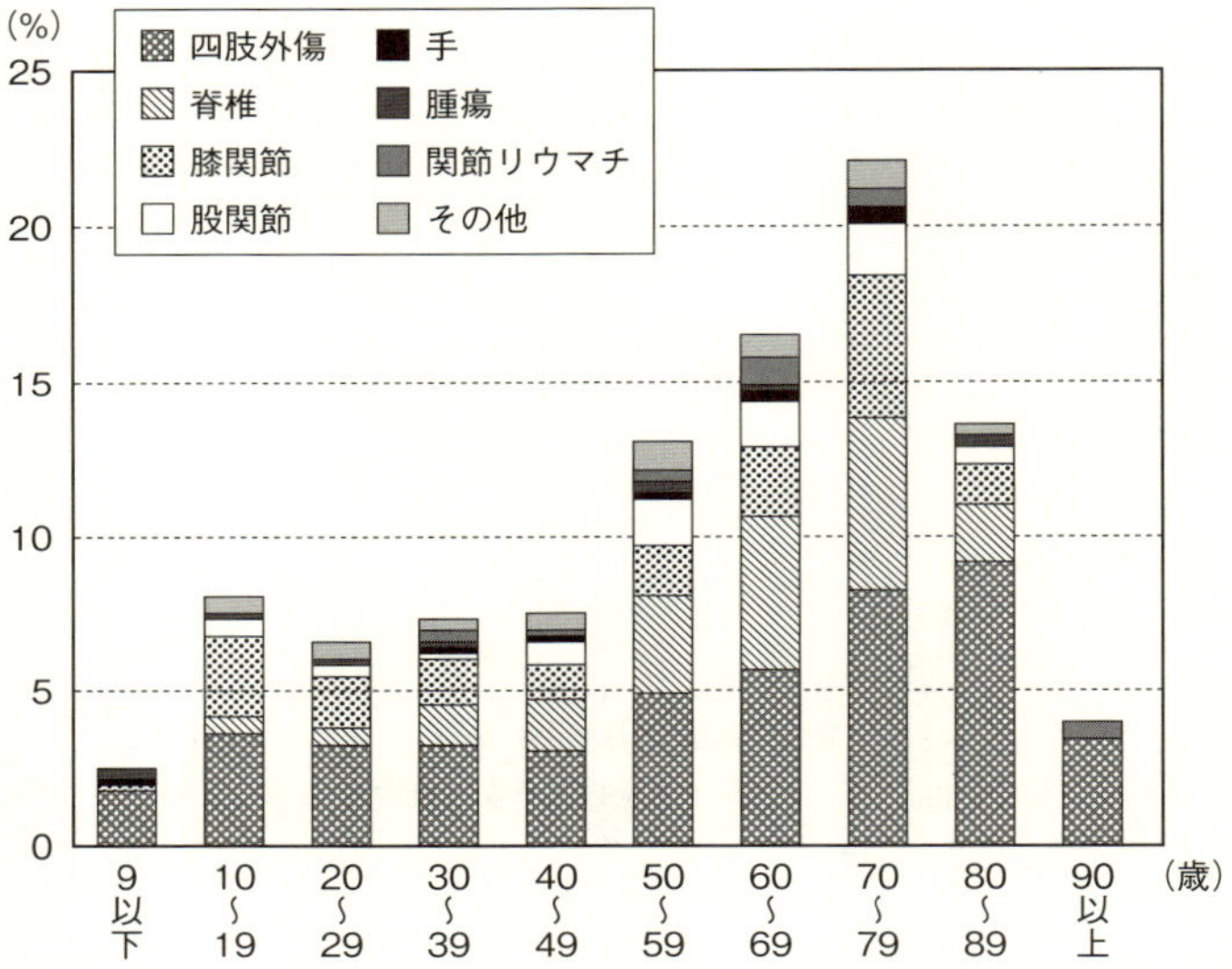

図1-17　整形外科手術を受けた患者の疾患分類と年齢分布

Y. Kadono *et al.*, *J Othop Sci* 15(2), 162-170, 2010より改変引用。

したものである。現在、我が国の整形外科医が行っている手術を、年齢別頻度の視点からみると、いくつかの特徴がみてとれる。一つは、五〇歳を契機に以降の世代が占める割合が、七〇歳後半まで右肩上がりに増加することである。男性でも平均寿命が八〇歳を超えるようになったこの時代に、加齢とともに運動器にトラブルが生じる、特に手術を要するほどのケースが増えていることがわかる。もう一つは、どういった手術が増加するのかという視点からみると、この五〇歳を超えると増加する手術は、手足（四肢）の外傷と脊椎そして膝の手術の増加が特に顕著であることである。これは、我々が「移動」を行う際に必要な臓器としての運動器の障害のために手術に至ることが多いということを示している。

次に問題となるのは、これら手や足の総称である「四肢」の外傷や脊椎、そして膝の手術を要する運動器の病気は、具体的にはなにかということである。手足（四肢）の外傷そして脊椎の中の一部は、骨が脆弱化する骨粗鬆症という病気に伴う骨折が多くを占めている。これを（骨粗鬆症性）脆弱性骨折といい、女性に多く生じる骨粗鬆症が原因である。そして脊椎の残りの部分は、脊柱管狭窄症《せきちゅうかんきょうさくしょう》、特に腰部脊柱管狭窄症に関連した病態による運動器の障害である。五〇歳を超えてからの膝関節の手術で最も頻度が高い病気が、変形性膝関節症である。

東京大学医学部附属病院二二世紀医療センターの吉村典子らのグループは、二〇〇五年から変形性膝関節症や骨粗鬆症などの運動器の病気について、どの程度の患者さんが我が国には存在し、どのような特徴を持っているのかなどを調査するため、日本国内で三〇〇〇名規模の「Research on Osteoporosis/osteoarthritis Against Disability スタディー（ROADスタディー）」という疫学調査を展開している。この調査結果では、四〇歳以上の男

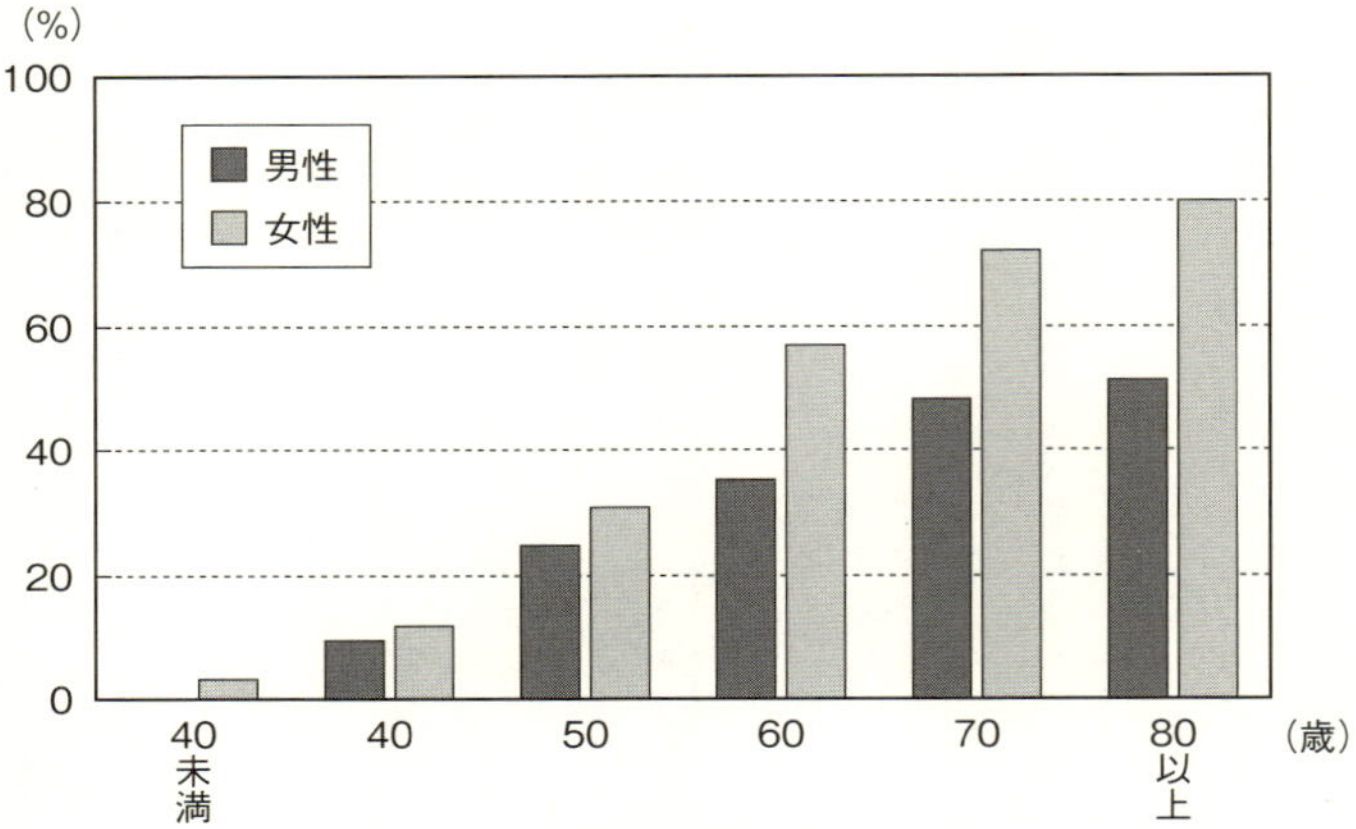

図1-18　変形性膝関節症の有病率

N. Yoshimura *et al*., *J Bone Miner Metab* 27, 620-628, 2009より改変引用。

性の四二・六パーセントが変形性膝関節症を呈していたのに対し、女性は六二・四パーセントが変形性膝関節症を呈していた（図1－18）。変形性膝関節症が男性よりも女性に多いことは知られていたが、これは日本でもやはり女性が男性よりも多く変形性膝関節症を発症していることが、実数値として明らかとなったことになる。

変形性膝関節症に対する手術にも、いくつか方法があるが、最も一般的なのは、病気が進行し、疼痛とともに関節機能も障害された場合に行われる人工膝関節置換術、中でも膝関節全体を取り換えるような人工膝関節全置換術である。この実

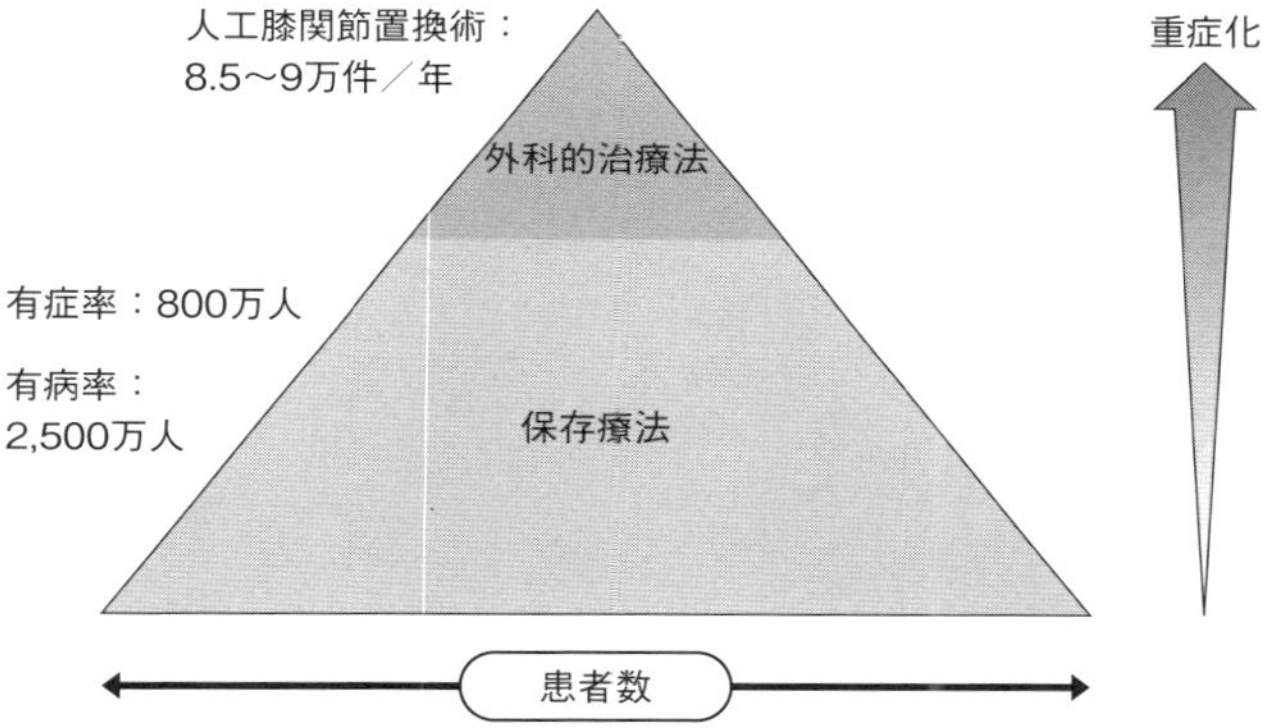

図1-19　国内における変形性膝関節症の患者数と人工膝関節置換術の実施数

有病率は東京大学ROADスタディーのデータによる。
P. A. Dieppe, *Lancet* 265, 965-973, 2005より改変引用。

施数が年々増加している。現在では国内だけでも年間八万五〇〇〇件から九万件程度の人工膝関節置換術が行われていると推定されている（図1－19）。

しかし、いかなる疾患も、発症したすべての患者さんが進行していき、最終的に手術を要するほどにまで進行するわけではない。変形性膝関節症が進行し手術を必要とする患者さんだけでも八万五〇〇〇件から九万件にも上るが、軽症までも含め症状、特に疼痛を主とした症状を有する変形性膝関節症の患者数は、国内で約八〇〇万人にも上ると推定されている。さらに、X線写真を撮影した時には症状がなくても変化が認められる人も存在する。そのX線で判断した場合に変形性膝関節症と診断される人の数は、国内では推定で二五〇〇万人にも上る。この二五〇〇万人という数字は、年齢を重ねるごとに、程度の差はあれ、我々の多くは膝の関節軟骨が変性し摩耗していくことを意味するともいえる。

図1－18をもう一度みていただきたい。これは、年齢別の変形性膝関節症の有病率を示している。変形性膝関節症の有病率は、女性が男性よりも多いというだけでなく、五〇歳を契機に上昇する。さらに年齢を重ねるごとに有病率が上昇し、女性では八〇歳を過ぎると約八割の人が変形性膝関節症の変化を呈することがわかる。つまり、年齢を重ねるごとに、膝の関節の軟骨はある程度摩耗し、その結果として変形を認めるようになるということである。

変形性膝関節症の変化を呈する人すべてが手術を要するほどに進行するわけではないが、少なくとも八〇〇万人もの方々が歩行時に膝の痛みを自覚していることもまた事実である。したがって、現代の長寿社会においては、末期にまで進行した変形性膝関節症のみではなく、初期から進行期にかけての変形性膝関節症についても、適切なマネージメント方法の確立が求められているといえよう。

❖コラム　ロコモティブシンドロームと変形性関節症

本文で述べた通り、介護保険が必要になる病気を調べてみると、全体の約四分の一（二五パーセント）が、骨や軟骨、そして神経や筋肉に関するいわゆる運動器疾患であることが明らかとなっている。そして、その運動器疾患の中でも、骨粗鬆症性脆弱性骨折と脊椎に起こる変形性関節症である変形性脊椎症と密接に関連する脊柱管狭窄症、そして歩く際に重要な関節である股関節や膝関節、特に膝関節の変形性関節症である変形性膝関節症が、この高齢者の介護保険使用の原因となる運動器疾患として重要であることが明らかとなった。

さらに、高齢者ではこれらの病気を複数合併して患っている率が高いことも判明した。そのため、個々の病気に対する治療も重要であるが、これらによって発生する運動機能低下を包括して考えることも重要であり、またその運動機能低下をできるだけ早期に発見し予防することにも役立てる試みが必要であるとの認識の下、ロコモティブシンドローム（ロコモ）という考え方が提唱されている（図1－20）。

厚生労働省は、急速な少子高齢化が進む中で、一〇年後の人口動態を見据え、「目指す姿」を明らかにすることを目的に、「健康日本二一（第二次）」という基本的な方向性を打ち出

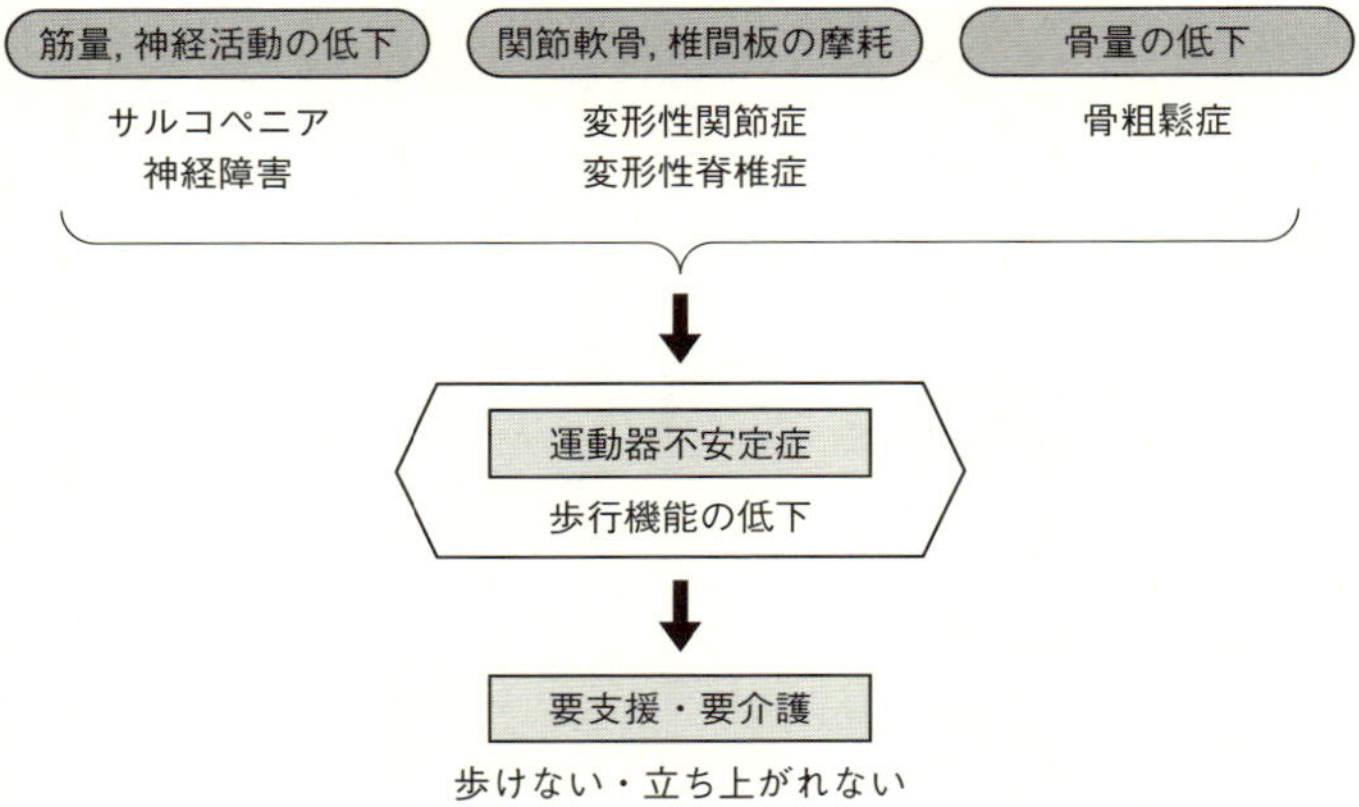

図1-20　ロコモティブシンドローム

している。健康寿命の延伸は、その目指す姿の実現には必須であり、社会生活を営むための機能を高齢になっても可能な限り維持すること、そのためには生活習慣病の発症予防と重症化予防が求められている。心の健康、次世代の健康とともに、高齢者の健康のために、①ロコモの認知度向上と、②足腰に痛みのある高齢者の減少という具体的な課題が掲げられている。

移動能力維持のための足腰の痛みの対策には、腰痛の対策とともに、変形性膝関節症に伴う膝痛への対策が重要になっている。

第一章注

注1　半月板……膝関節の大腿骨と脛骨の間にある軟骨様の組織。上からみると「C」型をしていることと、月の半月の形に似ていることが、その名前の由来である。膝関節には、内側半月板と外側半月板という二つの半月板があり、二つを上からみると「8」の字形となる。半月板の上面は大腿骨の軟骨面の球状の面にほぼ沿っており、下面は脛骨軟骨面の平らな形状に沿っているため、周囲は厚く、関節内側が薄くなっている。大きさは、内側半月板が外側半月板より大きい。また、膝関節の曲げ伸ばし（屈曲と伸展）に応じて、内側半月板も外側半月板も前後に移動する。機能としては、大腿骨の軟骨と脛骨の軟骨との間に挟まるように存在し、軟骨にかかる力を分散化するクッションとしての機能と、膝関節の安定性に寄与するスタビライザー（安定装置）としての役割を果たしている。

半月板は、厚みが薄くなる関節中央部には血管がない。したがって、半月板が損傷すると、自己修復することはほとんどない。

注2　靭帯や腱……靭帯は骨と骨をつなぐ紐のようなものであり、関節の安定性に重要な役割を担っている構造物である。実際は、コラーゲンという弾性のある線維が平行に束になったものである。

腱も、靭帯と同じく弾性のある線維の束である。では、腱と靭帯はどう違うのか。靭帯が骨と骨とをつなぐ組織であるのに対し、腱は骨と筋肉をつなぐ組織であることが大きく異なる。

筋肉は、主に骨に付いており、これが収縮（伸び縮み）することで、関節や背骨（脊柱）を動かす。この筋肉は、直接骨に付くことはなく、筋肉の両端はコラーゲンの束からなる腱となり、腱が骨に付いている。

注3　大腿四頭筋……下肢の筋肉のうち、大腿骨を挟み四方に存在する筋肉の総称。大腿四頭筋は、大腿直筋、外側広筋、内側広筋、中間広筋からなり、全身の筋肉の中で、最も強くて大きい筋肉である。膝を伸ばす（下腿の伸展）役割を担う。

注4　関節軟骨……骨と骨のつなぎ目が関節であるが、この関節は閉鎖された空間となっている。そして、骨同士が接することはなく、骨の先端には軟骨が付いている。この部分の軟骨を、関節軟骨という。

ちなみに、軟骨にはもう一つある。それは、骨ができあがる過程でできる「軟骨」である。身体が成長している際には、具体的には骨が大きくなっている時には、この骨の端にある軟骨が伸びる。同時に、軟骨は骨に変換（これを置換という）される。したがって、軟骨の長さは常に一定である。骨の長さが伸びるのは、軟骨が伸びて骨になるからである。身長の伸びが止まると、この軟骨は消失する。

一方で、この骨端にある軟骨（成長軟骨板）とは異なり、骨の先端にある関節軟骨は伸びることはなく、一度大きな力がかかって軟骨に傷が付いたりはげたりすると、元と同じように戻ることはない（図4－4参照）。

注5　遺伝的素因……変形性膝関節症では、関節にある軟骨が変性（質が低下する）することが、本質的な変化である。そこで、昔から、どのようにして関節の軟骨の質は低下するのかということについて、日夜研究が進められている。その中で「誰がこの病気になりやすいのか」、そして「誰がこの病気になりにくいのか」ということが調べられてきた。つまり、この病気へのなりやすさを調べる研究である。

その結果、他のさまざまな病気と同様に、変形性膝関節症においても、この病気になりやすい遺伝的素因があることがわかっている。その中でも最も有名なのは、本文中にも紹介したヘバーデン結節である。これは時には三〇代から発症する方もあり、特別に誘引なく指の第一関節の痛みを自覚することで始まる。その後この部分が変形してくる。しかし、痛みはその後治まり、変形だけが残る。ヘバーデン結節がある方は、変形性膝関節症を発症するリスクが、ない方に比べるとわずかではあるが、確実に高いことが明らかとなっている。つまり、これは、関節の軟骨の質が落ちて摩耗しやすくなるという遺伝的な素因があることを表わしている。

ヘバーデン結節以外にも、全身の多くの関節に変形性関節症が発生しやすいという家系があることも知られている。また、近年の遺伝子解析の結果からは、軟骨に存在する細胞外マトリックスを作る遺伝子に、「遺伝子多型」があると、変形性関節症を発症しやすくなる確率が、わずかに上昇する可能性が示唆されている。しかし、このような科学技術の発展の成果が、変形性関節症の治療に結びつくまでには、まだまだ時間がかかりそうである。

注6　前十字靭帯……大腿骨と脛骨をつなぐ靭帯。より詳しく説明すると、大腿骨の先端（骨盤側ではなく、膝側の先端）の中央部（内顆と外顆の間）にあたる顆間部から脛骨の中央部をつないでいる。そして膝関節の中、つまり関節腔の中で骨と骨をつないでいるため、いわゆる「関節内靭帯」に分類される。

十字靭帯というネーミングは、なにに由来するのか？　英語では"cruciate ligament"という。同じく「十字の靭帯」という意味である。これは、膝関節内、特に先に説明した、大腿骨の先端の顆間部から脛骨の中央部をつないでいる靭帯は二本あり、それが膝の前から後をみた際に互いがクロスしているため十字靭帯と命名されている。膝の前からみて前方にある靭帯が「前十字靭帯」であり、後方にある靭帯が「後十字靭帯」である。

第二章　どのようにして変形性関節症を診断するのか

1　典型的な症状と鑑別疾患——症状の進行から考える

変形性膝関節症という病気をどのように診断していくかということについて説明するために、まず、変形性膝関節症はいつ頃、どのようにして始まるのかについて考えてみたいと思う。

早期発見、早期治療を目指して

近年の医学、医療技術の進歩により、たとえ「がん」がみつかったとしても、すぐに命の終わりを意味するわけではない時代になってきた。それを可能にした一つの理由は、がんに対して「早期発見、早期治療」を目指し研究と対策が進められてきたという事実が関係している。そしてがんに限らず、糖尿病などのいわゆる生活習慣病においても、この「早期発見、早期治療」の考え方が浸透してきているといえよう。

我々ヒトが備えている重要な能力である「移動」を障害する病気の一つである関節リウマチにおいても、この「早期発見、早期治療」を目標に研究が進められてきた。そして一昔前には一種の不治の病であったものが、今では症状の表われないタイミングで「早期発見、早期治療」を行うことが可能となり、ついには寛解《かんかい》を達成することができる病気となっている。

関節リウマチよりもはるかに多くの患者さんがいる骨粗鬆症も同様に、「早期発見、早期治療」が可能となっている病気であるといえよう。骨粗鬆症によって発生頻度が高まることが知られている脆弱性骨折《ぜいじゃくせいこっせつ》も、その発生数が低下できる可能性が期待されている。

では、実数値でいうと前述のごとく二五〇〇万人、そして実際に痛みを伴う場合で八〇〇万人もの患者さんが現時点で日本国内にいると推定されている変形性膝関節症については、「早期発見、早期治療」を目指した研究が行われているのであろうか？

答は〝YES〟である。変形性膝関節症を早期に捉えようとする試みは世界的に進められている。しかし、それはがんや糖尿病、関節リウマチや骨粗鬆症といった病気と比べると、はるかに遅れているというのも事実である。したがって、病気の進行を遅らせ、そして病気が回復する可能性がある治療法はすでに実現しているのか、という問には、残念ながら〝NO〟と申し上げるしかない。これが、現時点での正しい答え方になるかと思う。

変形性膝関節症について、「早期発見、早期治療」を目指した研究成果から明らかになってきた比較的新しい知見について紹介するのは、もう少し後にしたいと思う。今日もしくは明日、歩いている時に膝の痛みを感じるかもしれないという今を生きるみなさんには、まずは現時点で行われている診断や治療について説明したい。そのため、変形性膝関節症の治療の対象となる症状について、この病気の進行度もしくは重症度別に考えてみたいと思う。

変形性膝関節症の進行

第一章で説明した通り、歩く、走る、階段を上り下りするなど、移動を行う際の膝の痛みが、この病気の最も典型的な、そして最も重要な症状である。時には膝が腫れる、膝に水が溜まるといった、医学的には膝の関節の中にある滑膜という組織が炎症を起こす滑膜炎とそれに伴って発生する関節水腫についても触れた。また、正座ができない、膝が伸びない、そして膝が曲がらないといった、関節の動きが制限される、関節の可動域制限や拘縮ということも、変形性膝関節症によく認められる症状である。

では、このような変形性膝関節症によって起こる症状は、この病気のどういう時期に起こるのであろうか。どういう時期、というと理解に苦しむ読者の方がいるかもしれない。変形性膝関節症に限らず、がんや糖尿病、関節リウマチや骨粗鬆症、あるいは白内障や中耳炎、脳梗塞や高血圧等々、ありとあらゆる病気には病気の重症度というものがある。例えば「初期」「中期」「末期」といった言い方で呼ばれるのが、病気の重症度にあたる。

変形性膝関節症の重症度についてはあまり触れてこなかったが、ここでは、これから膝の痛みが出てきた際にどうするのか心配な読者のみなさん、もしくはすでに歩く際に膝の痛みで悩んでいるという読者のみなさんが、この本を読もうと思われたきっかけのどこかにあると思われる命題を念頭に、話を進めることにする。

これもおさらいになるが、病気には急性の病気と慢性の病気という分け方があり、変形性膝関節症は後者、つまり慢性の病気に属する。読者のみなさんの「慢性」という言葉への印象はどのようなものであろうか。

実際、慢性とはどういう意味を指すのであろうか。辞書をみてみると「急激な症状の変化もなく、よくも悪くもならないまま長引いて、なかなか治らない病気の状態」といった説明や、「症状はあまりひどくないが、治りにくく、経過が長引く病気の性質・状態」などという説明がある。いずれにも共通なのは、「ものすごくひどくならないが、なかなか治らず長引く」という点にあるように感じられる。変形性膝関節症も実際に、このような「ものすごくひどくならないが、なかなか治らず長引く」病気なのであろうか？

変形性膝関節症は、他の病気と同じく、初期とか中期そして末期といったように、重症度がある病気である。つまり「進行する病気」であることは間違いない。しかし、いかなる病気も発症したすべての患者さんがどんどん進行していき、中期そして末期になっていくということはない。これは変形性膝関節症にもあてはまる。

現在、日本国内には、X線による診断（注1）を行うと変形性膝関節症と診断される方は約二五〇〇万人にも上ると推定されている（図1－19参照）。そして、この病気が進行し、人工膝関節置換術という手術を受けられる患者さんが、延べ人数で年間八万五〇〇〇人から九万人もいる。この手術数は年々増加しているのであるが、それにしても、すべての変形性膝関節症の患者さんが手術を必要とするほどに進行するわけではないことはおわかりいただけるかと思う。では、どの程度の人が進行し、その進行のスピードはどの程度なのであろうか。

病気の進行に関して、我が国における変形性膝関節症の実態を調査している研究の一つが、新潟大学の研究者たちによって現在も進められている。これは県内の松代《まつだい》地区を調査している研究で、三〇年以上にもわたり、住民の方々のご協力の下、この方々の膝の状態を定期的に調査している。調査の結果から、変形性膝関節症がいかにゆるやかに進んでいくのかがわかっており、ここでは、そのごく一部を紹介したい。

それは、一九七九年の初回の検診時にX線像を撮影して変形性膝関節症とは診断されなかった二二七名が、その後どのような経過を辿ったかということを示した研究結果である。二八年の観察期間を経て再度膝のX線像を撮影すると、変形性膝関節症と診断されるほどに進行していたのは全体の七割強（七二・六パーセント）であった。残りの三割弱（二六・七パーセント）は、二八年経過しても変形性膝関節症と診断されるほどの進行は認められなかった。変形性膝関節症を重症度別に初期、中期、末期に分けると、末期にまで進行していたのは全体の一割未満（八・四パーセント）であり、中期が全体の二割（二〇・三パーセント）であった。そして全体の四割強（四三・九パーセント）は変形性膝関節症との診断には至ったものの、初期の変化を呈している程度であった。この事実からも、変形性膝関節症という病気は、進行性の病気であるとともに、進行そのものは大変ゆっくりとしていることがわかっていただけるだろう。

次に変形性膝関節症の重症度に合わせて、より詳しくこの病気の症状をみていきたい。

初期の症状

整形外科医として外来を行っていると、膝の痛みを主訴に診察を希望され受診される患者さんは、腰の痛みや首と肩の痛み、そして肩こりと並んで非常に多いというのが現状である。この「膝の痛み」で原因となる病気で最も頻度が高いのは、変形性膝関節症である。

特に初期の変形性膝関節症と診断される患者さんに、「いつから膝の痛みを自覚しましたか?」と尋ねてみる。すると、「数日前もしくは数週間から一か月程度前から、歩く時、特に階段を降りる時の膝の痛みが強くなったので病院を受診した」という訴えが多いように感じている。次に、「痛みが強くなったから受診されたことはわかりますが、いつから歩くもしくは階段昇降などの際の痛みを自覚していましたか?」と尋ねると、回答することに困る患者さんが多い。これは、患者さん自身が忘れてしまうほど前から膝の痛みがあったということも考えられるが、別の可能性として、はっきりと記憶せざるをえないほどの強い痛みではなく、記憶に残らない程度のわずかな症状として始まっているからではないかと感じている。

では、変形性膝関節症の最も初期の症状とは、どのような状態であろうか。それは、「起床後や長時間座っていた後などの、動き始めの際の膝のこわばり」であると考えられている。より具体的には、「起床後から膝のこわばりを感じているものの、身仕度を整え、家を出る頃には感じなくなる」とか、「オフィスでデスクワークを長時間していて休憩を取ろうとして立ち上がった際に膝の周りの違和感があるが、昼食を摂りにオフィスを出て歩き始めた頃にはなんともなくなっていた」といったように、自覚しつつもすぐに症状が消失するために病院を受診するほどでもないという時期があることが多いようである。

このような時期がしばらく続いている時に、例えば階段で膝を捻る、正座から立ち上がろうとしてつまずきそうになる、久しぶりにスポーツをしてがんばりすぎた、ちょっとした段差から飛び降りた、などといった普段行わない動作を行った際、もしくはその後に歩く際の膝の痛みが増し、それが前と違って軽減しないとして病院を受診するケースが、特に初期の変形性膝関節症では多い。

また、第一章でも触れた通り、変形性膝関節症では正座など膝を深く曲げた際、もしくは深く曲げたところからの立ち上がりの際に痛みを自覚することが多いが、特に初期ではこのような動作以外では痛みを感じないため、西洋式の生活が中心の生活においては、「膝に痛みがあって困るので病院を受診する」という必然性を感じないということもよくある。

変形性膝関節症では少しずつ膝の動き、膝が動く範囲を表わす可動域に制限が出てくる。

それは関節の変形によって物理的に関節の動きが制限されてくるとともに、痛みのために意識的に曲げ伸ばしを行わなくなることでの拘縮による可動域制限もある。いずれにしても、わずかな膝の可動域制限も、初期の段階では日常生活には支障をきたさない程度に留まるのである。

変形性膝関節症の初期においては、膝の違和感やこわばり、そして痛みを自覚することがあっても、それを自覚するのが日常生活の中で短時間に留まり、生活に支障をきたすほどではないという時期がある。このような場合、多くの患者さんは医療機関を受診するほどではないと考える。また、一度もしくは二度程度受診したとしても、医師のほうも「たいしたことない」「加齢による普通の変化」もしくは「様子をみていれば治る」といった判断となり、実際しばらくすると症状も改善してしまうことも多く認められる。

先ほど説明した通り、変形性膝関節症の進行はきわめてゆるやかであり、しかも多くの場合が初期の変化は呈しても、中期や末期に至ることがない。したがって、実際に歩行時の痛みを自覚し始めたがすぐに消えてしまう、たまに行う正座の際以外には痛みはない、朝こわばるがすぐになくなる、といった程度の初期の症状の場合には、それ以上病気が進行せず過ごせる場合が一定程度あるものと推察される。

しかし、一部ではあるものの、中期そして末期へ進行する患者さんがいることも事実である。今後研究が進むことで、初期の中でもどんな場合に進行しやすいか、どの場合にどのような治療を行えば進行を食い止められるのか、もしくは進行を遅らせることができるのかがわかるようになることが期待される。

中期の症状

読者のみなさんが理解しやすいように、変形性膝関節症の症状も、初期、中期、末期の三段階に分けて述べているが、この分類は、後で説明する変形性膝関節症のX線を用いた進行度・重症度分類による初期、中期、末期という分類とは、おおまかには類似性があるものの、全く同じ状態を指しているわけではない。

初期の変形性膝関節症の症状は、移動時に常に痛みを主とした症状を自覚するのではなく、動き始めや立ち上がりの際などの動作開始時の痛みが主であることであった。しかも、この症状を常に自覚するわけではなく、一度自覚していた痛みを中心とした症状が、消失することもある、というものである。では次に、変形性膝関節症中期の症状とはどういったものなのであろうか。

それは一言で述べると、歩く際の痛みが簡単には消えないようになってくる、ということである。自分でも痛み方が変わってきたと自覚するようになり、医療機関を受診することが多くなるのもこの時期である。具体的には、正座やしゃがみ込みは痛みのためほとんど行わないようになり、階段の特に下りは互い違いに降りることを避けるようになって一段一段下るようになる。平地の歩行でも足を引きずって歩くようになる跛行《はこう》がみられるのもこの時期である。

変形性膝関節症という病気は軟骨が摩耗するというのがその病態である。この軟骨の摩耗片が、関節包の裏打ち構造である滑膜に炎症を起こす。この滑膜炎の程度が強くなり、滑膜炎によって「膝が腫れる」という自覚症状が出てくるのもこの時期である。炎症も程度が増すと、「熱っぽい感じ」を自覚することがある。膝の腫れは全体的に起こるようにみえるが、よく観察すると、軟骨の摩耗がより強い、膝の内側のほうが外側より「熱っぽい感じ」が強いことを自覚することもある。この状態で病院を受診すると、我々がいわゆる、「膝に水が溜まっていますね」と診断できるほどになっていることも多くなる。「踵と踵を合わせて立つ動作をした際に、昔は膝と膝が付いていたのに最近膝同士が付かなくなった」ということを自覚するようになるのもこの時期である。変形性膝関節症という病気の本態である軟骨の摩耗は、日本人の場合、多くが膝の内側が外側に比べ多く摩耗するが、「膝同士が付かない」というのは、その内側の摩耗が進んだ結果、いわゆるO脚変形が少しずつ進んできたことを表わしている。

頻度としては低いが、膝の内側よりも外側がより摩耗するタイプの変形性膝関節症もある。その場合には、病気の進行とともにO脚ではなくX脚になってくる。

今まで、変形性膝関節症の最も重要な症状は痛みであると説明してきた。実際、患者さんが病院を、特に整形外科を受診する理由として最も一般的なものは、歩く際の痛みである。それは昔も今も変わらない。

しかし、痛みを主訴に受診した際に、痛みのある側の膝のX線を撮影し、原因がなにかを検討しそれが変形性膝関節症だとする。読者のみなさんは、この場合、つまり初めて膝の痛みで整形外科を受診した際は、多くの患者さんが初期の状態であろうと想像されるものと思う。しかし、実際は必ずしもそうではない。初めて膝の痛みで医療機関を受診した際に、一般的には初期の段階であることが多いと考えがちだが、初診の段階で、すでに中期と診断されることが、決して稀ではないのである。

では、初めて病院を受診する時にすでに中期まで進行していることがあるとは、どういうことなのであろうか。変形性膝関節症は大変ゆっくりと進む病気であるから、痛みを初めて自覚し病院を受診した時に初期を過ぎて中期になっているということは、想像しにくいかもしれない。しかし、ゆっくりと進むということは、逆にその進みを自覚することがなく時間をかけてゆっくりと進む可能性があるということなのである。

したがって、軟骨が徐々に摩耗しても、膝の腫れや痛みを自覚せず過ごしていることがあるということになる。また、稀に正座をするような場合に膝に痛みを感じても、日常生活ではなんの支障も感じずに生活ができているため病院を受診するという必要性を感じないまま過ごしていることもある。

このような場合には、初期の状態では病院を受診するほどの症状ではないのである。膝の関節の変形が進んでくると、O脚やX脚などの外見上の変化が明らかとなってくる。また、膝の可動域、つまり曲がる程度と、場合によっては完全に伸びることもできにくくなる。そして、歩行時の痛みが強くなり、その痛みがすぐには消えることなく顕著になってくる。たくさん歩き過ぎたような場合には、その晩寝ていても痛くなるようなことも出てくる。そのため、明らかに日常生活に支障をきたすようになり、整形外科を受診するのである。こういった場合には、初めて膝のX線を撮った時でも、すでに変形性膝関節症の中期と診断されることになる。

いずれにしても、歩行時の膝の痛みが顕著になり、歩行速度が低下する。階段昇降も不自由になり、手すりを使って一段ずつ階段を下るようになる。このように日常生活に明らかな支障をきたすようになった段階が、変形性膝関節症の典型的な中期の症状である。

末期の症状

次に、変形性膝関節症の末期の症状についてみてみたい。「末期」というと、がんのような病気に対して用いられる言葉をイメージされる読者の方が多いかもしれない。「末期」という言葉が、人生の最期の時を指す意味も持つため、そのように考える方もいると思われるが、「末期」にはもう一つ、「ある限られた期間の終わりの時期」という意味もある。

したがって、ゆっくりではあるものの進行していく病気としての変形性膝関節症の、かなり進んだ時期、という意味でここでは「末期」という言葉を用いている。

変形性膝関節症の末期において最も顕著になるのは、やはり歩行時の痛みがひどくなることであるといえる。中期でも歩行時の膝の痛みが顕著になり、歩行速度が低下すると述べたが、末期ではそれがより顕著になる。では、末期と中期ではなにが違うのであろうか。

もちろん、痛みの強さが違うというのが最もわかりやすい点であろう。歩く際の膝の痛みがより強くなれば、歩く際の膝にかかる際の衝撃を減らそうとするようになる。その結果、歩行速度はより低下する。

しかし、中期と末期で最も違うことは、他にもある。我々は、「頭が痛い」「虫歯で歯が痛い」「脛をぶつけて痛い」「戸に手を挟んで痛い」など、日常生活のさまざまな場面で「痛み」を経験する。この中で「頭が痛い」ということと、その他の「虫歯で歯が痛い」「脛をぶつけて痛い」「戸に手を挟んで痛い」ということでは、我々の対応が異なることにお気付きであろうか?

一般的に頭が痛い時の対策は頭痛薬を服用するなど、自分自身でコントロールすることが困難な場合が多い。一方で、後者三つには共通点が存在する。それは、痛いところをできるだけ使わないようにする、という行動をとるということである。

具体的には、右の奥歯が痛い場合、ものを食べる時にどうするか。食事をしないわけにはいかないので、ものを食べる際に右の奥歯でものを噛むことをせず、左の奥歯でものを食べるようにする。脛が痛い時にはどうするであろうか。例えば右脛が痛い場合、歩く際に右足には極力体重をかけないようにして、左足で歩くようにする。戸に右手を挟んだらどうするか。左手を極力使って、いためた右手ではものを持つことを避けるようにするであろう。

このように、動作時の痛みがある場合、しかもそれがかなり強い痛みの場合、我々はその動作を行わねばならない場合でも、患部には力がかからないようにそれを避けるようにし、手や足であれば痛みのない反対側で、歯であっても反対側の歯で目的の動作を行うようになるのである。しかし、このような逃避行動による代償動作では、通常と全く同じレベルの動作を行うことはできなくなる。また、このような逃避動作では、通常の目標を達成することも困難になり、達成できたとしても同じ時間で達成することはできなくなるのが普通である。

歩くという動作が通常と同じようにはできなくなるとどうなるであろうか？　歩くのみならず、座る、しゃがむ、階段を上り下りするという動作が通常と同じようにできなくなると、どうなるか？　まずは、その動作を避けるようになる。そしてそういった動作を避け続けると、動作そのものが徐々にできなくなってくる。我々は「人に迷惑をかけたくない」と考えがちであるが、今まで同じように歩けない、座れない、そして階段を上り下りできないとなると、例えば友人と遊びに行ったり旅行に行ったりということを避けるようになる。友人との旅行を避けていても、家族との旅行はなんとか行くことができるという場合もある。その場合でも、希望通りのことはできなくなり、予定を変更せざるをえなくなる。

このように、変形性膝関節症が末期へと進んでいくと、社会活動に支障をきたすようになる。そして徐々に外出の機会が減るようになり、社会との隔絶が起きるようになる。また、例えば階段を使わなくなるといった生活になると、家の中であっても生活の範囲が制限されるようになる。社会活動の制限、そして日常生活にも制限が認められるようになると、活動範囲が狭くなり、社会からの孤立が生じることになる。

変形性膝関節症は非常にゆっくりと進んでいくため、生活をともにしている家族にとっては、これらの変化を捉えにくいという問題もある。つまり、行動の制限、移動能力の低下を認識しにくいというのが現実的な問題である。

また、これは歩くことの制限という移動機能の障害のみではなく、精神的な障害も引き起こすことになる。つまり、活動性の低下により、抑うつ的にもなってくるのである。

症状からみた鑑別

変形性膝関節症は、中年以降に歩く時の膝の痛みとして始まり、男性よりも女性に多く認められる病気であることはすでに説明した通りである。しかし、同様の年代の女性で歩行時の膝の痛みが認められるといっても、変形性膝関節症以外の病気の可能性もある。ここでは、膝の痛みを認める変形性膝関節症以外の病気について説明する。

①　関節リウマチ。

成人女性の関節の痛みの場合、関節リウマチは考慮に入れるべき大変重要な病気である。従来、「慢性関節リウマチ」という名称が用いられてきたが、現在は、慢性という言葉がとれて単に「関節リウマチ」という名称が用いられている。

この関節リウマチの最も典型的な症状は、手の指の第二関節（近位指節間関節）が、左右同時に腫れて痛いというものである。変形性関節症は、手の指の第一関節（遠位指節間関節）に多く認められることは第一章で説明したが、これは二つの病気の大きな違いの一つである。

手の指の第二関節にも変形性関節症が起こることはある。また、膝関節や肘関節、股関節や手首の関節、そして足首の関節や時には背骨の関節が動く際に痛いということもある。さらに、これらのうち複数の関節が痛みを伴うということもある。変形性関節症は軟骨が摩耗する病気であり、その結果として関節に炎症を認める病気である。

では、関節リウマチとはどのような病気なのか？　関節リウマチは関節包の裏打ち構造である滑膜に炎症（滑膜炎）が生じる病気である。これは滑膜に免疫の異常が起こることで炎症が生じる、自己免疫疾患という膠原病に属する病気である。

関節リウマチは、左右両側の関節の腫脹と痛みに加え、血液検査によってこの病気の場合に特別に異常値を示す項目がある。これも変形性膝関節症と大きく異なる点である。また、一般的には関節リウマチの炎症の程度は、変形性膝関節症の炎症の程度よりもはるかに強いことが多いため、初めは変形性膝関節症と考えられても、血液検査を行った際に強い炎症反応を認めた場合には、この関節リウマチのほうを疑って検査を進めることもある。

関節リウマチについては、変形性関節症よりも病気の原因についての研究が進んでいる。この関節リウマチの病気の原因と治療については、第二巻に詳しい説明があるので参照されたい。もし関節リウマチと診断された場合には、免疫の異常を抑えるような薬や炎症を強力に抑える薬があることも、変形性膝関節症と異なる点である。

② 大腿骨《だいたいこつ》内顆骨《ないかこつ》壊死症《えししょう》。

この病気は病名、特に「壊死」というところから、大腿骨（図２－１）が壊死していく（よく患者さんは「腐っていく」と表現する）こわい病気と思われがちである。病名が異なる以上、

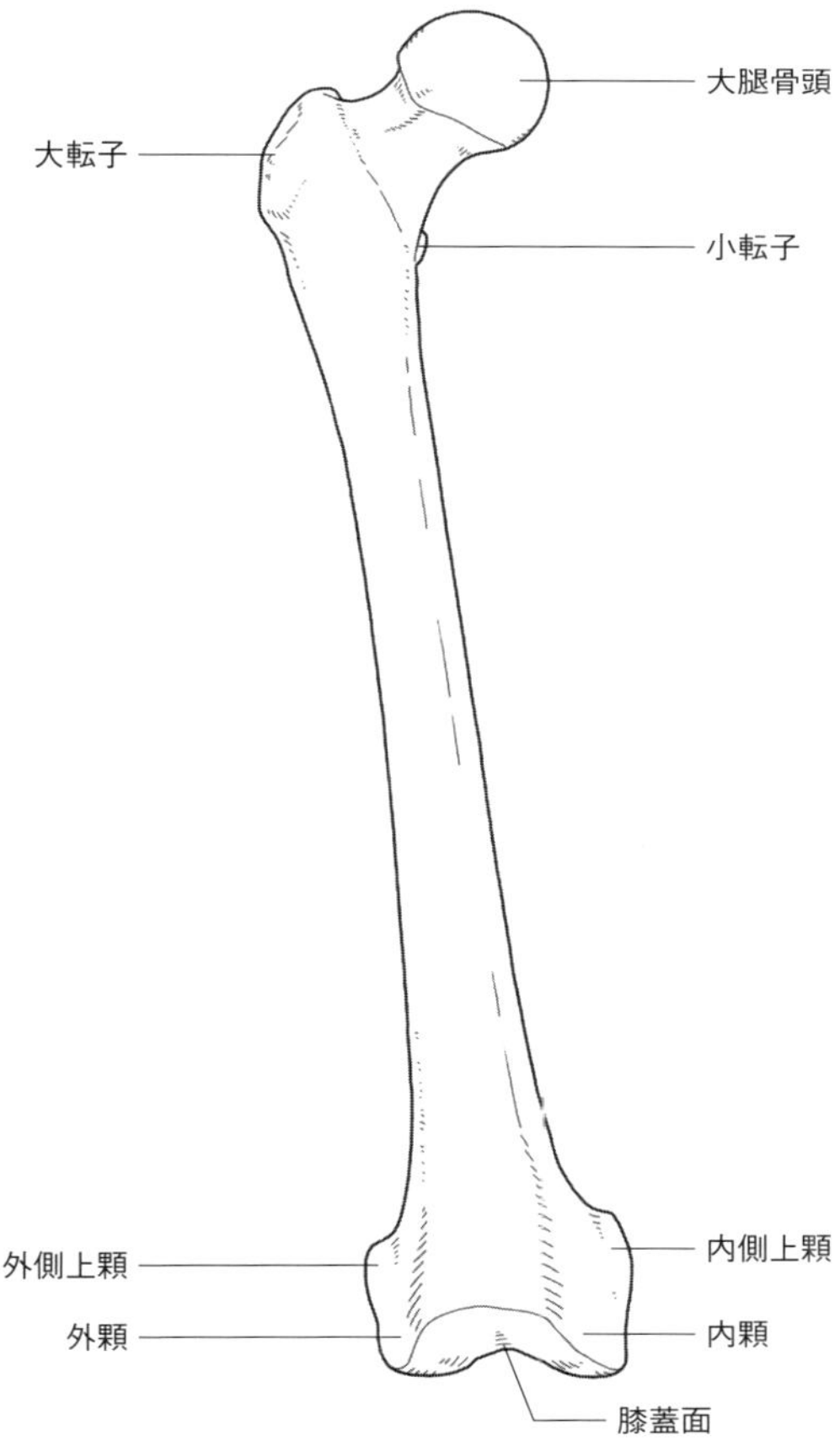

図2-1　大腿骨
右足の大腿骨を前方からみたところ。

現時点では変形性膝関節症とは異なる病気として考えられているが、発病時期は五〇歳以上で男性に比べ女性に多い点、そしてなによりも膝に痛みを訴える点で、変形性膝関節症との鑑別が重要になる。

この病気の真の意味での原因はいまだ不明である。しかし、関節にある軟骨が摩耗することが病気の本質である変形性関節症に対して、大腿骨（時には脛骨に発生することもある）の軟骨は残っていても、その下にある骨（軟骨下骨）がなんらかの原因（血行障害、血の巡りが障害される）で崩れてくる病気である。この状態をその昔「壊死」という言葉を使ったため、今でも大腿骨内顆骨壊死症（注2）という病名が使われている。

歩く時の膝の痛みがある時突然に増悪すること、そして歩行などの動作時の痛みに加え、夜間就眠中にも膝の痛みを訴えることは、この病気の特徴といえる。

診断としては、発病当初は膝の痛みが強いわりに、X線検査ではあまり大きな変化がみられないという特徴がある。この際にMＲＩ検査（注3）を行うと、大腿骨内側の軟骨下骨に変化を認めることが多い。

治療は変形性膝関節症に準じた治療法が選択されるが、変形性膝関節症に比べ、膝の内側のみの病変で、O脚変形がひどくならないタイミングで手術を行う場合が多いため、高位脛骨骨切り術や、人工膝関節置換術の中でも内側のみを取り換える人工膝関節単顆置換術が選択されることが多い。

③　変形性膝蓋大腿関節症。

通常、変形性膝関節症は、主に大腿骨と脛骨と間の大腿脛骨関節における変形性関節症を指す。この場合、多くの変形性膝関節症の患者さんでは、お皿の骨（膝蓋骨）と大腿骨とで作る関節である膝蓋大腿関節にも、変形性関節症の変化が認められる。症状は、今まで説明してきた通り、最も大切なそして一般的な歩行時の膝の痛みと、階段を下る際に増悪する膝の痛みである。

これに対し、ごく一部の方ではあるが、大腿脛骨関節の変形性関節症性変化はわずかしか認められないのに、膝蓋大腿関節の変形性関節症の変化が顕著に認められる場合がある。この場合も歩行時の痛みが認められるものの、それほど強くならず、階段昇降、特に階段の上りの際に強い痛みを感じ、椅子からの立ち上がりで特に痛みを感じることが特徴である。変形性膝関節症と同じく、X線検査を行うことで、多くの場合診断がつく。

2　診察による診断——触診、徒手検査という手技

問診

我々整形外科医は、日常の診療においてさまざまな情報を患者さんから得て診断をつけ、それを元に治療を行う。ここで、変形性膝関節症の患者さんを、どのような点に注意しながら診察を行い診断しているのかを述べていこう。

手順としては、問診、視診、触診からなる診察を行うことで診断に目安をつけ、X線検査などの画像診断などで確定診断をつけていく。この診療の手順を追って変形性膝関節症の患者さんの診察について考えてみる。

読者のみなさんも、どんな病気で医院や病院を受診しても、受付を済ませた後に、いつから、どのような症状が出たかなどを記入する問診票なるものを渡され記入した経験があるかと思う。これを問診という。

変形性膝関節症の場合も、いつから膝の痛みを自覚したのか、歩く時や走る時、あるいは階段を降りる際など、どういう動作で膝の痛みがあるのか、また膝の痛みはどれくらい

続いているのかなど、診察の前に問診票に記載されていることから得られる情報は、的確に診断を行うためにたいへん重要である。

視診

続いて患者さんは診察室に入ることになる。ここで視診を行う。整形外科が対象とする骨や軟骨そして筋肉などの病気、すなわち運動器の病気（運動器疾患）は、「歩く」「走る」「飛び跳ねる」などの移動動作に支障をきたす。したがって、待合室から診察室までのわずかな移動動作をよく観察することからも、その患者さんが今どのような状態にあるかを知るための貴重な情報を得ることができる。つまり、待合室から診察室への移動も診察、特に視診の一部となる。

診察室に入ってからも視診は続く。一つは、O脚か否かのチェックである。これは踵をそろえて真っすぐに立つ動作を行ってもらうことで、簡単に確認することができる。この時に左右の膝が付くのが一般的であるが、付かないことがある。これをO脚という。物心付いた時から膝と膝が付いた記憶がない人もいれば、昔は付いたのに特に最近付かなくなったという人もいる。変形性膝関節症では前者の場合もあれば、後者の場合もある。

歩いたり、走ったりする際の力は、通常膝の関節の外側と内側にほぼ均等にかかる。しかし、膝と膝が付かないO脚の場合、通常よりも内側に力がかかりやすくなっている。変形性膝関節症とO脚の関係は、すでに触れた通り、O脚であることがこの病気の発症のリスクを少し高めるということとともに、この病気が進行することによってO脚になっていく、進んでいくという両面がある。したがって、「物心ついた時からのO脚」は、変形性膝関節症の発症の可能性を少し高めるという意味合いがあり、「昔は左右の膝が付いたのに特に最近付かなくなった」という場合は、この病気が少し進んできたことを示唆する。

視診でもう一つ大事なことがある。それは靴の踵をみることである。なにをみるかというと、靴の踵の擦り減り程度を確認するのである。通常の歩行でも靴の踵はすり減るが、その程度が内側よりも外側に激しい場合がある。たとえO脚がなくても、この場合は膝にかかる力が、関節の内側のほうが外側に比べて強いことを意味する。これは特に比較的年齢が若く、特に活動性の高い壮年期の患者さんでは、必ず確認していることであり、変形性膝関節症の初期の診断には重要であると考えている。

触診

視診の次は、触診になる。ここで確認すべき大切な点は、膝が痛いという訴えで患者さんは受診をしてくるわけであるが、右膝なら右膝、左膝なら左膝のどこが痛いのかを確認することである。

通常は診察室にあるベッドに仰向けで寝てもらい、痛みのないほうの膝とともに、徒手《としゅ》検査という手技を行う。この徒手検査によって、膝に水が溜まっているか否か（関節水腫）、膝にある靭帯（前十字靭帯、後十字靭帯、内側側副靭帯、外側側副靭帯など）が緩んでいたり切れていたりしないか、内側と外側の半月板が傷付いていないか、膝の可動域（曲がる程度と伸びる程度）はどうか、といったことを確認する。

そして変形性膝関節症の場合に最も重要なこととして、膝のどこに（多くの場合内側であるが）押して痛みを訴える場所があるか（圧痛点という）を確認することがある。これは、後ほど説明するが、変形性膝関節症の病態を理解するためにも、たいへん重要である。

このように、診察室に入る前からの問診に始まり、視診を加え、最後に触診を行うことで、通常整形外科医は大まかに考えられる病気を複数個挙げている。そしてこの後に膝を中心にX線検査を初めとした画像検査を行うよう指示を出すことになるのである。

3　画像診断——X線検査とMRI検査

X線検査

膝の痛みなど、膝のトラブルで医療機関を受診された患者さんに対して、問診、視診そして触診によって、我々整形外科医が変形性膝関節症の可能性を第一に考えた場合、通常次に画像検査をすることになる。この際に最も一般的な画像検査は、X線撮影検査、いわゆるレントゲン検査である。

本書のメインテーマである変形性関節症は、関節軟骨の病気であるということを何度も説明してきた。これをご記憶されている読者の中で、今「変形性膝関節症の画像診断としてはX線検査が最も一般的である」と書いてあるのを読んで違和感を持った方がいたら、それは大変鋭い感性をお持ちであると言わざるをえない。なぜなら、X線という検査では、変形性関節症という病気の本態である軟骨が写らないからである。最も重要な病変部位が写らない検査法が、どうして一般的に用いられているのであろうか？　この説明は、少し後に改めて行うこととして、まずは一般的なX線検査を用いて、変形性膝関節症をどのよ

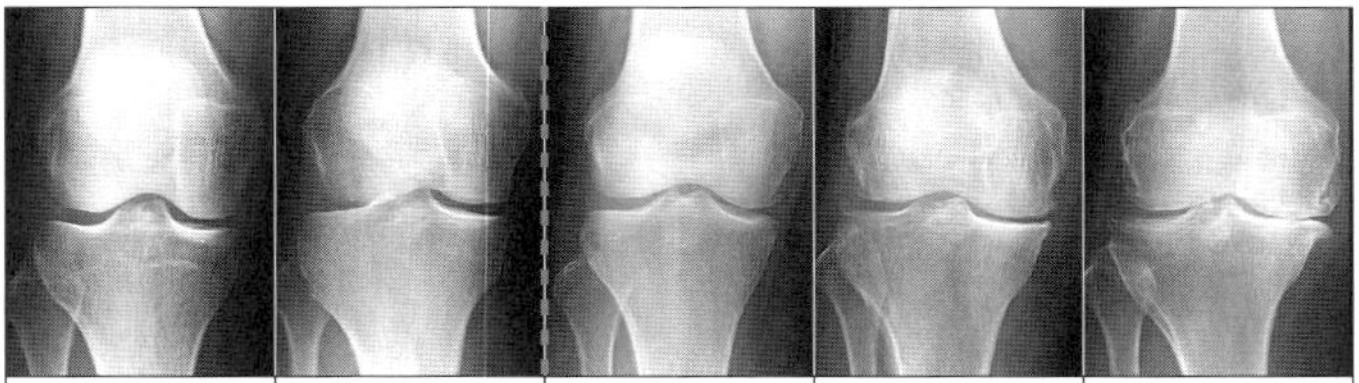

グレード0（正常）	グレード1	グレード2	グレード3	グレード4
関節裂隙狭小化	−	＋／−	＋	＋＋
骨棘	＋／−	＋	＋＋	＋＋＋
軟骨下骨硬化	−	−	−	＋＋
骨辺縁の変形	−	−	＋／−	＋

変形性膝関節症

（初期）　（中期）　（末期）

図2-2　K/L分類による変形性膝関節症の診断

グレード2以降が変形性膝関節症との診断になる。表中の「＋／−」は「＋ or −」を意味する。

うに評価（診断）するのかを説明する。

図2－2をみていただきたい。これが、現在最も一般的に用いられている、X線検査による変形性膝関節症の診断分類である。この分類は、我が国のみならず世界各国で広く用いられている分類法であり、その提唱者の名前から「ケルグレン・ローレンス（Kellgren-Lawrence）分類」という。両者の頭文字をとって「K／L分類」という名前で呼

ばれている。図に示した通り、このK／L分類は、「グレード0」を正常として「グレード1」から「グレード4」の四段階に重症度が分類されている。

この分類は、変形性関節症の病態の中でも、特に二つの病変に注目している。二つの病変とは、大腿骨と脛骨の間の隙間の幅が狭くなる「関節裂隙狭小化《かんせつれつげききょうしょうか》」と、大腿骨および脛骨の端にできる骨の変形である「骨棘《こつきょく》」である。

さてここで、変形性膝関節症という軟骨が摩耗する病気の評価に、その病気の本態である軟骨が映らないX線検査がなぜ用いられているのか、という話題に話を戻してみたいと思う。先に説明した通り、現在の変形性膝関節症の評価に最も一般的に用いられているK／L分類は、二つの病変を指標に病気の重症度を定義付けている。そのうちの一つである骨の端の変形した病変である骨棘は、成分が骨であるためX線検査を用いてそれが判定できる。一方で、関節裂隙狭小化については、骨と骨の隙間を評価するという方法を用いている。つまり、本来骨の先端に存在する軟骨の厚みを、直接的にその損傷程度を測定することができないので、そこに存在するはずの軟骨の厚みを反映していると思われる隙間を測定することで、「間接的に」評価するという方法を使って、軟骨の摩耗程度を極力正確に把握しているのである。

ちなみに、このK／L分類は、一九五〇年代に提唱された定義である。当時、変形性膝関節症という病気そのものの理解もまだ十分ではなかったが、それでもこの病気を評価する必要があったようである。そのためにはX線検査という方法を用いるしかなく、それを元にこのK／L分類が提唱されたものと思われる。

二一世紀に入りこれだけ科学技術とともに医学も発展し、すでに提唱から半世紀以上が経過してもなお、K／L分類がいまだ世界的な変形性膝関節症の重症度分類のスタンダードになっているということは、たとえ病気の本態である軟骨そのものを直接視覚的に捉えることができなくても、普遍性を持った定義付けになっているということであろう（コラム参照）。

さて、話を先に進めよう。K／L分類では、グレード1を変形性膝関節症とはせず、グレード2以上を変形性膝関節症と診断することになっている（図2－2参照）。これはK／L分類の提唱当時からのいわば「決まり」であり、現在の世界各地で行われている研究でも、このグレード2以上を呈した場合を変形性膝関節症と定義付けている。我が国では現在、X線検査を用いた大規模な研究成果から、変形性膝関節症の患者さんは二五〇〇万人にも達すると紹介したが、これもまさに、K／L分類でグレード2以上を変形性膝関節症と定義した場合に推定される数字なのである。

また、X線検査を用いた変形性膝関節症の重症度はグレード2からグレード4までの三段階に分けることができるが、これは先に紹介した変形性膝関節症の初期・中期・末期の症状とは、必ずしも一致しない。つまり、グレード4で、末期の変形性膝関節症を呈する患者さんであっても、すべての方が歩行時の痛みがとても強く、歩行障害によって外出を控えるほどに日常生活が制限されているとはいえない。あるいはグレード2で、初期の変形性膝関節症を呈する患者さんであっても、すべての方が痛みを伴うわけではないが、逆に歩行時の痛みがとても強く、さまざまな薬を使ってもなかなか痛みが解消せず、階段の上りや下りはとてもつらく、日常生活が著しく制限される、という場合もあるのである。

このように、患者さん一人ひとりのレベルで考えると、X線検査で評価した変形性膝関節症の重症度と、歩く時の痛みを中心とした症状の進行度とは必ずしも一致しない。ただし、これを数百から数千の患者さんを対象として検討し、X線検査によって評価した変形性膝関節症の重症度、初期と末期を比較すると、初期の患者さんの症状よりも末期の患者さんの症状が強くなり、活動性も低下し日常生活動作の制限も顕著になっていることもまた事実である。

もう一つ、X線検査を用いた変形性膝関節症の診断について、読者の皆さんが知っておいてよい情報を一つ記しておく。

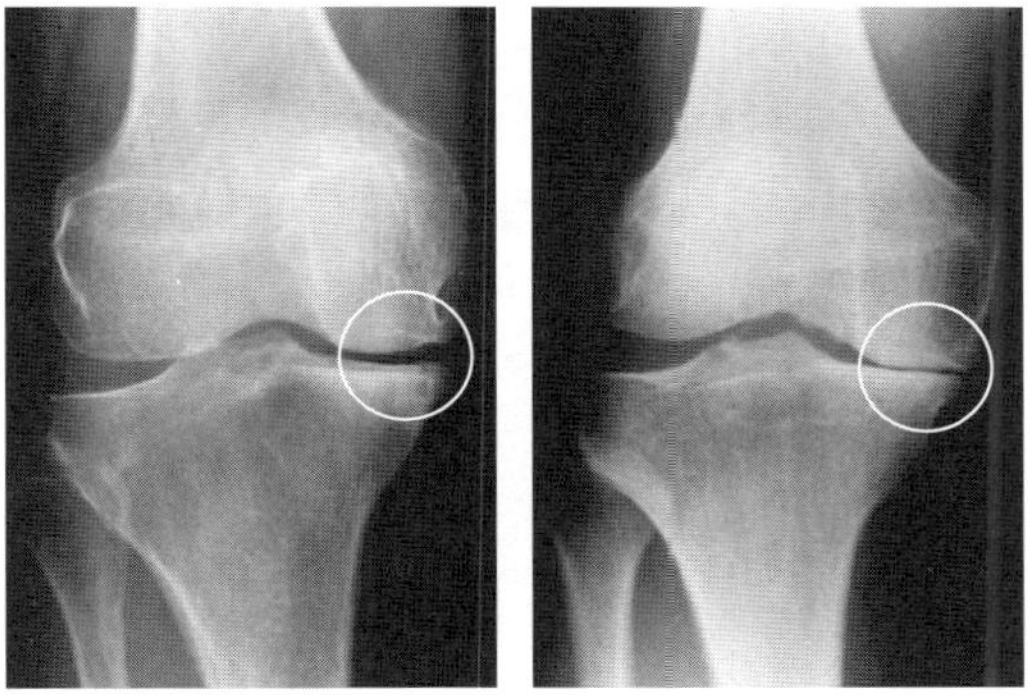

＜体重をかけないで撮影＞　＜体重をかけて撮影＞

図2-3　同じ日に撮った同一患者さんのX線像
膝の内側の隙間が異なっている（○印）。

先ほどこの変形性膝関節症という病気の本態である軟骨の摩耗そのものをX線検査では捉えることができないが、その代わりとして、大腿骨と脛骨という骨の先端にある軟骨の厚みを関節の隙間として捉えることで評価すると説明した。この時に重要なことがある。図2－3をみていただきたい。これは、同じ患者さんの右膝を同じ日に撮影したX線像である。しかし、左の写真と右の写真では、膝の内側の大腿骨と脛骨の隙間（関節裂隙）が違うことに気が付くと思う。この違いはなぜ起こるのであろうか。

　これは、X線検査を撮影する時の条件が違うことによる。左の写真は寝て撮影した場合、つまり膝には体重がかかっていない場合であり、右の写真は立って撮影した場合である。軟骨そのものをみることはできないため、間接的にその厚みを評価することで変形性膝関節症の程度を評価するといっても、これをより正確に評価するためには、体重を膝にかけた状態でX線検査を行うことが必要なのである。

ＭＲＩ検査

ここまで述べてきたように、患者さんが変形性膝関節症なのかどうかという診断の有無の判断や、初期から末期までどの程度の重症度の変形性膝関節症なのかの判断にも、X線検査を用いるのが現在でも一般的である。

前に述べたように、関節の変形程度の判断と、変形性膝関節症に伴う痛みを初めとした症状は、必ずしも一致しないものである。この変形性膝関節症という病気で困っている患者さんは、今の日本にたくさんいらっしゃるが、これに対して、よりよい治療法を開発することが求められている。そのためには、変形性膝関節症という病気そのものをよく理解すること、そしてどのようにして発症し、どのような人が進行する可能性が高いのかなどを、今まで以上に詳細に調べ、それを元に新たな対策や治療法につなげる必要がある。

日本は、世界でも指折りの高い平均寿命であり、一人ひとりが長く生きることができるようになっている。これに呼応するように、今まで想定されてきた以上に多くの変形性膝関節症の患者さんがいて、歩く際に痛みを感じていることがわかってきた。これは日本だけの問題ではなく、世界中、特にいわゆる先進国といわれる国々で、同様の問題を共有している。これに対して、特に二一世紀に入った頃から、多額の研究費をつぎ込んだ変形性膝関節症についての研究が世界各地で進められている。この研究の新たな流れの中に、従来のX線検査に加え、MRI、血液や尿を用いるバイオマーカー（注4）によって、変形性膝関節症という病気の病態、つまりどのように発症しどのように進行するのかを従来以上に詳細に検討する試みが行われている。

ＭＲＩ検査というと、読者のみなさんの中でもこの検査をすでに受けたことがある方もいるかと思う。しかし、その多くは膝のＭＲＩではなく、頭やお腹のＭＲＩ検査ではないだろうか。日本は、世界のさまざまな国の中で、ＭＲＩ検査が日常の医療のレベルに最も普及している国の一つである。したがって、脳腫瘍や脳梗塞そして脳出血の有無、内臓の病気の有無など、コンピューター断層撮影（ＣＴ）検査（注5）とともに、現在の日本の一般的な医療にもＭＲＩは広く取り入れられている。

場合によっては膝のＭＲＩ検査を行ったことがある読者の方もいらっしゃるかと思う。しかし、それはバスケットボールやバレーボール、あるいはスキー中の転倒など、怪我の際に膝のＭＲＩを行ったという場合ではないだろうか。変形性膝関節症に対してＭＲＩ検査を行うというのは、現在の日本の医療ではまだ一般的とまでは言えないというのが現状であろう。

では、ＭＲＩ検査を用いて変形性膝関節症を検討すると、どんなことがわかるのであろうか。百聞は一見に如かず、である。言葉だけでなく具体的にＭＲＩ検査で得ることができる画像をみながら説明しよう。

まず図２－４をみていただきたい。この方は五〇歳の女性で、歩く際には痛みはないが階段を下る際に痛みがあり、以前と同じように降りることができず、また右膝が左膝に比べて腫れているということで受診された。

上段の写真は、右膝の関節を立った状態で撮影したＸ線像である。Ｋ／Ｌ分類で評価するとグレード０、つまり変形性膝関節症ではないと診断される状態である。階段を下る際に痛みがあり、診察時の触診でも、膝の内側に痛みがあった。この痛みを認めた部分はこのＸ線写真でいうと丸で囲んだ部分となる。みるとわかるように、大腿骨と脛骨の隙間は、外側と比べても大きな違いがないくらいに十分にある。つまり、膝の内側の軟骨の厚みは、それほどすり減っていないと考えられる。

しかし、この方の痛みはなかなか軽減しなかったので、ＭＲＩ検査を行った。その画像が中段と下段である。まず中段をみていただきたい。丸で囲った部分の中央が、他の部分よりも白くなっていることがわかるかと思う。これは、軟骨が内側の中でも部分的にわず

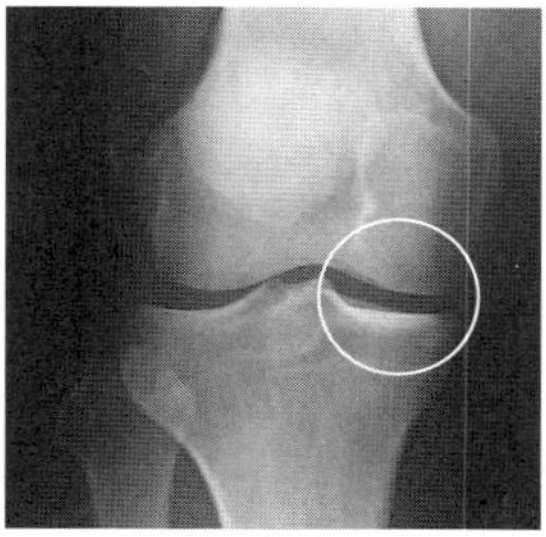

正面からみたところ。○印で囲んだ部分が痛みを訴えている膝の内側にあたる。しかしこの写真では特に異常はみられない。

＜Ｘ線像＞

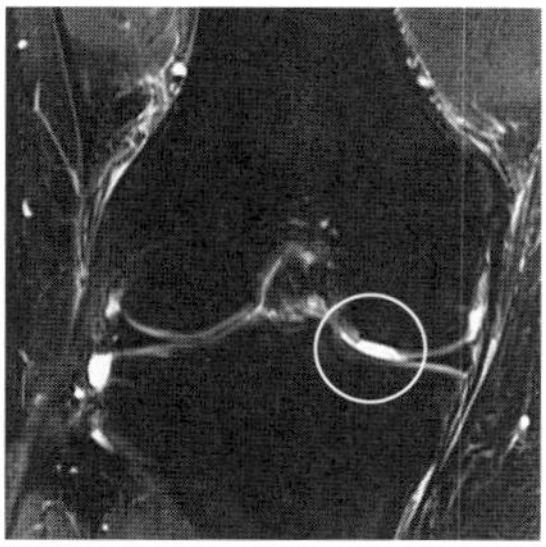

正面からみた断面図。同じ場所が白くみえ，軟骨がわずかに削れていることを示している(○印)。

＜MRI像＞

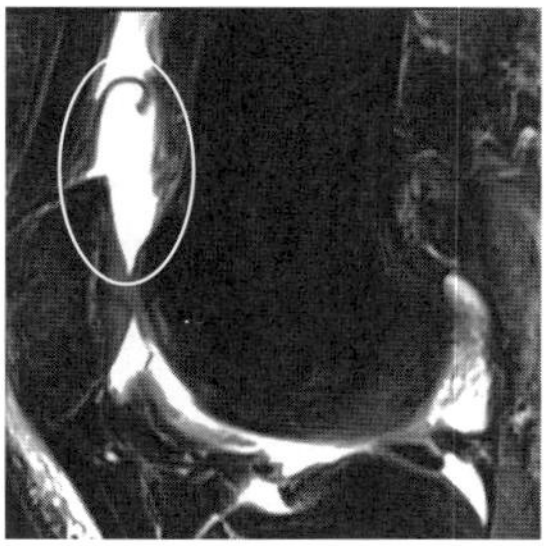

膝を横からみた断面図。左が前，右が後。○印で囲んだ部分は膝のお皿の骨（膝蓋骨）の上にあたり，膝に水が溜まっていることを示している。

＜MRI像＞

図2-4　同一患者さんのＸ線とMRIによる比較

かではあるが削れ、他の部分よりも薄くなっていることを示している。

そして下段をみていただきたい。これは同じMRI検査の画像で、向かって左が膝の前、右が膝の後である。膝の前側に丸で囲った白い部分があるが、これは膝に水が溜まっていることを示しており、膝に炎症、つまり滑膜炎があることを意味する。滑膜炎は軟骨が摩耗することによって発生することから、この患者さんでは、X線検査ではわからないほどの変化ではあるものの、確実に軟骨は摩耗しており、それによる滑膜炎で関節水腫が起こり、軟骨の摩耗部位に近い膝の内側に痛みがあるということがわかるのである。

一般的には、X線検査のK／L分類でグレード2以上を示した時に変形性膝関節症と診断されるのではあるが、この方のように、五〇歳頃から始まる膝の痛みの多くは、関節の軟骨が部分的にではあっても摩耗することによって発生していることが、近年の研究から明らかになっている。

現時点では、膝の痛みを感じた場合にすべてMRI検査を行うことを推奨するわけにはいかない。しかし、たとえX線検査で「変形性膝関節症ではない」、もしくは変形性膝関節症であっても「ごく初期だから少し様子をみていれば治る」と言われたのに痛みがなかなか改善しないという場合や、増悪するような時には、MRI検査によってより詳細に関

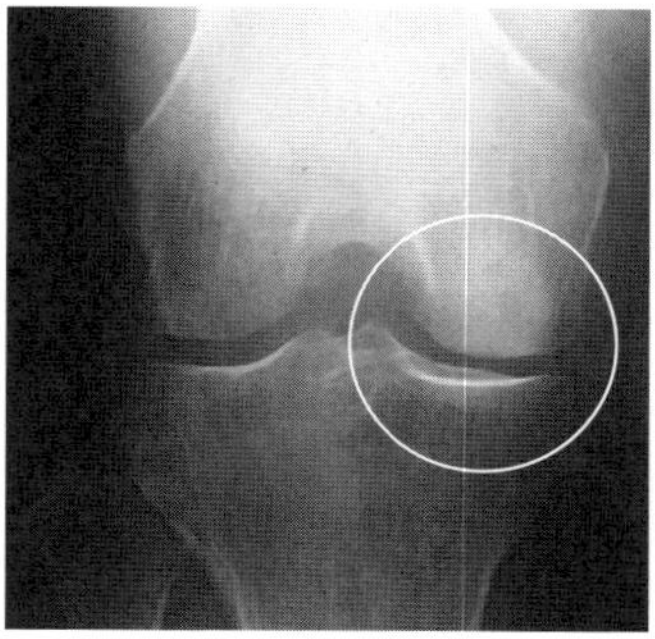

＜X線像＞
正面からみたところ。〇印で囲んだ部分が痛みを訴えている膝の内側にあたる。わずかに隙間が狭くなっているが，末期の状態にはみえない。

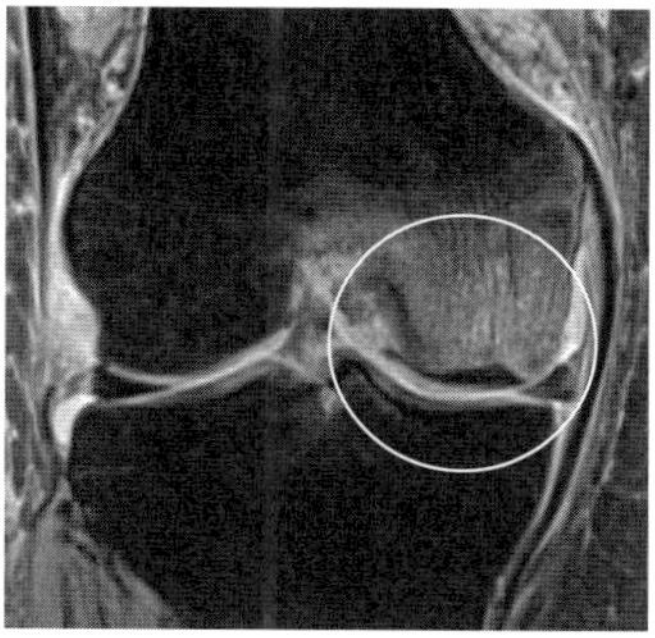

＜MRI像＞
正面からみた断面図。同じ場所が白くみえ，異常が広がっていることがわかる。

図2-5　軟骨下骨陥凹と骨髄異常陰影

節の評価が可能となることから価値があることと考える。

次に図２－５をみていただきたい。この方は七二歳の女性で、やはり右膝の内側に、歩く時や階段昇降時、特に下る際の膝の痛みのみならず、夜間の寝ている時にも痛みがあるという。診察の際の視診では、椅子から立ち上がる際に左足に重心をかけ、右足に体重をかけないようにして立ち上がっていた。そして歩く際も、右足を地面に着く際には細心の注意を払うようにして一歩前に足を踏み出していることがわかった。

触診では、右膝の内側の骨と骨の隙間を押すと痛みを訴えたが、それ以上に強い痛みを訴えたのは、その隙間よりもわずかに上の大腿骨を押した時であった。
X線像をみると、丸で囲った膝の内側の軟骨の厚みは、外側に比べ少し薄くなっているようにみえ、K／L分類はグレード2と判断できるので、変形性膝関節症の診断となる。しかし、十分に隙間は認められるため軟骨はまだ残っていると想像できる。特に寝ている時に膝の痛みがあるほどの、一般的に考えると末期の変形性膝関節症において認められるような状態とはとうてい思えない。

　このような場合、MRI検査が有効となることがある。右の図をみていただきたい。丸で囲った膝の内側の中央付近をみると、黒く映る大腿骨が一部凹んでいるのがわかるであろうか。そしてこの部分を中心に上に向かって白くなっている部分が大腿骨の中央から内側全体に認められる。あたかも、池に石を投げた際に、波紋が同心円状に広がっているかの如くである。専門用語では、この凹みの部分は「軟骨《なんこつ》下《か》骨陥凹《こつかんおう》」、その上の白い部分は「骨髄《こつずい》異《い》常《じょう》陰影《いんえい》」という名称で呼ばれており、いずれも世界各地で行われた研究から、変形性膝関節症の痛みや病気の進行と関連が強い病変であることが明らかとなっている。

　ちなみに、この患者さんは後に病気が明らかに進行し、歩く際の強い痛みによって日常生活動作が著しく制限され続けたこととから、半年後に手術を受けることとなった。

従来は、X線検査だけを使って変形性膝関節症を評価し、痛みを初めとした症状と病気の重症度は、必ずしも関連性が高くないと考えられてきた。しかし、近年の研究成果により、X線検査だけでは説明が難しい強い痛みや長引く痛みなど、変形性膝関節症によるものと思われる症状が持続する際には、MRI検査を行うことでより詳細な膝の関節の中の解析が可能となってきた。

そして、これまでは説明できなかった膝の痛みについて、MRI検査を用いることでより適切に、起きている原因を明らかにすることができ、その結果に基づいて適切な治療へと結びつくことができる可能性が出てきたといえる。

4　血液検査で変形性関節症はわかるのか
――バイオマーカー、客観的評価をするために

代謝に関わる情報

「バイオマーカー」という言葉を聞いて、読者のみなさんはなにを考えるであろうか。なにを指す言葉なのか全く見当もつかない方もいれば、この節のタイトルである「血液検

査で変形性関節症はわかるのか」から、なにか血液検査と関連があるのかもしれないと思われた方、あるいはもっと詳細によくその内容までご存知の方もおられよう。

我々は、例えば発熱しただけではすぐには医療機関を受診しないが、熱がなかなか下がらなかったり、のどや頭の痛みがひどくなったりした場合には、医療機関を受診するかもしれない。その場合に、医師による診察の際に、X線検査やCTそしてMRIなど画像検査を行うとともに、血液検査もしくは尿検査を同時に行うことがよくあると思う。また、健康診断などにおいても検査結果が返ってくると、そこにはみてもよくわからないような、さまざまな項目が書いてあり、中には血液検査や尿検査の項目もたくさん列挙されている。これらは一種の「バイオマーカー」という範疇に入ることになる。

変形性膝関節症で医療機関を受診したことがある読者の方がいたら、X線検査はほぼその全員が受けたものと思う。MRI検査のほうは、ごく一部の方が行ったかもしれない。これらの検査で変形性膝関節症としては説明がつかないなどの診察結果が出た場合には、血液検査や尿検査を行うこともある。それは例えば、関節リウマチの可能性を調べるためかもしれない。

しかし、変形性膝関節症と診断がついた後に、さらに血液検査や尿検査を行ったという方はいないものと思う。それはなぜか？　現時点では、健康保険を用いた診療の範囲内では、変形性膝関節症の診断や治療のために用いることができる検査はないためである。

ではなぜ、わざわざ「血液検査で変形性関節症はわかるのか」という項目を設けたのか。今まで、変形性膝関節症の診断には、X線検査を用いることが一般的であること、そして近年はMRI検査を用いることで、それまでわからなかった病気の原因などが少しずつではあるものの、わかるようになってきたことを説明してきた。これは、X線検査で検出できないことでも、MRI検査を使えば検出できる所見があるためである。

しかし同時に、MRI検査を用いても把握できない変形性膝関節症についての所見があることもまた、事実なのである。この説明ではなかなか十分には理解しにくいと思うので、他の病気を例にとりながらこの点についてもう少し説明を加えてみる。

図2-6をみていただきたい。このシリーズ・骨の話第三巻でも取り上げられているように、変形性膝関節症と同じく中高年以降の女性に多く認める病気として、骨粗鬆症がある。骨粗鬆症が問題となるのは、それまでつまずいた際に手をついただけで骨が折れるようなことはなかったのに、骨粗鬆症では骨折しやすい状態になることである。つまり、骨粗鬆症だからという理由だけでは必ずしも骨折するわけではないが、日常生活の中で骨折

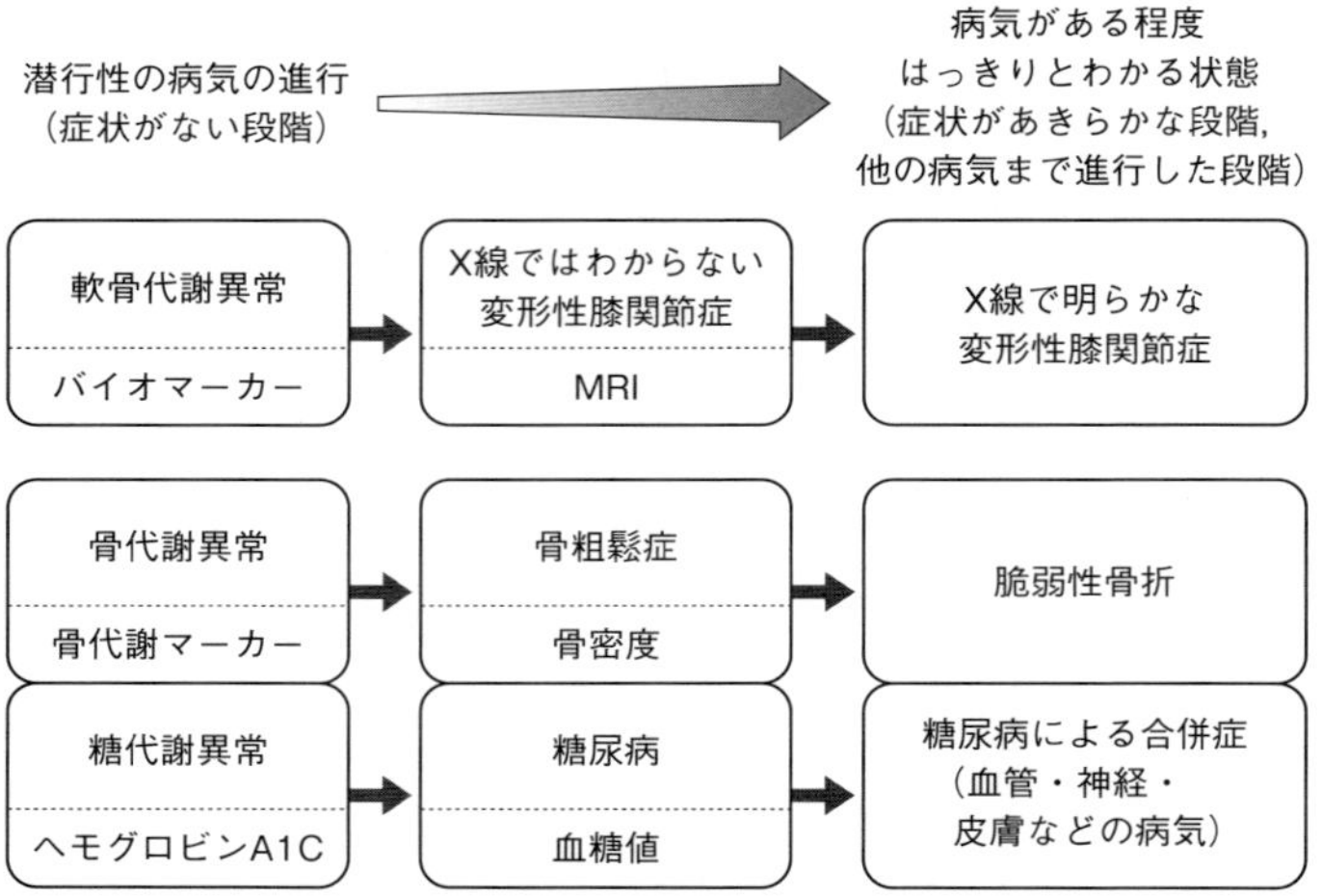

図2-6　病気の進行と測定するマーカーの関係

変形性膝関節症において，バイオマーカーはまだ症状がない段階の異常を測定する指標となりうる。

が起こる危険性（リスク）が高まることが問題となる。実際、骨粗鬆症の場合は、骨粗鬆症がない場合と比べ、明らかに骨折が起こりやすいことがわかっている。

この骨粗鬆症の定義の一つに、骨の量が低いことがある。これは骨密度を測定してわかる指標である。この骨密度の低下というのはいわば結果であって、それ以前に骨密度が低下する可能性が高いか否かを、骨密度測定だけで知ることはできない。

しかし、骨という生きた組織（これを医学的には「代謝」しているという）では、骨を作る過程（骨形成）と骨を壊す過程（骨吸収）が常に同時に起きている。それで血液検査や尿検査によるバイオマーカー（骨代謝マーカー）の測定を行うことで、骨吸収が亢進していると、将来的に骨密度が低下することがわかるのである。つまり、骨密度の低下を、バイオマーカーを使うことで予測できるのである。

これとは異なるバイオマーカーの使い方もある。健康診断の結果の中には、血糖値の他に、ヘモグロビンA１C（HbA1C）という項目があることが多い。糖尿病を患う方であれば、ヘモグロビンA１Cはお馴染みの検査項目であるかと思う。血糖値は、採血をしたその時間の血液中の糖の濃度を表わすのに対し、このヘモグロビンA１Cは、その時点ではなく、最近二か月間ほどの血糖値の平均的な状態を知る指標として用いられている。したがって、血液中の糖の濃度が高くなることによって引き起こされるさまざまな病気を未然に防ぐ段階においても、また発病した糖尿病を改善する治療の段階においても、これはたいへん有用な指標として普及している。

変形性膝関節症においても、ＭＲＩ検査を用いることで従来のＸ線検査に加えて多くの情報を得ることができるようになった。しかし、ＭＲＩ検査でもわからないことがあり、そこで変形性膝関節症の病気の本態である軟骨などの「代謝」に関わるバイオマーカーを用いることによって、より詳しく変形性膝関節症という病気の状態を把握できるようになってきているのである。しかし残念ながら、現時点ではあくまでも変形性膝関節症の研究に用いる段階であり、日々の診療で用いることはできない。

バイオマーカーの具体例

では、変形性膝関節症に関連するバイオマーカーを用いて、具体的にどういったことがわかるようになるのか。ここで、第一章で述べた、血中と尿中に検出される「コラーゲンの分解物」の話を思い出していただきたい。図1−13で示したグラフをより詳細にしたものが図2−7である。変形性膝関節症の痛みは軟骨が摩耗して滑膜炎を生じていることによるわけであるが、それについてコラーゲンの分解物を用いて説明しうるのか否かを検討した研究である。

研究対象は、X線検査で変形性膝関節症のグレード1あるいはグレード2と診断され、かつ膝に痛みがある人とない人が約半数ずつからなる集団である。この対象者から血液と尿を採取し、軟骨が摩耗した際に検出されるバイオマーカーの濃度を測定した。ここでは軟骨が摩耗した際に血液中（軟骨分解マーカーA）と尿中（軟骨分解マーカーB）にそれぞれ

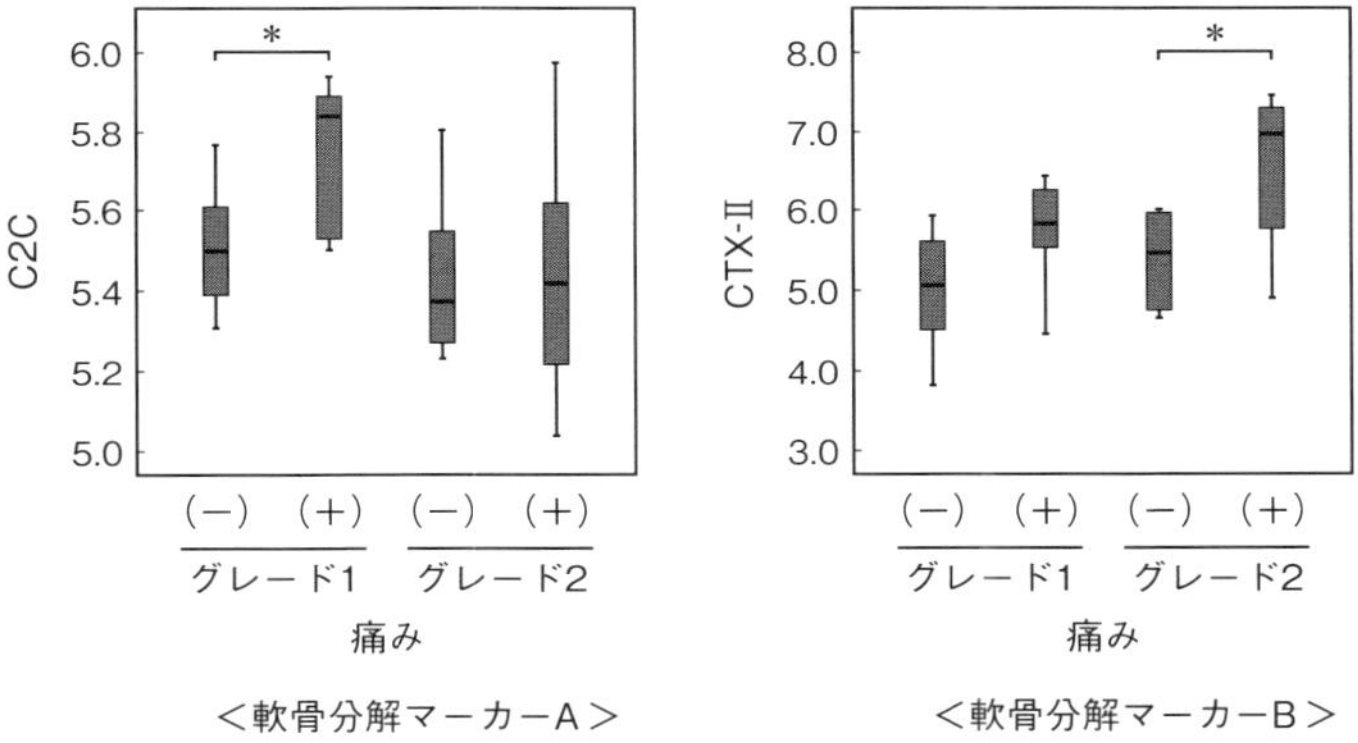

図2-7　痛みと軟骨分解マーカーとの関係をK/L分類別に検討した試験の結果

C2C：II型コラーゲンコラゲナーゼ分解ネオエピトープ，単位はsC2C log (pmol/ml)。CTX-II：II型コラーゲンC末端テロペプチド，単位はuCTX-II/Cr log (ng/μmol creatinine)。(＋) と (－) はそれぞれ「痛みあり群」「痛みなし群」を示す。

＊統計学的に明らかな差がある。

M. Ishijima *et al*., *Arthritis Res Ther* 13, R22, 2011より。

検出されるバイオマーカーの結果を示している。

図からわかる通り、軟骨分解マーカーAは、K／L分類でグレード1とされた人の中でも、痛みのある人のほうが痛みのない人に比べて高い値を示していた。また、軟骨分解マーカーBは、グレード2とされた人の中で、軟骨分解マーカーAと同様に、痛みのある人のほうが痛みのない人に比べて高い値を示していた。

この結果からは、第一章でも少し述べたように、二つの重要なことがわかる。一つは、変形性膝関節症の痛みがある状態は、痛みがない状態と比較して、軟骨の分解（摩耗）が進んでいることが示唆されるということである。そしてもう一つは、たとえ痛みがなくても、バイオマーカーの値はゼロではないということである。繰り返しになるが、軟骨も骨ほどのレベルではないにしても、合成と分解、つまり新陳代謝を繰り返していて、バイオマーカーを用いるとそれを実際に観察することができる。そして、ある一定レベルを超えるほどに軟骨の摩耗量が増えると、痛みを伴っているということが示唆されるのである。

このように、バイオマーカーはＸ線検査やＭＲＩ検査では理解することができない変形性膝関節症の病気の状態の把握に役に立つのである。もちろんバイオマーカーにも限界がある。例えば、血液や尿を用いるため、ここで示された変化が膝関節の変化のみを表わしているとは言い切れないという限界がある。つまり、反対側の膝関節や股関節、そして脊椎で起きている変化の影響も受ける可能性があるのである。このような限界に対しては、Ｘ線やＭＲＩなどとバイオマーカーを組み合わせることで、より正確な判断につながるものと考えられている。今後もより一層バイオマーカーを用いた研究が進んで、病気の仕組みの解明、さらには新たな治療法の開発にも役に立つことが期待されている。

❖コラム　半世紀以上経過してもなお残る分類の不思議

K／L分類は、イギリス、マンチェスター大学のケルグレン（Jonas Henrik Kellgren、図2－8）とローレンス（John Stewart Lawrence、図2－9）により一九五〇年代に提唱された。両氏は、ランカシャーの炭鉱夫を対象に変形性関節症の有病率や有症率を検討する疫学調査を行い、その結果をまとめ、X線を用いた手指や膝関節そして股関節などの変形性関節症に対する重症度分類についての共著論文を一九五〇年代に数多く残している。そして、その中の一つが、現在世界的に広く用いられているK／L分類の原著と考えられている。発表されて以降、世界各地でこの分類は用いられてきた。そして同時に、この分類法の不十分な点を指摘する論文も今までに多く報告されてきた。

本文でも説明した通り、このK／L分類は、軟骨の厚みを反映していると考えられる関節の隙間が狭くなること（関節裂隙狭小化）と、骨の辺縁にできる変形（骨棘）に注目して作られている。実際の変形性関節症のX線像をみると、この二つの病変以外にも認められる病変があり、また、K／L分類のどのグレードに該当するのかの判断が困難なケースが多く存在する。したがって、その不十分さの指摘とともに、新たな分類法も数多く提案さ

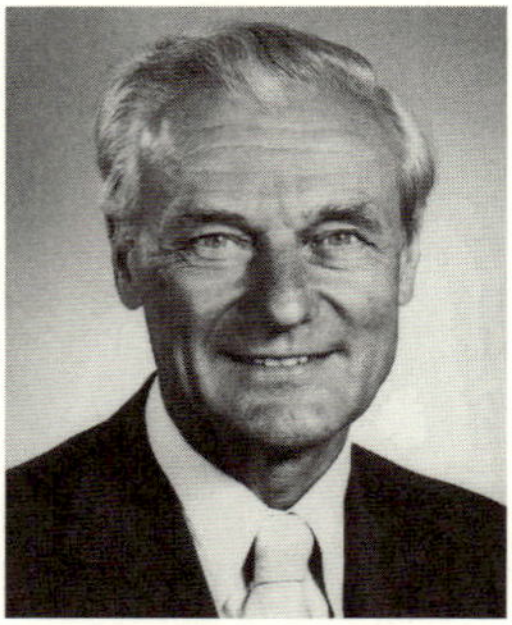

図2-8　J. H. ケルグレン
（1911〜2002）

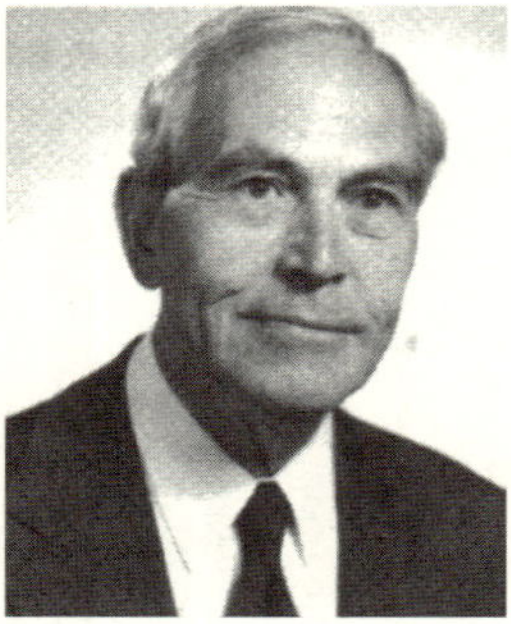

図2-9　J. S. ローレンス
（1908〜1996）

れてきた。しかし、ＭＲＩ検査を用いて大規模な変形性関節症の解析が行われてきた二一世紀になってからは、逆にＫ／Ｌ分類にとって代わる分類法を提唱するような試みはあまりみられなくなっている。それは、少なくともＭＲＩ検査を用いた研究の成果が出てきてからも、Ｋ／Ｌ分類では不都合が生じて変更せざるをえないといった状況には陥っていないということを意味しているといえよう。

　現代社会においては、ありとあらゆることがらの進歩や進化のスピードが増していることを実感している読者の方は多いのではないだろうか。例えば固定電話の時代から携帯電話の時代となり、今では電車に乗れば多くの人がスマートフォンを使ってその場にいない誰かと通信技術を使ってつながっている。そしてそれが普通になっている。これはいわゆるスタンダード（基準）といわれるものが時代の変化とともに変わっていくことを象徴している。

医学や医療の世界でもその傾向は全く同じである。しかし今から六〇年以上も前に提唱された分類が、いまだにスタンダードとして用いられていることは、他の病気の分類を見渡しても、そう多くはないことである。その理由は明らかではないし、それを明らかにすることは困難であるかもしれない。しかし、六〇年を経過してもなお、世界中でこれだけ長く使用されるという事実の裏には、なんらかの理由があるのではないかと思えてならない。

❖コラム　半月板と変形性膝関節症の関係

この章では、変形性膝関節症においてＸ線検査に加えＭＲＩ検査を行うことで、場合によっては今まで明らかにできなかった病気の原因を明らかにできる可能性が出てきたことを説明した。ＭＲＩ検査では、単に軟骨が摩耗するというだけではなく、Ｘ線検査では検

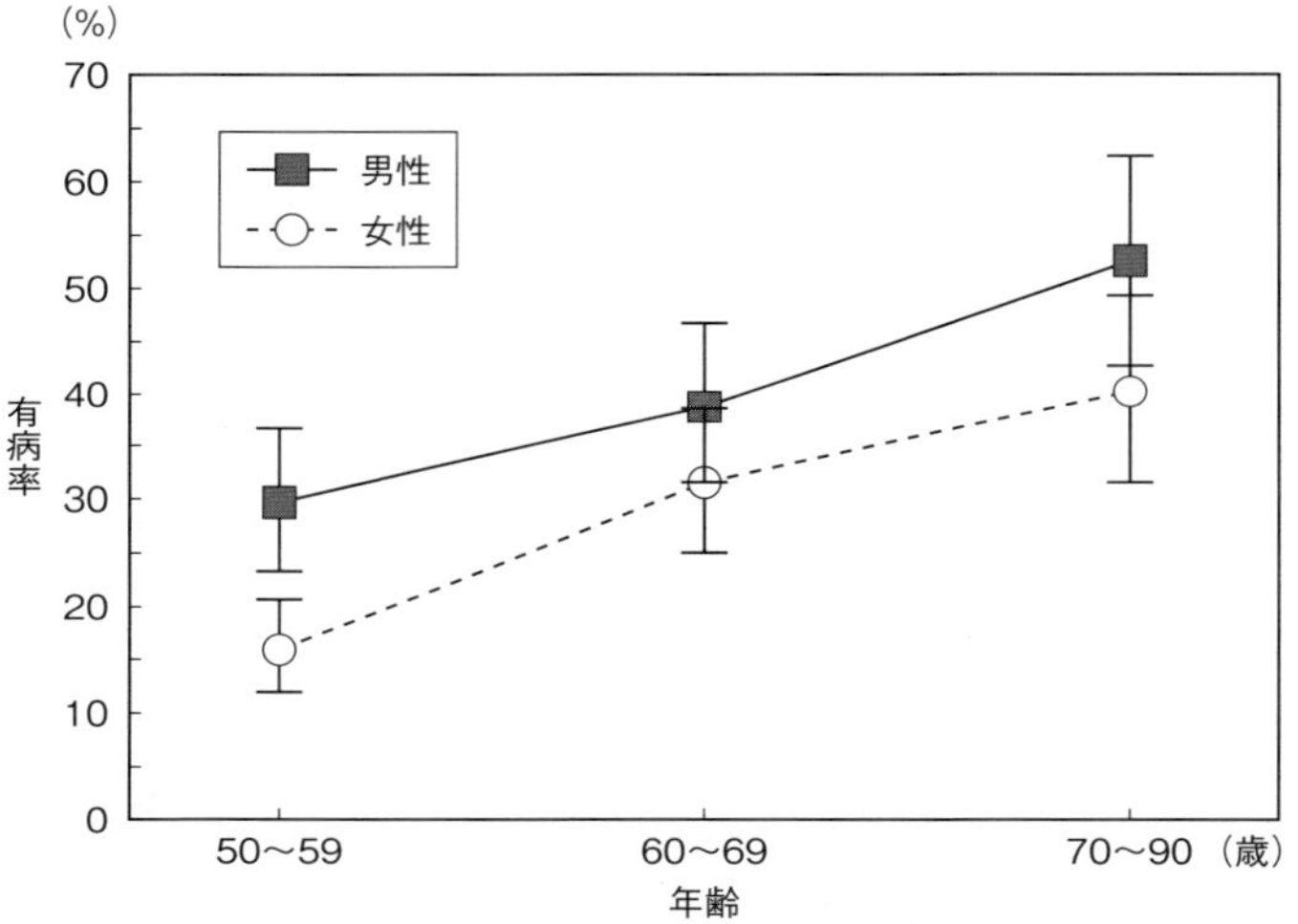

図2-10　半月板損傷と年齢の関係

50歳以上の男女の一般住民を対象としたもの。
M. Englund *et al.*, *N Engl J Med* 359, 1108-1115, 2008より改変引用。

出することができない、軟骨直下にある骨（軟骨下骨）の変化も、痛みと関連することがあることもわかってきた。

ＭＲＩ検査には、Ｘ線検査では検出することができないもう一つの組織がある。それは半月板である。ここで、半月板の異常と変形性膝関節症の関係について、近年明らかになった新たな事実を紹介したい。

アメリカにおいて九〇〇名を超える五〇歳以上の一般住民を対象とした調査において、Ｘ線検査とともにＭＲＩ検査を行った。そし

	膝の痛み（%）	
	あり	なし
X線検査による変形性膝関節症あり		
半月板損傷あり	63	60
半月板損傷なし	37	40
X線検査による変形性膝関節症なし		
半月板損傷あり	32	23
半月板損傷なし	68	77

図2-11　X線検査と半月板損傷，膝の痛みの関係

「X線検査による変形性膝関節症の有無」および「MRI検査による半月板損傷の有無」によって患者さんの膝の痛みの有無を分類，比較した。半月板損傷について，膝の痛みの有無による差はみられない。

M. Englund *et al*., *N Engl J Med* 359, 1108-1115, 2008より改変引用。

て現在膝の痛みを認めるか否かも同時に調査した。すると、ＭＲＩ検査で半月板に損傷を認める人の割合は、男女ともに年齢が上がるにつれて上昇した（図２－10）。そして、膝の痛みがある群の半月板損傷を認めた割合と、膝の痛みがない群の半月板損傷を認めた割合は、Ｘ線検査による変形性膝関節症の有無によらず、差はなかったのである（図２－11）。つまり、ＭＲＩ検査で検出できる半月板の損傷は、年齢を重ねるとともに頻度が上がるのであり、それは変形性膝関節症の有無に影響されないこと、さらに膝の痛みの有無とも関連がないことを示している。

ＭＲＩ検査の普及により、痛みを伴わず短時間に、しかも被曝することなく、より詳し

く身体のさまざまな変化を詳細に捉えることができるようになってきた。それ自体は素晴らしいことであり、喜ばしいことである。しかし、ここに紹介した研究が明らかにしたように、検出される身体の変化がすべて痛みなどの症状を反映していないこともある。したがって、科学技術や医療技術の向上とともに、それがもたらす意味を十分に検証することもまた同様に重要なのである。

第二章 注

注1　X線による診断……X線（放射線の一種）を目的の物質に照射し、透過したX線を検出器で可視化することで、内部の様子を知る画像検査法である。最も一般的なX線撮影では、X線照射装置とフィルムの間に身体を置き、焼き付けて画像化する。X線は感光板を黒く変色させるため、身体がX線を通過させた部分では黒く写り、身体がX線を阻止した場合には、その部分が白く写る。X線の透過度が高い組織としては筋肉、軟骨、皮膚、肺がある。逆に透過度が低い組織としては、骨が代表的である。

従来は、感光剤を塗りつけたフィルムに焼き付けていたが、近年これに代わり、イメージングプレートやフラットパネルディテクターを使いデジタル化がされつつある。

軟骨の病変の検出力には乏しいが、変形性膝関節症の診断においてはこのX線を用いることが主流である。つまり、軟骨の質的な変化の検出能力は乏しく、摩耗して軟骨の厚みが明らかに減少した状態から変形性膝関節症を捉えるという従来の方法が踏襲されているということになる。近年、ＭＲＩ検査を中心に、変形性膝関節症の早期の変化を捉える試みが世界的に盛んになってきているが、痛みを中心に実際の医療現場では、このX線検査を用いた変形性膝関節症の診断は、今後も当面残っていくものと思われる。

注２　大腿骨内顆骨壊死症……大腿骨の「内顆」とは、膝関節を成す部分の内側、骨が丸く盛り上がった部分のことをいう。反対側の股関節を構成する骨頭の壊死も「大腿骨頭壊死」として有名であるが、こちらは第五巻を参照されたい。

注３　ＭＲＩ検査……ＭＲＩとはMagnetic Resonance Imagingの略語であり、日本語では「磁気共鳴画像診断装置」という。X線検査やＣＴ検査のようにX線を使うことなく、その代わりに強力な磁石でできた筒の中に入り、磁気の力を利用して身体の臓器や血管を撮影する検査である。

具体的には、体内の水素原子が持つ弱い磁気を、強力な磁場でゆさぶり、その原子の状態を画像にしている。体内のさまざまな病巣を発見することが可能である。特に、脳や卵巣、前立腺等の下腹部、脊椎、四肢などの病巣に関しては、圧倒的な検査能力を持っている。

欧米では、二一世紀に入り、変形性関節症の診断や病態の理解にもこのＭＲＩ検査が用いられるようになっている。日本では、それに遅れをとりながらも、現在、変形性膝関節症についての研究が進められている。ＭＲＩは、欧米では保険制度の問題もあり撮影のコストが高く、日常臨床でこれを用いる機会が限定されるのに対し、日本では稼働しているＭＲＩの数が諸外国に比べ多く、日常臨床でもこれを用いることが比較的容易であるため、今後ＭＲＩを用いた新たな知見が日本から多く発信されることが期待されている。


注4　バイオマーカー……身体の中で起きている変化を、身体の外から把握するため、生体情報を数値化・定量化した指標のことをいう。身体の正常な過程のみならず、病気の過程、また治療に対する反応も客観的に測定して評価することにも用いられる。

　また病気の状態や変化、そして病気が治癒する過程を把握することができるバイオマーカーは、新しい治療法、特に新薬の臨床試験（いわゆる治験）の有効性を把握するための指標となる。たとえば、血糖値やコレステロール値などは、生活習慣病の指標として代表的なバイオマーカーである。その意味では、尿や血液中に含まれる生体由来の物質だけでなく、心電図、血圧、画像診断、骨密度なども、バイオマーカーに含まれる。

　さらに、病気にかかった後の治療効果の測定だけでなく、病気を未然に防ぐための日常的な指標として、そして副作用を少なくする有効な治療法を選択する、いわゆる個別化医療への応用が期待されている。

注5　コンピューター断層撮影（CT）検査……CTはComputed Tomographyの略語。X線を利用して身体の内部を画像化する検査であり、画像処理を行うことにより身体の細かな情報を得ることができるため、通常のX線検査よりも検出力が高い画像検査が可能となる。
　CT検査は、心臓、大動脈、気管支・肺などの胸部、そして肝臓、腎臓などの腹部の病変に関して、特に優れた描出能力を持つことが知られている。運動器に関しては、X線を用いるため、骨の病変については優れた描出能力を持つ反面、軟骨や靭帯そして半月板の病変の描出はできない。したがって、変形性膝関節症の診断や治療には、従来活躍の場はなかった。しかし、近年は変形性膝関節症においても骨、特に軟骨の直下にある軟骨下骨の変化が病態と関連する可能性が示唆されており、今後より詳細な検討が進むことで、CT検査も変形性膝関節症の診療で有効な手段となる可能性は残されている。

第三章　関節による違い

1　全身のあらゆる関節が変形する——膝関節とその他の関節

膝関節の特殊な構造

第一章、第二章で、膝関節を中心に変形性関節症とはどういうものかについての概略を知っていただいた。変形性関節症は膝関節だけに発症する疾患ではない。しかし膝関節は特にこの病気が起こりやすい関節で、いったん膝関節に変形性関節症が発症すると、日常生活における影響力も甚大なため、膝関節が特に重要な関節であることは間違いない。

膝関節は下肢の中心にある関節というだけでなく、担っている機能が非常に多い。すなわち、体重がかかる（荷重）下肢の中心の関節であるだけでなく、下肢を曲げること、移動の開始と停止、方向転換など、静止している時も動いている時も、常に膝関節は大きな役割を担っている。特に移動においての役割は大きく、人間が「動物」である根幹の役割を担っているし、また種としての「ヒト」の特徴である二足歩行を可能たらしめている最も重要な関節と言っていい。

また、解剖学的にもその構造は特殊で、まずはヒトにおける最大の関節であるし、二つの球の組み合わせ構造からなる大腿骨と、ほぼ平面の構造を持つ脛骨からなる（図1－1参照）。膝関節の解剖学的特徴については第一章でも簡単に述べたが、再度他の関節との比較を含めて詳細に述べることにしよう。

通常、「関節」というと股関節のような球関節か、指の関節のような半球の関節のイメージがあるかもしれないが、膝関節は球と平面でなす関節という非常に変わった関節である。球と平面が組み合わされば、点で接してしまうことになるので（二つの球なので二点であるが）、その部分の軟骨にかかる負荷は途方もない。そのままでは、あっという間に変形性関節症になってしまうであろう。

ところが生物とはよくできているもので、この二つの骨（表面は関節軟骨）が点で接することがないように、間に半月板という特殊な線維軟骨をはさんで、その荷重分布を分散させ、軟骨の摩耗を防いで、適切なクッション機能を持たせている。この半月構造は、他に肩鎖関節などにもみられるが、荷重分散などの力学的に重要な役割を担う半月板を持つ関節は膝関節だけである。

さらに、よく動く（可動域が大きい）ことと安定性を両立させるために、膝関節は四つの主要な靭帯構造を持つ。すなわち、前十字靭帯《ぜんじゅうじじんたい》、後十字靭帯《こうじゅうじじんたい》、内側側副靭帯《ないそくそくふくじんたい》、外側側《がいそくそく》副靭帯《ふくじんたい》である。おおざっぱにいって、前十字靭帯は脛骨が前方にずれないための機能を持ち、後十字靭帯は逆に脛骨が後方にずれないためにある。内側側副靭帯は脛骨が外側に屈曲（外反《がいはん》という）しないために重要で、外側側副靭帯は内側に屈曲（内反《ないはん》という）しないためにある。二つの骨の間の動きを考えると、転位、回旋や屈曲などさまざまな動きを生じるうるため、それぞれの靭帯が機能を分担してスムースな安定性を与えている。可動性と安定性という相反する機能を、同時に成立させるために最も重要な役割を果たしているのが、この四つの靭帯である。

他にも膝関節は、下肢機能で最も重要な役割を担う筋である大腿四頭筋を効率よく使うために、膝蓋骨という腱内骨（種子骨）を持ち、膝蓋骨と大腿骨の間にも関節を形成する。日本人ではやや頻度は少ないが、膝痛の一つの原因に、この大腿膝蓋間関節の変形性関節症がある。この関節には体重は直接かからないが、大腿四頭筋という強大な力を生み出す筋によって膝蓋骨は強く大腿骨に押し付けられるため、軟骨の変性をきたすことがあるのである。また膝関節は、大腿四頭筋を初めとするいくつもの筋が、関節を効率よく動かすために働き、荷重分担を担っており、それに加えて靭帯と協調して安定性をも担っている。疼痛の緩和および変形の進行予防に、筋力訓練が重要であるという事実が、その重要性を明確に示している。

このような骨の形、半月板、靭帯、筋腱がいくつも組み合わさって膝の解剖学的構造をなしており、そしてそれが膝関節に必要とされる六軸の動き（注1）を可能にしている。膝関節は、屈曲《くっきょく》しながら回旋《かいせん》するという難しい動きを必要とする関節で、そのために大腿骨の二つの球は半径が大小異なり、また靭帯も単純に上下（大腿骨と脛骨）をまっすぐにつないでおらず、やや斜めに走行している。大腿四頭筋や屈筋群であるハムストリングスも単純に骨の真ん中には付着しておらず、大腿四頭筋は脛骨のやや外側に、ハムストリングスは内外に分かれて脛骨に付着している。このような構造によって複雑な動きが可能になっていることから、逆に、いずれかの構造物が損傷を受けたり機能不全に陥ったりすると、関節軟骨に負荷がかかることとなり、変形性関節症をきたしやすくなるのである。

特に半月板機能は関節軟骨の保護にとってきわめて重要で、変形性関節症の予防と進行抑制の観点からすると、半月板をいかに守るかが最大のポイントといってもいいであろう。さらに元々不安定な骨構造の膝関節にとって、関節の安定性のための靭帯もきわめて重要で、いったん主要な靭帯が損傷してしまうと、それを手術によって再建しても、将来的な変形性関節症の発生率は手術をしない場合と同様、高まってしまうとする報告もあるほど

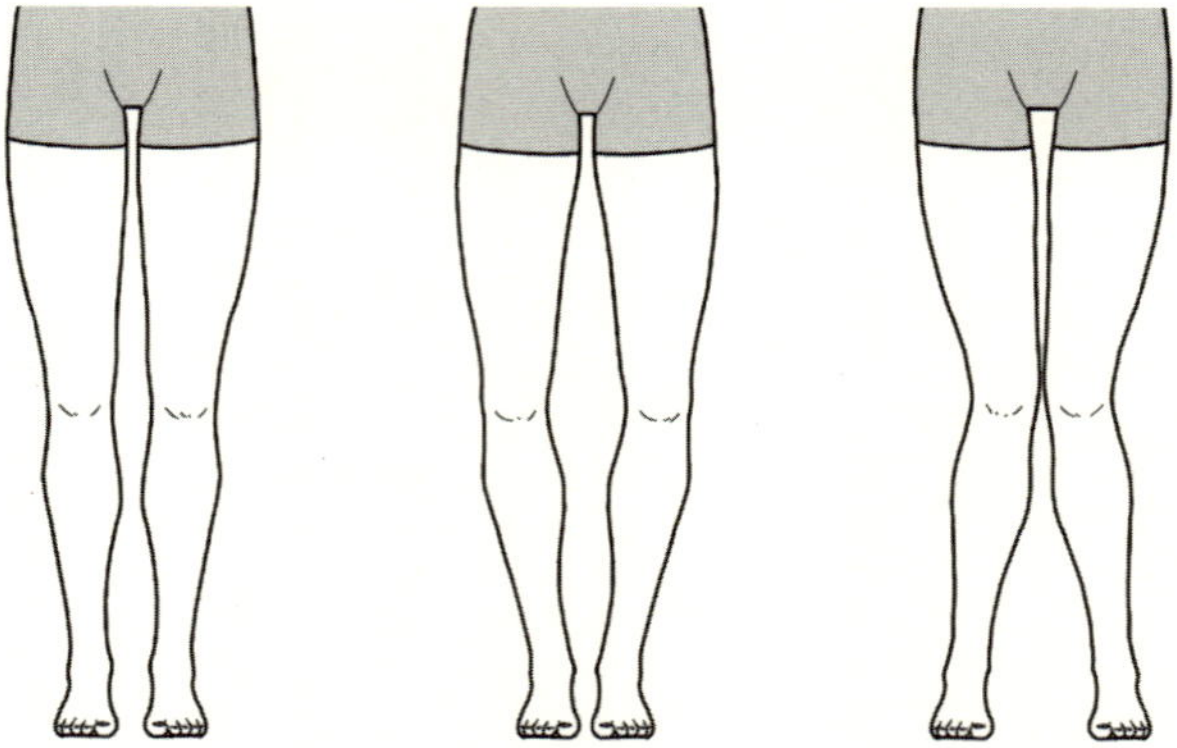

図3-1　膝のアライメント

膝のアライメントは，おおまかには正常，O脚，X脚に分かれる。しかし骨の回旋や彎曲の度合いに応じて，さらに細かく分けることもできる。

である。

また膝関節において重要な点として、「アライメント」（注2）と呼ばれる要素がある（図3－1）。第一章にあるように、膝関節は変形するとO脚になる方がほとんど（日本人で九割程度）であるが、元々O脚である方は変形性膝関節症を起こしやすい。ここで一つ、あなたも持っているかもしれない誤解を解いておくことにしよう。もしかして膝はまっすぐになっているのが正常と思わるかもしれないが、成長の終了時には、通常軽度のX脚になっているのが正常である。すなわち、本当に「まっすぐ」な膝の方は、正常ではなく「O脚」であることになる。生まれた時は、ややO脚である膝関節が、徐々にX脚の方向に骨の成長が進んで一時的に強いX脚になった後、成長期の終了時には軽いX脚になるのが平均的な変化である。しかし成長が終了した時点でO脚（ないしまっすぐ）になっていれば、それは膝の内側に負荷がよりかかりやすくなっていることを意味し、将来的な変形性膝関節症発症の危険因子となるのである。

細かいことを言えば、O脚といっても、その原因として、大腿骨や脛骨の骨の形に少し違いがあってO脚になっていることもあるし、半月板などの構造に要因があることもありえる。また大腿骨と脛骨の関係だけみれば正常、O脚、X脚の三タイプだが、大腿骨や脛骨が彎曲していたり、回旋していたりして、その変形は一様ではない。いずれにせよ、元々膝関節は内側に力がかかりやすい力学的構造を持つが、さらに内側に荷重がかかりやすい構造になっていれば、内側の軟骨が早くだめになってしまうのである。その他にも、股関節や足関節の形の異常のために、膝関節が代償性にO脚やX脚になっていることもありえる。股関節が変形している方は、X脚型の変形性関節症が多い。

滑膜と脂肪

力学的な意義はほとんどないが生物学的にきわめて重要な構造として滑膜がある。関節包の内張りの構造物であるが、関節液を生成するというきわめて重要な役割を持ち、膝関節には滑膜も豊富に存在する。逆にこの滑膜に炎症が起こると、関節液の性状が変わったり、炎症性サイトカインやマトリックス分解酵素が関節液中に放出されたりして、関節の変性増長につながる（図5－1参照）。いわゆる「炎症性変形性関節症」である。

最近では、関節内の脂肪組織も、関節内の機能維持にとって重要とする仮説が提唱されつつあり、逆に脂肪組織から生成されるサイトカインなどが関節を変性させる主要原因の一つにもなっていると考えられつつある。「脂肪性変形性関節症」である。「メタボリック変形性関節症」といってもいいかもしれない。関節内にたくさんの脂肪組織を持つことが、膝関節に変形性関節症が起こりやすくなっている一つの理由かもしれない。

一方、滑膜も脂肪も、膝関節だけにある構造物ではない。どの関節にも、その多少の差はあれ、存在する。したがって、他の関節にも、これらの組織が重要な因子になる変形性関節症が起こりうることになる。すなわち、「炎症性変形性関節症」「メタボリック変形性関節症」は、身体中のいずれの関節にも変形、変性をきたしうるのである。これらが発症の主要原因になっている場合、同時、あるいは時期をずらして膝関節以外にも変形性関節症を発症することがよくあると考えられる。

たとえば変形性膝関節症のリスク因子としてよく知られている肥満は、ＢＭＩ（注３）の多少だけでなく、脂肪の量に強く関連することが報告されており、それは「脂肪」そのものが変形性関節症の誘因になることを示している。すなわちよく言われる「減量」は、体重を軽くして関節に対する負担を減らす、というだけでなく、脂肪の量を減らすことが重要であることになる。逆に言えば、もし筋量が増えて体重が重くなることがあっても、脂肪さえ減らすことができれば、運動の効果は得られることになる。身体の脂肪量は、荷重とほぼ無関係な手指の変形性関節症のリスク因子であることも知られており、この仮説を支持するものであると言えよう。もしかして、関節局所の脂肪だけでなく、全身の脂肪から発現される因子が、血流を通じて全身の関節に影響を与えているのかもしれない。

さらに、ヒトの身体においてそれぞれの関節が別々の機能を担っており、その機能に応じた負荷がかかって変形性関節症を引き起こす。後述するように、荷重という意味では股関節の役割はきわめて大きく、座っていても股関節にはかなりの荷重がかかっていることが知られているし、身体の中心により近いことから、股関節は関節の王様と言っていい重要な役割を持っている。

また足関節は、最も地面に近いところに存在する大関節であるのに、その表面面積は股関節や膝関節とは比べ物にならないくらい小さく、それは単位面積あたりの荷重が大きいことを意味する。地面と接していることから外傷を受けやすく、膝を捻挫したことがない方でも、足首を捻挫したことがない方はあまりおられないであろう。普通に街を歩いているだけでも、いや、家の中を歩いているだけでも足首を捻挫することは別に珍しくない。このような外傷の危険にいつもさらされているために、外傷由来の変形性関節症が多い関節である（序章で挙げた例をご覧いただきたい）。

上肢の関節も、身体を支えて立ち上がる時など以外には荷重はそれほどかからないかもしれないが、それぞれ重要な役割があり、それに応じて変形性関節症になりうる。身体中の関節が、それぞれの「事情」に応じて変形性関節症になる要因をかかえているのである。

遺伝性要因、精神的要因

そしてこれらのことをすべて合わせると、変形性関節症には「遺伝性」がありそうだとは容易に想定されるであろう。たとえば膝痛の遺伝率は四四パーセント、X線でみた変形性膝関節症の遺伝率は六一パーセントなどとする報告がある。これまでも大規模な遺伝因子の解析が多く行われており、多くの遺伝子が変形性関節症の発症に関係しているとして報告されている。

その候補遺伝子は非常に多く、骨芽細胞の分化に関わるもの、骨格の発生と成長に関わるもの、軟骨細胞の分化に関わるもの、関節液に豊富に含まれるヒアルロン酸やプロテオグリカン等のタンパク質に関わるもの、もっと根本的な細胞の増殖や分化に関わるもの、細胞の死に関わるものなど枚挙にいとまがない（図3－2）。しかし、いずれもそれだけで病気を起こさせるほどの大きな影響はなく、「わずかに発症のリスクを上昇させる」程度である。逆に言うと、変形性関節症は数限りない要素、因子が複雑にからみあって成り立つ病気であるということである。

その他にも、X線で変形があっても痛くない、あるいは受診するほどではない方が相当数おられ、それは痛みの起こり方、伝わり方、感じ方に大きな違いがあることが一つの原因と考えられている。疼痛が脳に伝わるまでの神経経路、伝達機構に個人差があるし、またこの点は精神的ストレス、情動などにも大きな影響を受けることが知られている。このような神経学的あるいは精神医学的な側面は、近年非常に注目されており、相次いで発売

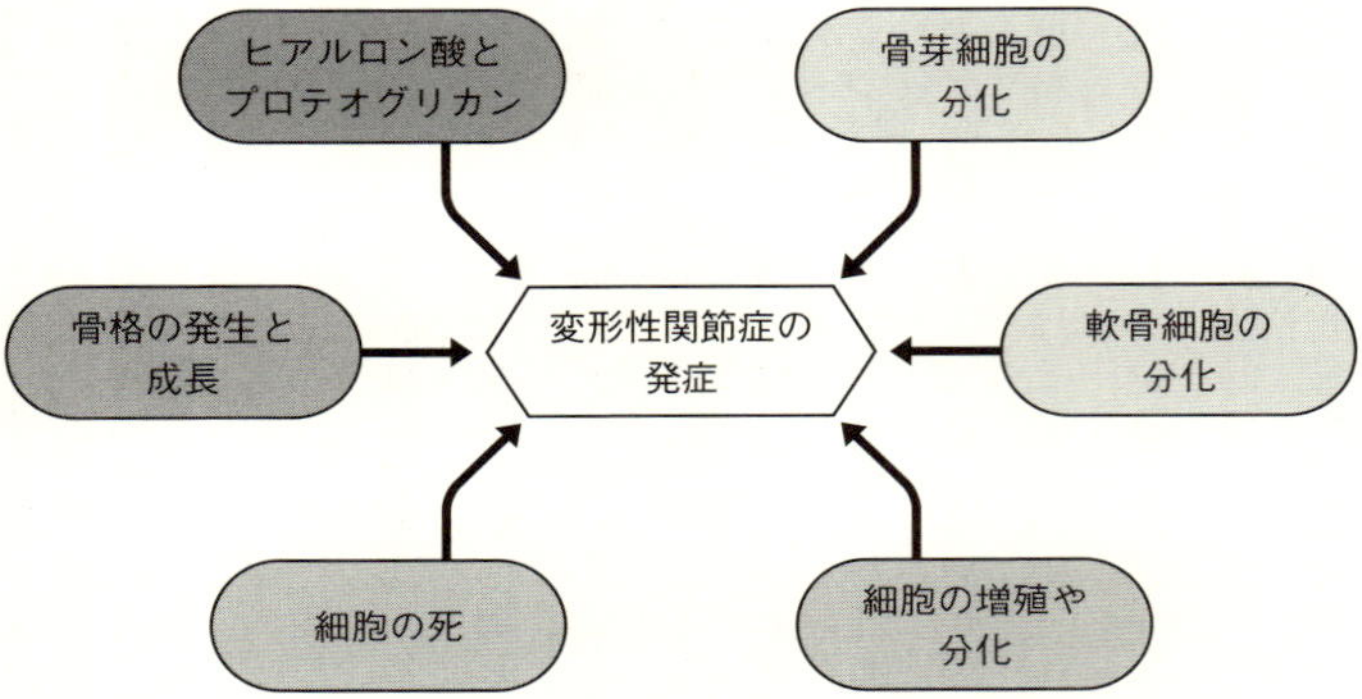

図3-2　変形性関節症に関連する候補遺伝子の例
非常に多くの遺伝子変異が変形性関節症に関与すると報告されている。
L. N. Raynard *et al.*, *Nat Rev Rheumatol*, 2013より改変引用。

されている各種鎮痛薬の進歩がその関心を裏付けている。神経ないし精神的要因だけで変形性関節症を起こすことはないとしても、「症状」の発現の有無、その軽重にはきわめて重要な役割を担っていると考えて間違いないであろう。

このように変形性関節症は、性差、年齢だけでなく、力学的要因、アライメント、外傷歴、遺伝的要因、炎症、肥満と脂肪量（メタボリックシンドローム）、喫煙などの生活習慣、神経精神状態など、さまざまな要素が組み合わさって起こる疾患である。したがって、膝ほど頻繁に起こることはないかもしれないが、変形性関節症は膝以外の身体中のあらゆる関節にみられるのである。そしていったん発症すると、いずれの関節も、その関節の機能に応じて疼痛をもたらし、また日常生活の支障を生じる。

それでは、それぞれの関節の変形性関節症は、どれくらいの頻度で起こっているのであろうか。実際に、全身の変形性関節症の頻度を正確に調べた大規模研究は存在しない。したがって、正確には「わからない」ということになる。一方、ある程度信頼のおけるデータでは、実際の頻度で最も多いのは、手指のいわゆる第一関節、すなわち遠位指節間関節である。また、どの関節の変形とどの関節の変形が合併しやすいかなどということもあまりわかっていないが、信頼できるデータでは、手指の関節に変形性関節症があると、膝関節にも変形性関節症が起こりやすいことは確実のようである。

全身的なさまざまな要因を考えた時には、ある関節に変形性関節症が起こったということは、変形性関節症をきたしやすい全身的な要因がおそらくすでにいくつかある、ということを意味するので、他の関節にも変形性関節症が起こりやすいのは自明とも言える。しかしすでにわかっているように、一番発症頻度の多い関節が一番困る、ということはない。指の関節が痛い場合より、膝の関節が痛いほうがはるかに苦痛が大きく、また機能障害も強いのは明らかである。そのため、どの関節がどのように変形したら、疼痛や機能障害にどのように関係するのかを知る必要があるが、そのようなデータは今のところ存在していないようである。一つの関節だけではなく、全身の関節の変形性関節症を考えて治療を行う場合、このような全身を総合的にみる基準や判断の目安が必要なのかもしれない。

次節からは、膝関節以外の関節に焦点をあてて、それぞれの関節の特徴について順に述べていきたい。

2 股関節——最も重要な関節として

典型的な球関節

膝関節と並んで、変形性関節症という疾患に罹る最も重要な関節は股関節である。股関節の変形性関節症は、意外と、あまり聞いたことがないという方もおられるかもしれない。実際に、後に述べる先天性股関節脱臼（発育性股関節形成不全）の減少により、二次性の（原因のある）変形性股関節症が大きく減少した。そのために、変形性膝関節症による人工膝関節置換術が増加の一途であるのに対し、人工股関節全置換術の手術件数はそれほど増えてはおらず、おおよそ、人工膝関節置換術の半分程度となっている。それでは股関節はそれほど重要な関節ではないのであろうか。

実は股関節は、身体の中で最も重要な関節といっても過言でない。他の関節はいずれの関節も、少々の障害があったとしてもなんとか生活ができる。しかし股関節に障害があると、いかに本人ががんばろうとも、移動はもとより、座る、寝返りをうつなどの基本的な動作が不自由になり、生活がたちいかなくなる。そのために、股関節に障害を起こさないことは、ヒトの移動にとってきわめて重要なポイントであるといえる。膝関節もきわめて重要な関節であるが、膝関節が痛いからすぐにでも手術をしてほしいという方は多くはない。しかし股関節は、今すぐに手術してもらわないとどうにもならない、というほど痛くて困ることがある。それほど股関節は重要なのである。それでは、股関節はどのような構造になっていて、それと変形性関節症はどのように関係するのであろうか。

股関節は典型的な球関節であり、膝関節と比較してその構造は比較的単純である（図3－3）。半月板もないし、靭帯は、骨盤側の腸骨、坐骨、恥骨と大腿骨を結ぶ靭帯がそれぞれあるものの、その重要性は膝関節における靭帯とは比べ物にならないくらい低い。特徴的なのは、大腿骨頭靭帯と呼ばれる靭帯構造で、骨頭の中央と臼蓋《きゅうがい》（注4）の中央を結んでいる。実際にこの靭帯が緊張しうるのは、股関節が脱臼する時だけで、そのような

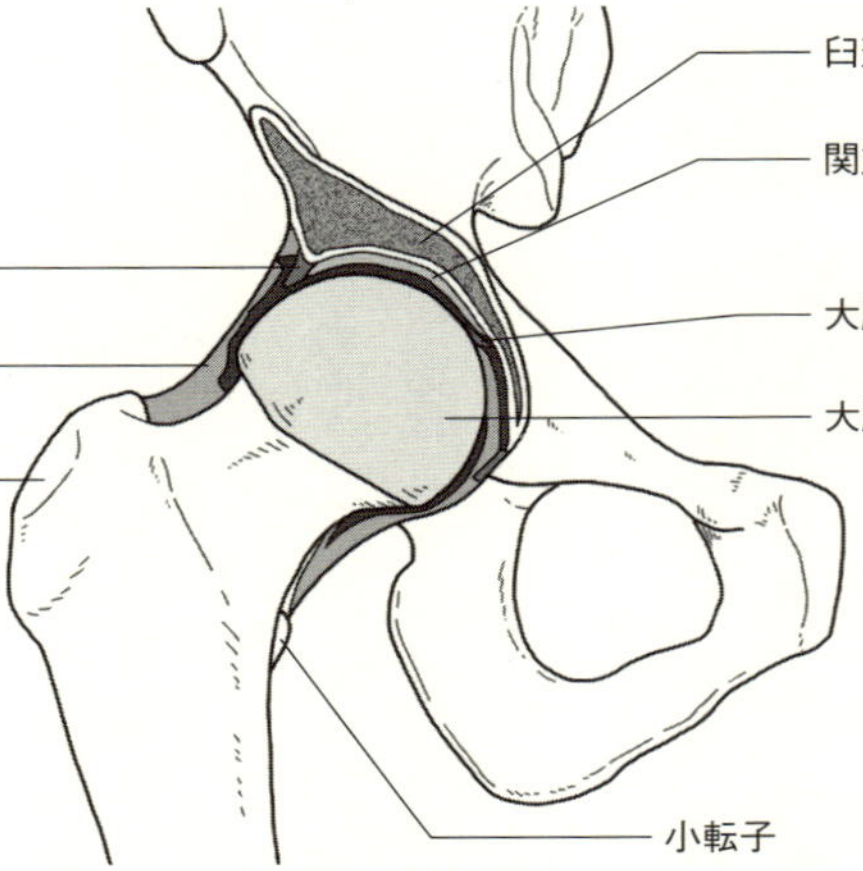

図3-3　正常な股関節

ことは日常生活の中ではほとんど起こらないため、通常の意味での靭帯としての働きはほとんど果たしていないと言っても過言ではない。小さいながら血管は存在し、元々血行が不良な大腿骨頭への血行にいくばくかの寄与はあるが、やはりその役割は小さいと言わざるを得ない。

このようにほとんど役割はないと言ってもいい靭帯であるが、後に述べる小児の先天性股関節脱臼においては、この靭帯構造が脱臼整復の阻害因子になることが知られている。逆に厄介な構造物なのである。この靭帯の存在意義について、関節液の攪拌には寄与しているとの意見はあるが、やはり少ないながらも、大腿骨頭への血流供給が最も大きな意義になるであろうか。

股関節には半月板はないが、別の意味で重要な軟骨性構造物として、関節唇《かんせつしん》（図３－４）と呼ばれる線維軟骨がある。関節唇は股関節にとって対照的な関節である肩関節にも存在するが（第七章参照）、いずれも関節を安定化する役割が一義的なものであろう。股関節が身体の中でも最も脱臼しにくい関節の一つである大きな要因になっているのが関節唇の存在である。そして特に股関節が原因の関節症の中に関節唇の損傷があり、また変形性股関節症の初期において痛みを生じる重要な原因の一つと言われている。ＭＲＩによる画像診断の進歩とともに、関節鏡を用いた股関節の検査および治療が進歩しており、主な痛みの原因が関節唇の損傷であって、処置が可能なタ

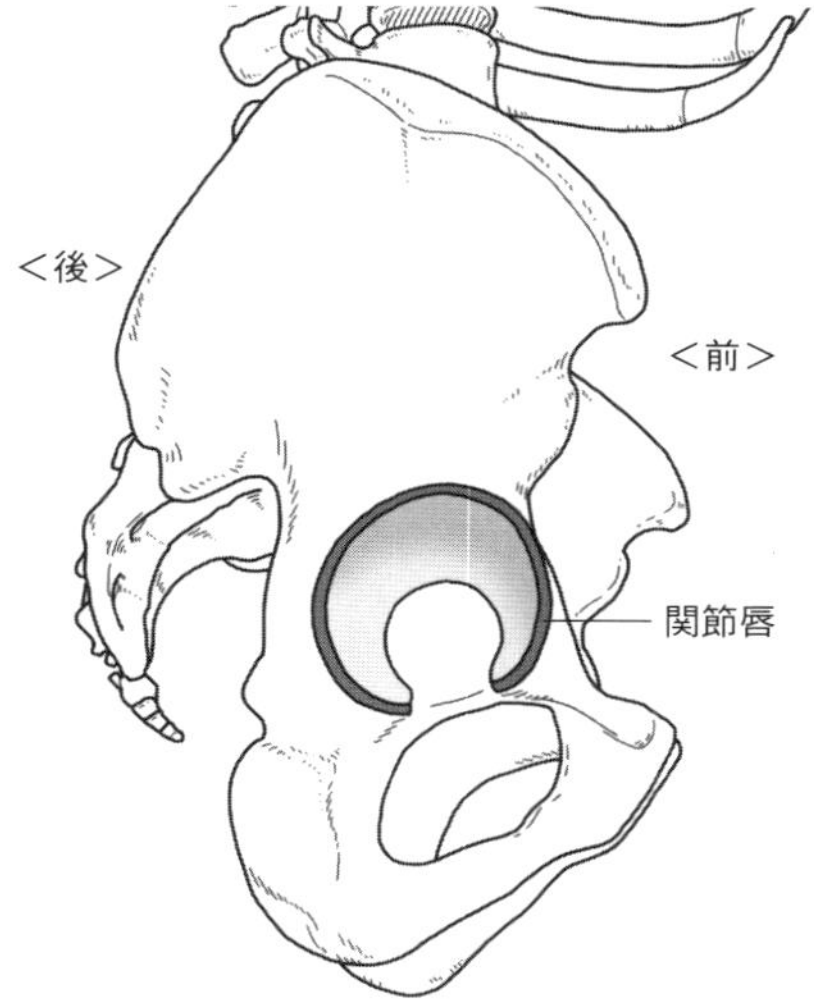

図3-4　股関節の関節唇

関節唇は臼蓋の周縁にあり，図のような馬蹄形をしている。

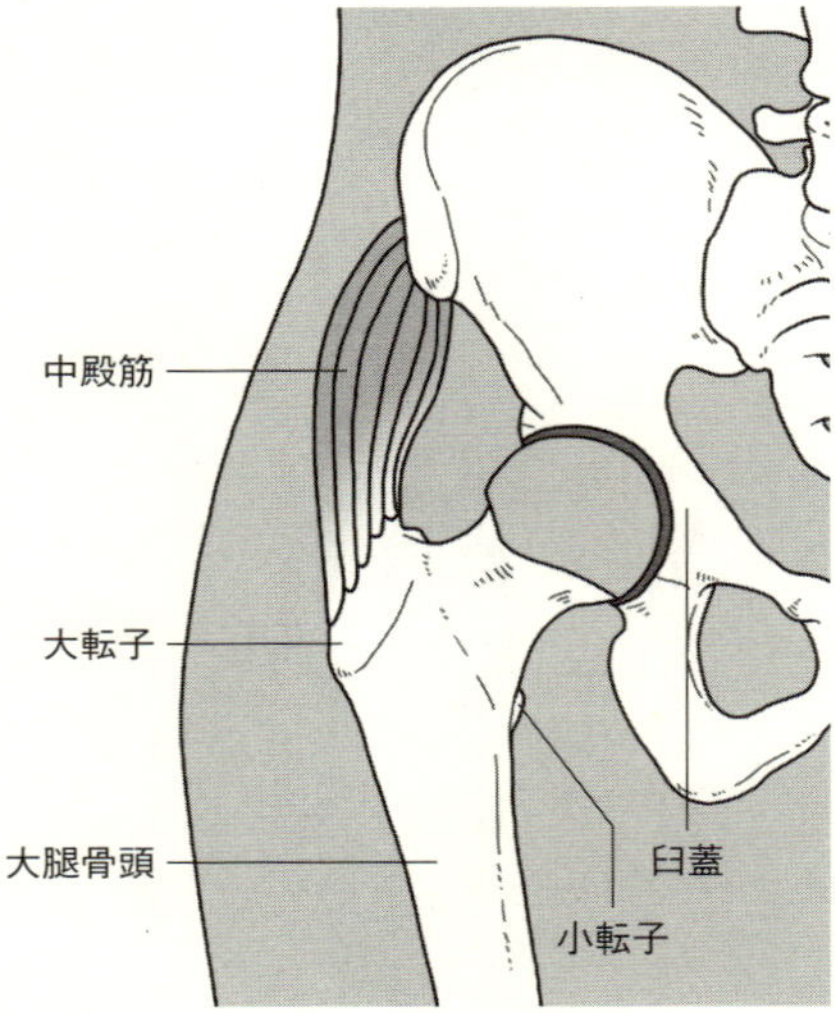

図3-5　中殿筋

中殿筋は大転子に付着して，股関節を動かし，また安定化する。

イプのものであれば、関節鏡の手術だけで痛みをとることも可能になっている。

また骨の形として大転子、小転子（注5）という骨の突起があり、股関節を安定化させ、強い駆動力をもたらす筋群が付着している。変形性股関節症の症状緩和のため、あるいは人工股関節置換術を行った後の歩行安定化のため、この二つの突起に付着している筋群は非常に重要であり、特に大転子に付着する中殿筋（図3－5）は、股関節において最も重要な筋として知られる。

変形性股関節症となる要因

さて、膝関節においては、半月板と靭帯による安定化が重要な役割を担っているため、逆にそれらに損傷があった時には、変形性関節症に至りやすいことを述べたが、股関節においてはどうであろうか。股関節はきわめて安定化した関節であり、軟骨変性を起こす主要な原因は、関節面積あたりの力学的負荷と考えられている。簡単に言えば、負荷が少なければ少ないほど軟骨は減りにくく、逆に負荷が多くなれば軟骨は変性してしまう、ということである。これは後に述べる人工股関節において、関節面の磨耗が必ず一定割合で徐々に進むのと呼応する。人工関節で関節面が磨耗するのは当然ではないかと思われるかもしれないが、そうではない。たとえば人工膝関節においては、関節面のプラスチックは酸化などの影響で劣化することは知られているが、必ずしも磨耗するとは限らない。どちらかと言えば、ずれの力（剪断応力《せんだんおうりょく》）によってプラスチックがはがれるようになってしまう。すなわち膝関節は安定性が重要なのに対し、股関節は純粋に関節面にかかる負荷が重要であるということを示唆する。それでは股関節の負荷は、どのようなことに影響を受けるのであろうか。

面積あたりの負荷が重要とすれば、当然重要なのはまず体重であろう。しかし体重が重い方は関節も大きい傾向があるため、単純に体重だけでは危険因子とはいえない。やはりＢＭＩなどで示される、肥満度が重要である。すなわち、身体の大きさの割に「重い」方が変形が起こりやすい。日本人と比較してＢＭＩがはるかに高い欧米人に変形性股関節症が多い最大の理由と考えられる。

一方、日本人はＢＭＩが低いのに変形性股関節症の方は意外と多い。それは、体格と比較しても関節面の面積が小さい方が多いからである。日本人で関節面積が小さい最大の理由は、先天性股関節脱臼ないし発育性股関節形成不全の方が、世界的にみても多いからである。第一巻でも触れたように、発育性股関節形成不全は、おむつの巻き方などが大きな発生要因になっていたため、その啓蒙活動によって発生率は激減した。その効果があって、股関節が脱臼してしまうような重度の方はかなり少なくなったが、子供の頃には異常がなさそうでわからず、ある程度の年齢になってから股関節が形成不全であることがわかる方は、今でも一定割合でみられる。すなわちそのような方は、股関節の受け皿が小さいため、面積が少なくなって軟骨にかかる負荷が大きくなり、関節軟骨が早く磨耗・変性して変形性股関節症になるのである（図３－６）。また臼蓋が小さいだけでなく、急峻であることが多く、股関節に不安定性を生じさせている。要するに、体重がかかると骨頭は外上方へ滑ろうとし、さらに関節軟骨の変性を加速させるのである。この外上方へのすべりの動きが関節唇を傷付ける原因にもなりうるし、元々関節唇の形が悪い方もおられるようなので、

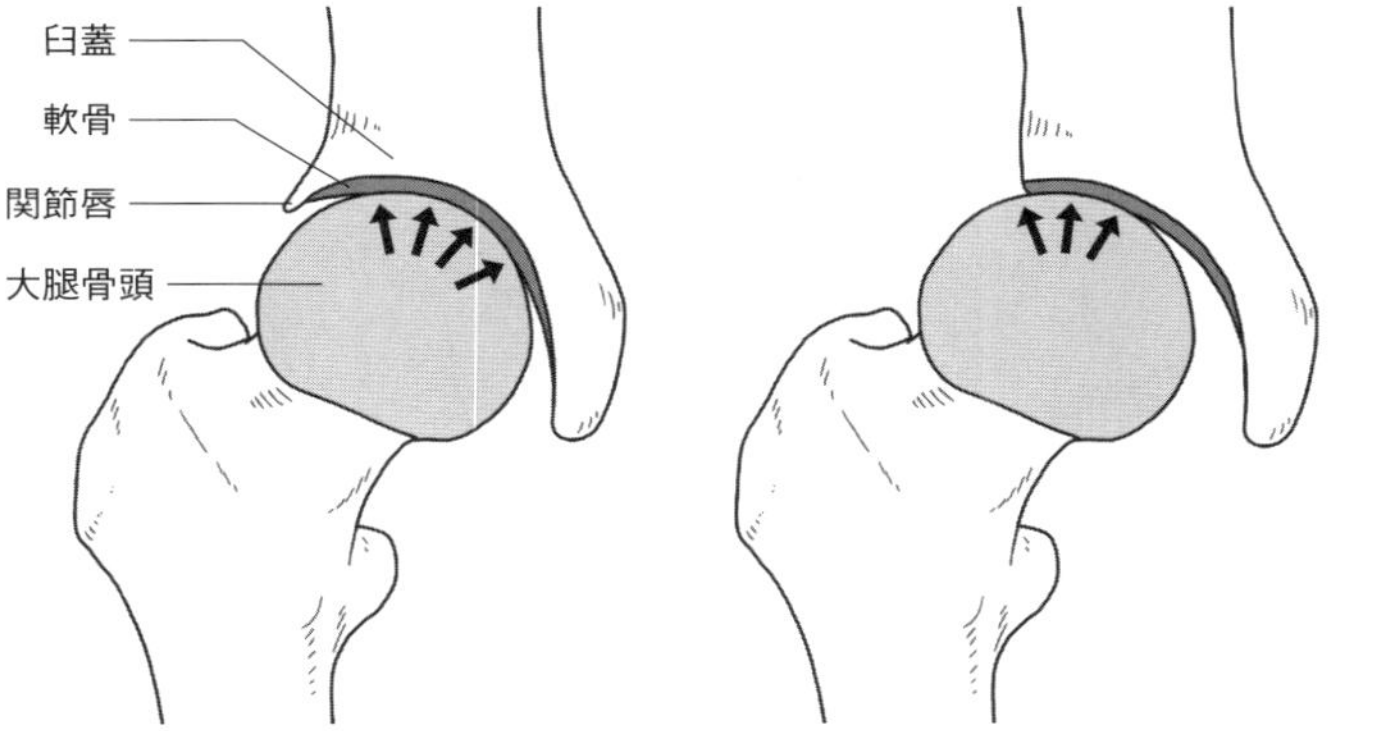
<正常>
広い面で体重の分散ができる。
<臼蓋形成不全>
狭い面で体重を支えなくてはならない。

図3-6　股関節にかかる負荷の違い

臼蓋部の面積が小さいと，単位面積あたり関節軟骨にかかる負荷が大きく，早く変性してしまう。

そのような方はさらに変性が進むであろうし、痛みが出やすいであろう。

さらに筋力も重要である。筋力が強ければ股関節の負荷が大きくなりそうであるが、意外とそうではない。筋力が強いと体重がかかりすぎるのを防ぐ効果があり、また安定性を得ることができる。その証拠として、軽症の変形性股関節症では、筋力訓練のみによって疼痛がある程度緩和することが知られている。このように股関節の変形性変化においては、関節軟骨の面積あたりの負荷が最も重要な因子であり、さらに力学的な安定性も重要なのである。

それに加え、最近では、「インピン

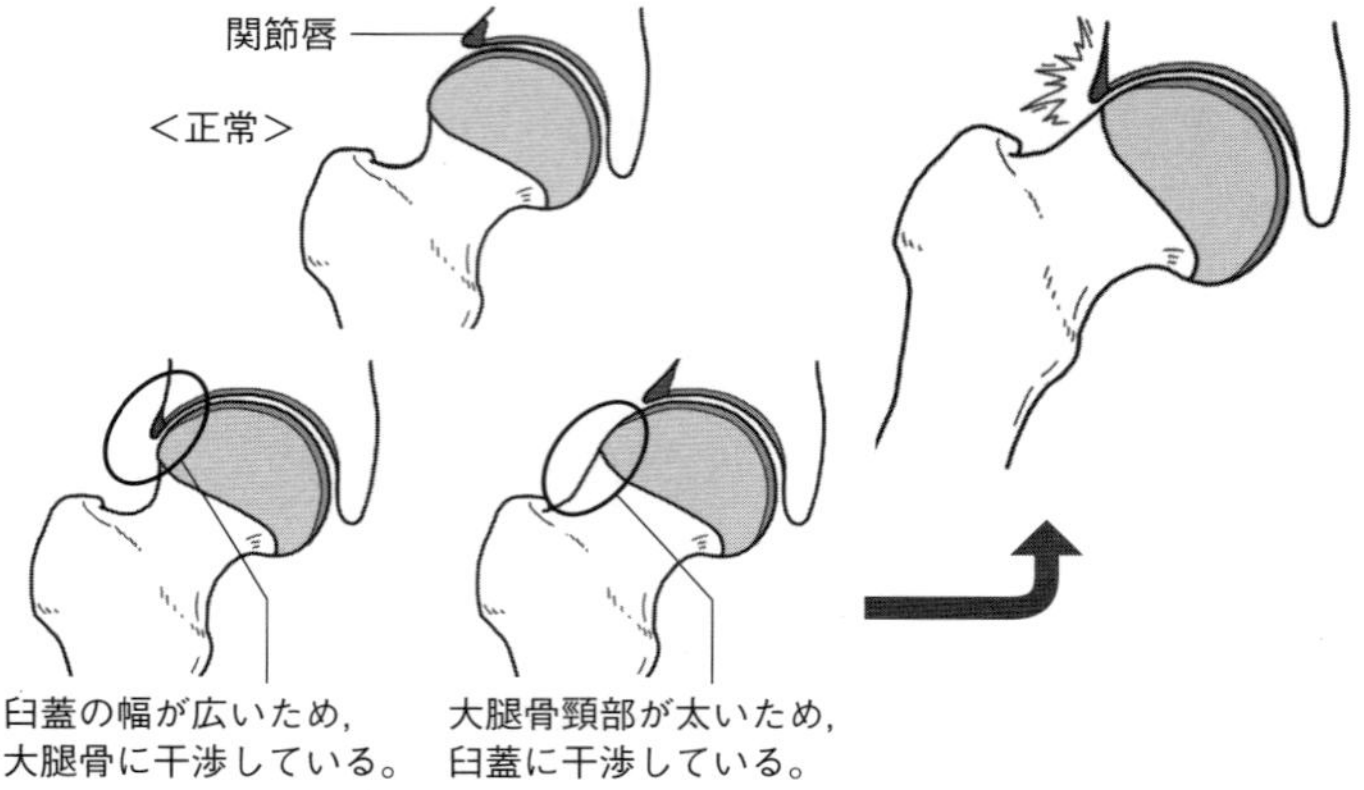

図3-7　股関節インピンジメント症候群

臼蓋の端と大腿骨の骨頭ないし頸部が衝突（インピンジメント）することによって疼痛を生じる。臼蓋に原因があるピンサータイプと，大腿骨頸部に原因があるカムタイプに分けられる。

ジメント」（注6）と呼ばれる病態が股関節痛や変形性股関節症の発症に重要と考えられるようになっている（図3－7）。「インピンジメント」とは「衝突」のことであるが、股関節の動きに伴って、臼蓋と大腿骨頭ないし頸部が「衝突」することで、関節唇や関節軟骨を傷付けたり、骨を増殖させたりして、痛みと将来的な変性変化につながるとする考え方である。まだ確証が得られたとは言えないが、多くの証拠が、このような病態がありうることを示しており、特に発育性股関節形成不全の少ない欧米人の変形性股関節症の大きな原因の一つであると考えられている。日本においても、発育性股関節形成不全が減少するにつれ、インピンジメントを原因とする変形性股関節症ないし股関節痛の方の割合が、相対的に増加していると考えられ、さまざまな治療法が提案されている。発育性股関節形成不全はないけれども股関節がしつこく痛いという方は、この病気を疑ってみたほうがいいかもしれない。

このように、股関節は、力学的な関節負荷が関節の変性変化に重要な影響をおよぼす代表的な関節である。機械的な負荷を軽減させるため、負荷が増える原因となるさまざまな要因を減らすような治療をすべき関節といえる。

3　足関節、足部関節――怪我をしやすく複雑な関節

関節の構造と靭帯

それでは、下肢の大きな荷重関節の残る一つ、足関節はどうであろうか。足関節について、変形性足関節症という病気自体をあまり聞いたことがないかもしれないし、周りに、この病気である方は少ないかもしれない。しかし、正確な統計はないものの、我が国の長

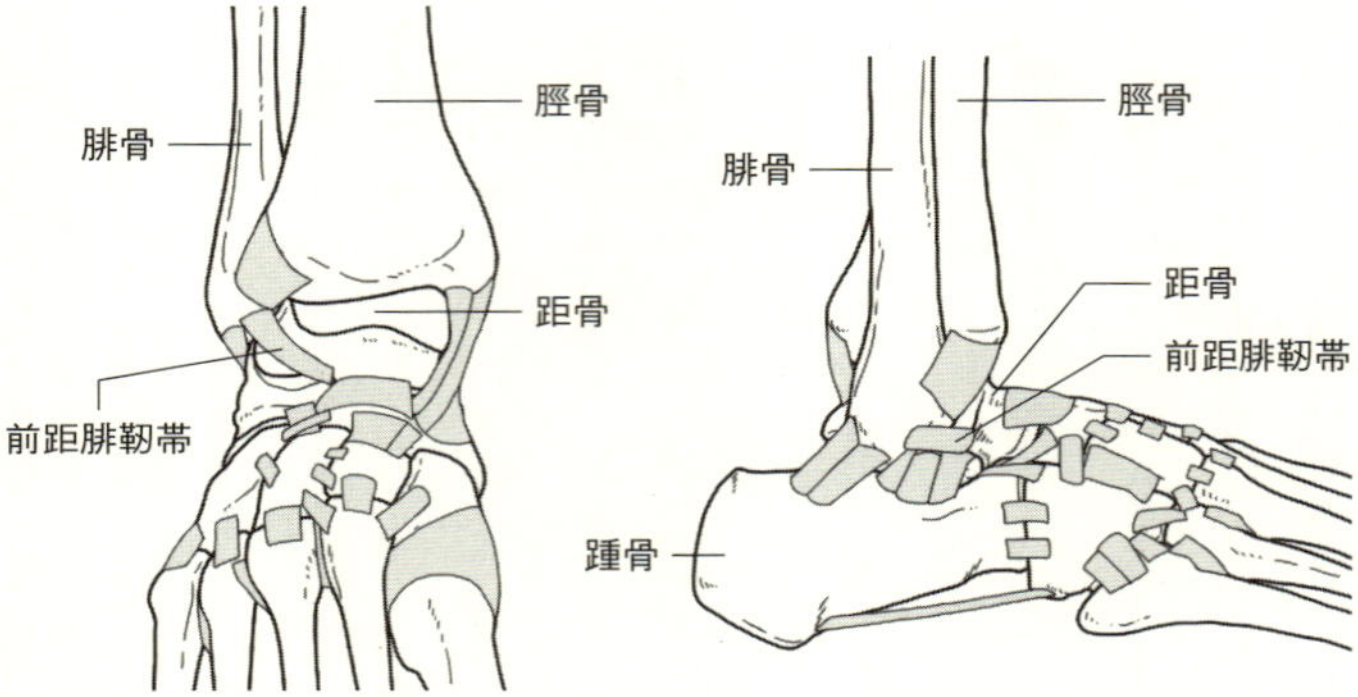

＜前からみたところ＞　＜外側からみたところ＞

図3-8　足関節の骨と靭帯

足関節は，脛骨，腓骨，距骨の３つの骨からなる。捻挫でよく傷付くのは前距腓靭帯である。

寿化、高齢化に伴って変形性足関節症の方は増えているような印象がある。足関節および足部関節については参考となる書物も少ないようなので、少し詳しく述べたい。

まず、足関節は下腿の二つの骨、脛骨《けいこつ》および腓骨《ひこつ》と、足側の骨、距骨《きょこつ》からなる複関節である（図３－８）。すなわち、脛骨と距骨、腓骨と距骨の二つの関節が足関節に含まれる（脛骨と腓骨の間にも関節は存在する）。しかし、荷重という意味で重要なのは、ほとんど脛骨と距骨の間の関節である。一方、関節の安定性にとって、腓骨の存在はきわめて重要で、足関節にとって、腓骨の存在意義は、ある程度の可動性を保ちながら安定性を付与するためにあるといっても過言ではない。そして腓骨は、骨の存在そのものが安定性を与えているだけでなく、腓骨から距骨、踵骨《しょうこつ》（注7）、脛骨につながる靭帯がきわめて重要である。

たとえば、腓骨の前方から距骨に至る靭帯、前距腓靭帯《ぜんきょひじんたい》は、いわゆる捻挫（注8）をした時に、最も傷付きやすい靭帯である。逆にいうと、この靭帯が足関節の安定性にとって非常に重要であることを意味する。この靭帯が傷付いても、適切に治療をすれば将来的に心配を残すことはない。しかし、捻挫だからと高を括っていると、不安定性を残して将来的な変形性関節症の原因となりうる。さらに捻挫がきつくなると、腓骨から踵骨に至る靭帯、踵腓靭帯《しょうひじんたい》と後距腓靭帯《こうきょひじんたい》も傷付いてしまい、さらに不安定性が増す。

また捻挫という怪我は、意外なほど、実際には関節内の損傷が起きていることがわかっている。関節軟骨を損傷していると、時間が経っても痛みがなかなか治らない原因にもなりうるし、将来的な変形性関節症につながるであろう。足首の捻挫は内返しの捻挫がほとんどであることから、足関節の外側が開くと同時に、内側で距骨と脛骨が強く衝突して、その部位の軟骨が傷付く。特に距骨側の軟骨は傷付きやすいことが知られていて、ひどい場合は骨も軽微な骨折をきたしてしまうと考えられている。距骨の骨軟骨損傷の多くは、内返しの捻挫によって起こると考えられている。こうして骨軟骨損傷が起こると、関節軟骨の修復に限界があることから、徐々に関節軟骨に変性が進み、長期的には変形性関節症になってしまうのである。

もちろん、靭帯が傷付いて順調に回復せず、不安定性が残ってしまった場合、長期的には関節軟骨への剪断力、圧力などが過剰に働いて、軟骨を変性させてしまう。膝の靭帯が損傷して不安定性を残した時に起こる変形性関節症と同様である。

そして足関節は軽い怪我なら捻挫で済むが、比較的容易に骨折をきたしてしまう関節でもある。たとえば足関節外果《がいか》骨折（腓骨骨折）や内果《ないか》骨折（脛骨骨折）の単独骨折は比較的よくみかける骨折であるし、両方の果部《かぶ》（注9）が骨折する両果骨折も珍しくはない。さらに脛骨後方部の骨折（後果骨折）を合併することもよくあり、三つとも骨折すると三果骨折と呼ばれる。骨折だけではなく、骨折に靭帯損傷を合併することもよくある。すなわち足関節にひねりや強い傾きの力（内反や外反）がかかった時に、果部の骨折と、内側にある強大な三角靭帯や、遠位脛腓靭帯《えんいけいひじんたい》などの損傷が起こってしまうことがあるのである。さらに足関節には、もう少し複雑な、関節面が直接壊れてしまうような骨折をきたすこともある。

これらの骨折が起こると、いずれも関節面に大なり小なりの不適合を生じ、正確に骨折を修復しないと、将来的な変形性関節症の原因となりうる。このように足関節は、外傷を受けやすい関節であることから、外傷由来の二次性変形性関節症が多い関節であるといえる。

また、脛骨や腓骨は関節から少し離れた部分が骨折することも比較的多いが、それも問題になる。膝関節のところで記載した、アライメントの問題である。すなわち、脛骨や腓骨の骨幹部の骨折によって、下腿の軸がずれてしまうと、足関節が斜めになってしまったり、骨同士の適合性が悪くなったりして、それが徐々に関節軟骨の負荷を増やして変形性関節症になりうるのである。

脛骨や腓骨が骨折をしやすい骨であるのに対し、距骨に骨折はあまり起こらない。それは距骨が瓢箪のような形をしていて丸く、強いのが大きな理由である。また全体重を一つの骨で受けるためか、かなり固いことも骨折しにくい理由であろう。しかし、もし強い外力で運悪く骨折してしまうと、血流があまりないため、骨折の治癒はよくない。少なくとも、かなりの時間を要する。そして怪我によって血流が一時的にでも途絶えてしまうと、骨壊死《こつえし》という状態になる。壊死といっても、食べ物が腐敗するように「腐って」しまうわけではないが、骨の治癒は起こりにくいし、弱くなってしまって荷重によって骨がつぶれてしまうことになる（コラム参照）。骨がつぶれれば、関節面はガタガタになり、変形性関節症を二次的に起こすことになる。

内反と外反

このように足関節は、外傷を受けやすいことが変形性関節症をきたす非常に大きな要因になっているが、それだけではない。生まれつき、あるいは後天的に内反や外反の変形をきたす方がおられて（図3－9）、これらもアライメント不良をきたして関節面負荷を増し、変形性関節症の原因となる。

先天性内反足《せんてんせいないはんそく》という病気があるが、これは股関節における発育性股関節形成不全と似た要素のある疾患である。すなわち、赤ん坊がお母さんのお腹の中にいた時に、足が押さえつけられて内反の形をとり続けていたことが、その発生の原因の一つと考えられている。股関節が胎内で押さえつけられていて脱臼してしまっていることがあるのと呼応するのである。すなわち先天性内反足の方は、生まれてきた時に、足が強く内反の形をとっている。しかし多くの方は、みかけは内反でも、手で触ればすぐに普通の形になるので、しばらく簡単な固定をすることで内反は矯正されることが多い。厄介なのは、容易には手で治らな

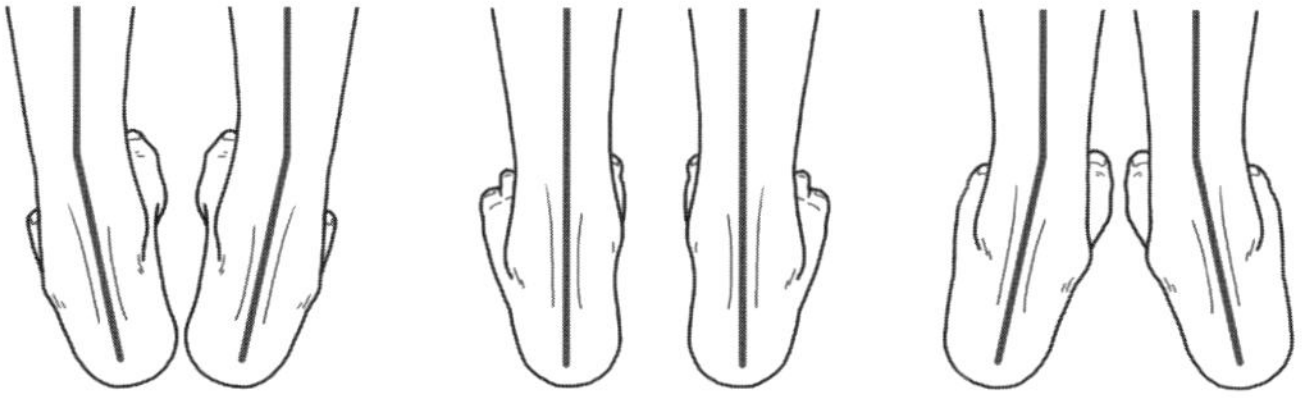

図3-9　内反足と外反足

外くるぶしが外に倒れ，足裏が内側を向くものを内反足という。逆に，内くるぶしが内側に倒れ，足裏が外側を向くものを外反足という。

い（矯正できない）タイプで、これには長い時間をかけてギプス矯正や装具治療が必要になったり、場合によって手術が必要となる（第一巻参照）。

またこれとは別に、神経や筋肉に先天的な問題があり、足が内反する方もおられる。たとえば足を外反するための筋肉が麻痺していると、自分では外反することができず、内反の筋力だけが働いていつも内反の形をとっていることになる。このように、足が内反していれば、足関節もいつも内反の形をとっているので、軟骨が「片減り」になって、変形性関節症を起こしうる。

反対に外反足は、いつも外反の形をとっているタイプである。先天性の疾患としては、距骨の前方が踵骨、舟状骨《しゅうじょうこつ》との関節から内側に外れてしまい、その結果踵骨が外側に倒れてしまうことから外反変形をきたす病気が知られている。垂直距骨と呼ばれる。

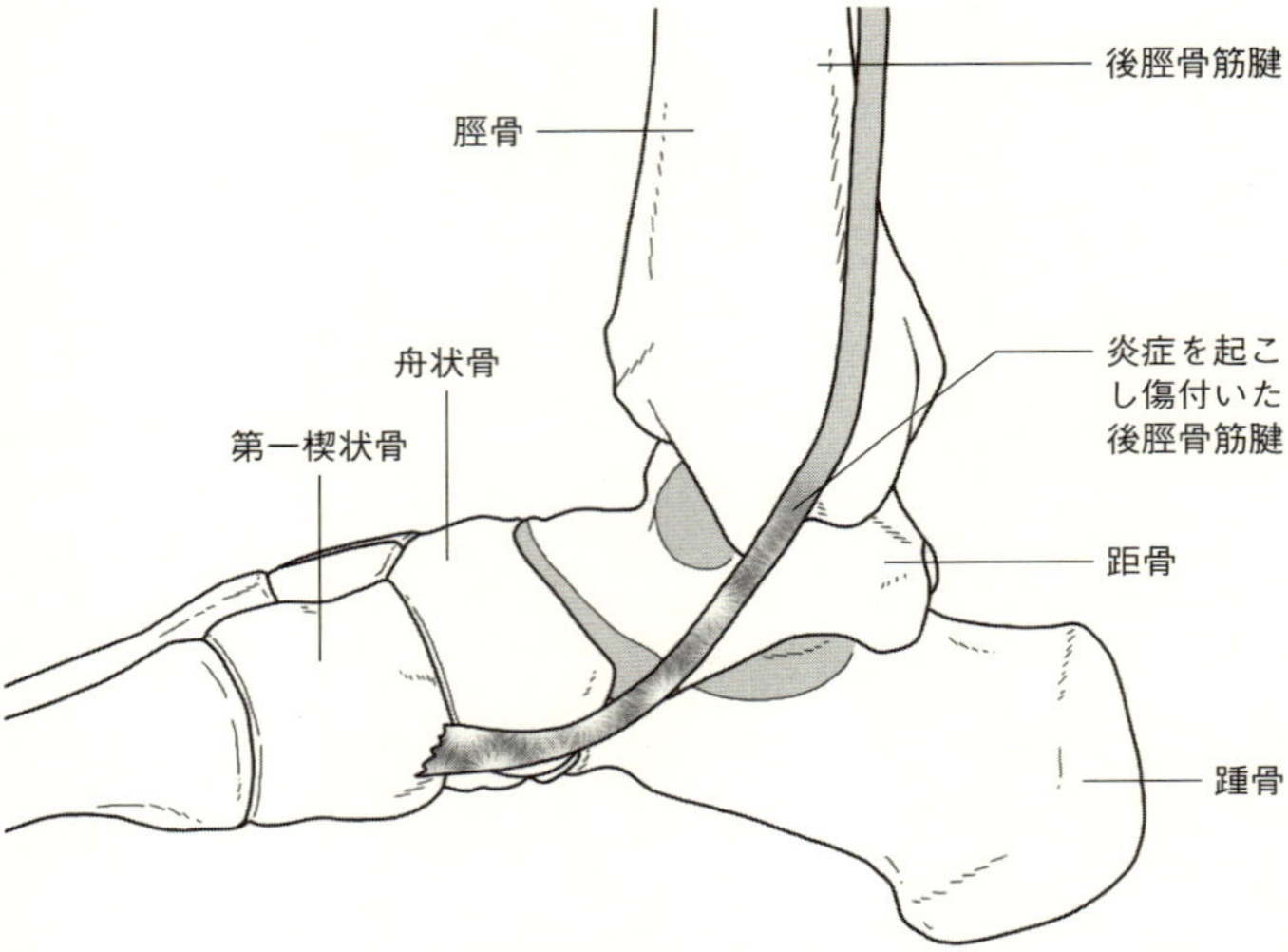

図3-10　成人の外反扁平足

右足を内側からみたところ。後脛骨筋腱の障害が，成人の外反扁平足の主な原因である。

　これほどではなくても、足が外反する病気として、よく知られた扁平足がある。土踏まずがなくなる足変形であるが、外反足を伴うことが多いので、合わせて外反扁平足とも呼ばれる。これは子供の頃からその変形を持つタイプと、年齢とともになるタイプがある。最近注目されているのは高齢になるにつれて外反扁平足が起こるタイプで、土踏まずの構造を支える主要な筋肉である後脛骨筋腱《こうけいこつきんけん》に炎症が起こったり、この筋腱が慢性的に損傷を受け、徐々にその役目を果たさなくなり、外反扁平足になってしまう（図3―10）。

内反足にしても外反扁平足にしても、いつも足が変形しているので、足関節も傾いて軟骨の片減りを生じて変形性関節症になりうる。幸いなことに、内反足も外反足も、実は距踵関節と距舟関節が変形の主要な関節で、足関節に対する変形の力はそれほどかからない。したがって、これらの変形を原因とする変形性足関節症はそれほど多くない。しかし重度の変形になればなるほど足関節も傾くので、変形性足関節症を起こす可能性は高くなる。特に高齢者になって徐々に変形が強くなる外反扁平足は、今後も増加すると思われるので、それが原因の変形性足関節症も増加すると予測される。

一方、変形性足関節症は、実はほとんどが「内反型」である。これは、前述の先天性内反足や麻痺などによる内反足変形によるものもあるが、そうではないものがほとんどである。足関節は、正常でも数度程度内反（脛骨側）に傾いている（図3―11）。この傾きが元々強いと、片減りの力が強く働くので、内側の軟骨が変性して、変形性足関節症になりやすくなる。さらに足関節は、内反の自由度が高いために、内反の力がかかりやすい。たとえばご自分の足で、つま先を下に向けた時、足の裏は内側（反対側の足の方向）を向くことに注目していただきたい。逆に外反（足の裏を外側に向ける）にしようと思うと、とても大

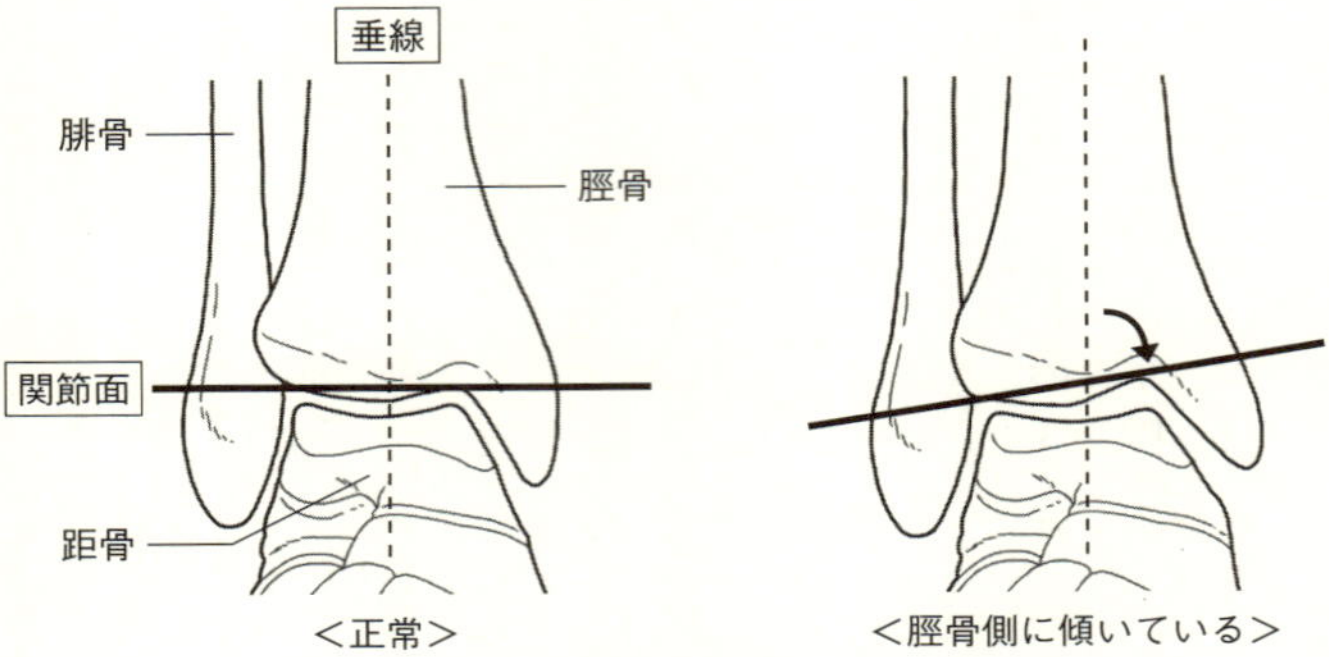

図3-11　足関節の関節面の傾き

正常でも関節面からみて垂線はわずかに脛骨側に傾いているが，その傾きがより強いと変形性足関節症になりやすい。

きな力が必要で、さらにその程度はごく小さい。そして足の裏が内側を向く方向は、歩く時に強く足を蹴り出す時の方向でもあることに注目していただきたい。すなわち、強く力がかかる時は、足は内反の形をとっていることが多いのである。そうして、足関節の内側にいつも強い力がかかることになる。

実際に、変形性足関節症において、まずだめになるのは足関節の内側の軟骨である。それどころか、軟骨がまず減るのは、荷重がかかる足関節の天井の部分ではなく、横の内果と距骨の横の関節面であることが多いのである（図3－12）。いかに内反の力が重要かという証拠ではないであろうか。

またここまで足関節を前からみて（後からで

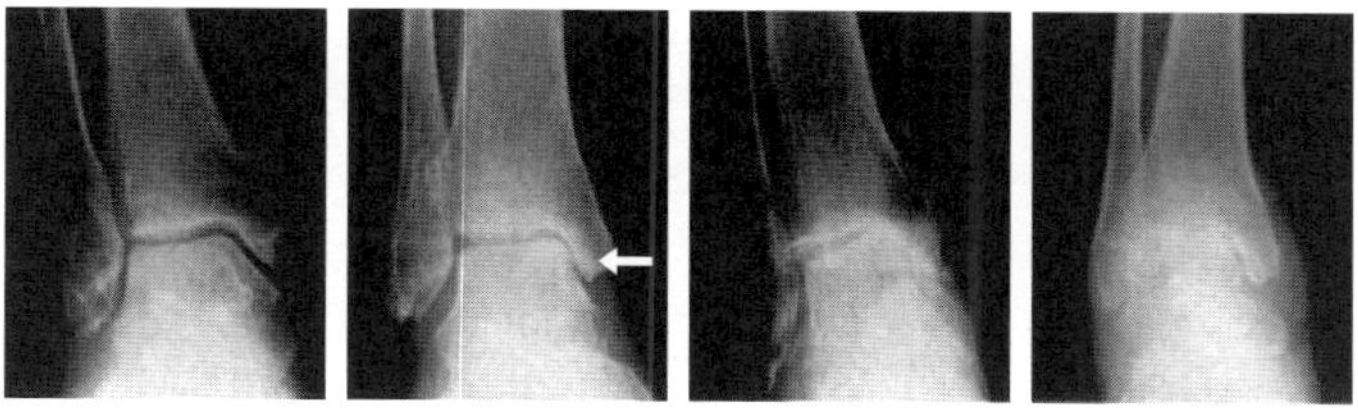

ステージ1　ステージ2　ステージ3　ステージ4

＜変形性足関節症の進行＞

ステージが進むにつれて変形が進行する。しかし軽度変形のステージ２では，体重が最もかかる脛骨と距骨の平面ではなく，内果と距骨側面の間が最も早く狭くなる（矢印）。

Y. Takakura *et al., J Bone Joint Surg-Br* 77-B, 50-54, 1995より改変引用。

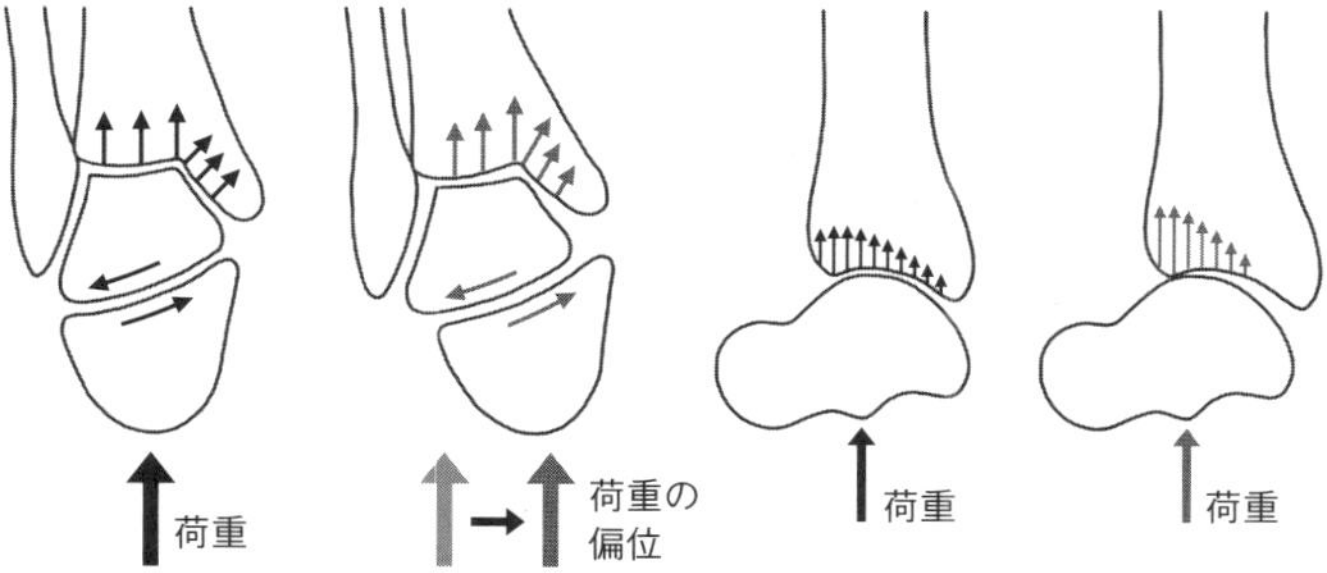

正常　内側への負荷　正常　前方への負荷

＜変形性足関節症の発生メカニズム＞

足関節が内反すると関節の内側に負荷がかかり，かつ前方に負荷がかかる。
高倉義典監修『図説　足の臨床』メジカルビュー社，2010年より改変引用。

図3-12　内側から始まる変形性足関節症

も構わないが）、内側と外側の差・違いについて述べてきたが、横からみてどうかという点も興味深い。変形性足関節症の場合、横からみて軟骨が変性するのは、ほとんど前方部分である。逆にいうと、後方部分はあまり悪くならない。その理由は定かではないが、二つの原因が考えられる。

一つは、蹴り出す時に、足はまず背屈する、ということである。背屈した状態から力をかけ始めるので、その時には、足関節の前方部分に強い力がかかることになる。蹴り上げた時には底屈しているので後方に力がかかるのであるが、背屈と違って底屈は可動域が大きく、ある一つの部分だけに強い力がかかることがない。関節が滑りながら力がかかるので、結果的に広い面積で荷重を支えることになる。それが一つの理由である。

もう一つは、アキレス腱の存在である。足関節を背屈させる筋力に比べて、アキレス腱を初めとする底屈の筋力のほうが強い。そのために、脛骨は距骨に対して、いつも後に滑ろうとする力が働くことになる。そのため、足関節面の前方部分があたることになり、前方の関節軟骨がより強く変性することになるのではないか。

変形性足関節症の治療は、変形の程度と疼痛の程度によって決まる。多くは変形性膝関節症の治療と同様と考えていただいて構わない。すなわち、非ステロイド性抗炎症薬の服用、湿布の貼付、サポーターの装着、ヒアルロン酸の関節内注射などである。足部の痛みについては、足底板もよく使われ、有効であることも多い。手術が必要になれば、膝関節と同様、関節鏡による滑膜や骨棘の切除や、骨切り術、関節固定術、人工関節置換術などを考えることになる。ただし膝関節や股関節と違って、人工足関節置換術は、人工関節の成熟度がまだ高くなく、技術的にも難しい。必ずしも固定術より人工関節のほうがいいとは限らないので、主治医の先生とよく相談していただきたい。

足部のさまざまな関節

さてここまで変形性足関節症について触れてきたが、足部に存在する、それ以外の関節の変形性関節症についても少し触れたい。実は、足関節も含めて、足部で最も変形性関節症をきたしやすい関節は、母趾の付け根の関節、第一中足趾節関節《ちゅうそくしせつかんせつ》である（図3－13）。この関節名前は難しいが、外反母趾が起こる関節なので、おなじみであろう。踏み返し時にこの関節が強く背屈して荷重がかかることと、外反母趾変形が起こると関節の負荷が偏ってかかることが主な原因と考えられる。それ以外の関節でも、前述の外反扁平足に伴って、距踵関節や距舟関節に変形性関節症が起こることも多い。しかしその程度はそれほど強くない。

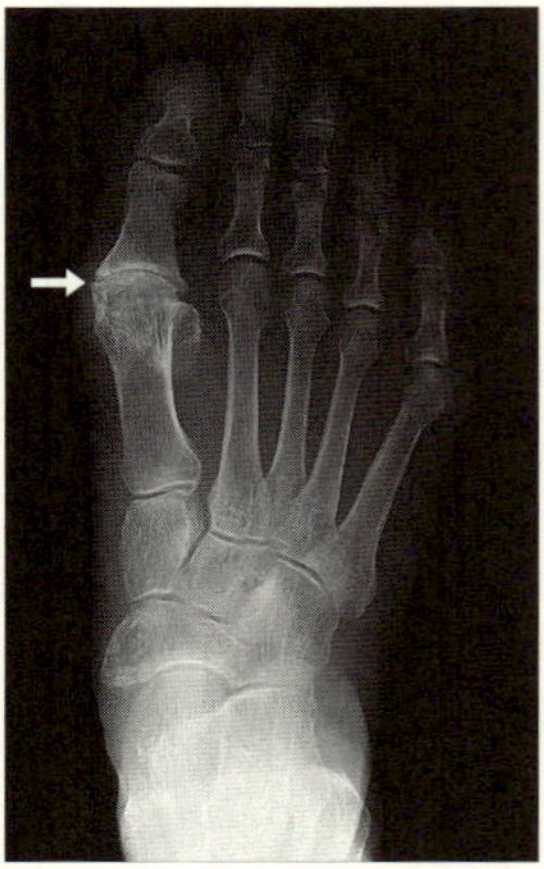

関節	発生数	発生頻度
第一中足趾節関節	287	27%
第二中足楔状関節	184	17%
距舟関節	158	15%
楔舟関節	86	8%
第一中足楔状関節	50	5%

50歳以上の533人の両足の調査より（一人の患者に複数の症状があることがあるため，発生数の合計は533人を超えている）。

図3-13　足部関節の変形性関節症の発生頻度

第一中足趾節関節に最もよく起こる（矢印）。
T. Rathod *et al.*, *Arthritis Care Res* 68(2), 217-227, 2016より改変引用。

また中足部では、第一中足骨《ちゅうそくこつ》と第二楔状骨《けつじょうこつ》の間の、第二中足楔状関節（注10）の変形性関節症が起こることも意外と多いようである。これは、荷重時や足の踏み返し時に、この関節に強い負荷がかかることが原因と考えられる。足関節の変形性関節症に比べれば、他の足部関節の変形性関節症は、（第一中足趾節関節を除けば）頻度が低く、また痛みや日常生活の支障もそれほど強くない。しかし日常生活にかなり支障が出るようになれば、積極的な治療を要することになるので、整形外科を受診して相談していただきたい。ただし、外反母趾に対する手術治療以外では、手術まで必要になることは比較的珍しいので、安心していただきたい。

4　上肢の関節——体重がかからなくても

指関節

これまで下肢の荷重関節に対して変形性関節症がどのようにして起こるのか、ということをみてきたが、最後に上肢の関節に発生する変形性関節症について述べたい。当然ながら、立ち上がる時に腕で体重を支える時など以外では、上肢に荷重がかかることはほとんどない。逆立ちや鞍馬《あんば》といった競技を頻繁に行う体操選手など特殊な方を除けば、上肢で支える体重の量も頻度も、下肢の関節に比べればはるかに少ない。したがって、上肢関節で変形性関節症が問題になることも、あなたが想像されるように、頻度はかなり少ない。

しかし、実は上肢にも変形性関節症は起こり、特に指関節《ゆびかんせつ》においては頻発する。上肢の関節における変形性関節症について、ここでまとめて述べたい。

第一章でも簡単に述べたが、上肢の関節で変形性関節症が最も頻回に起こる関節は、指の遠位指節間関節である。いわゆる「第一関節（ＤＩＰ関節）」である。実は膝よりもこちらのほうが変形性関節症の起こる頻度は高いとの報告もあるくらいである。実際に、この関節はよく「節ばる」ことがあり、ヘバーデン結節と呼ばれている。お歳にもよるが（失礼！）、あなた自身、指にこの変形を持っておられるかもしれないし、もしあなたが（幸いにも）持っていないという場合でも、ご両親や周りの高齢の方に指をみせていただければ、かなりの確率でヘバーデン結節を発見するはずである。

また、この変形は複数の指に変形があることが普通で、母指から小指まで、両手の一〇本の指すべてにこの変形がある方も珍しくない。そしてそのような方は、その関節のことを「今、痛いの」と言われるかもしれないし、「以前痛かったけど、今は痛くないわ」と言われるかもしれない。このヘバーデン結節と呼ばれる遠位指節間関節の変形性関節症の経過は、まだみかけ上の変形がないか、あるいは軽い時に痛みが起こり、その後、一時強くなることもあるが、変形が目立ってくると逆に痛みはましになり、最終的に変形を残したまま、痛みはほぼ完全に収まるのが普通である。最終的に変形が起こるので、指はやや曲がった状態でかたまってしまい、関節可動域は少なくなるか、ほとんど動かなくなる。しかし、みかけはともかく（みかけも特に女性にとってはきわめて重要であろうが）この関節があまり動かないからといって、日常生活で困るということはほとんどない。

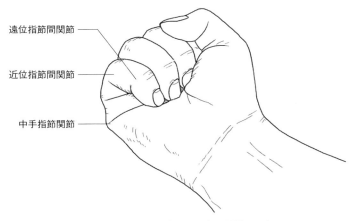

図3-14　ものを握った時の関節の形

ものを握った時，近位指節間関節は深く，遠位指節間関節と中手指節関節はやや浅めに屈曲する。

それでは、なぜ指の先の小さな関節に変形性関節症がよく起こるのであろうか。体重はもちろんかからないし、突き指をすることがあるといっても、関節がぐらぐらするような状態になることはほとんどない。逆に関節の面積が小さいから単位面積あたりの荷重が多いかもしれないといっても、そもそも荷重がかからないのに、なぜ変形が頻発するのであろうか。

その理由は、実はこの指にはかなりの力がかかっているからである。ものを指先でつまむ時にももちろんかかるが、最も力がかかるのは、「握る」動作の時である（図3－14）。握るものの大きさによって指の関節の屈曲角度を調整しながら、強い力でものを握る時に、この関節にはかなりの力がかかっていると想定される。一方、この関節が変形する方は、たくさんの関節が変形することが多いこと、またこの関節が変形すると膝関節にも変形が多いことなどから、上述したように、全身的あるいは遺伝的因子が強く関与することも推定されている。

遠位指節間関節の変形性関節症は、それほど日常生活に影響を与えないと書いたが、近位指節間関節の変形性関節症になると、そうはいかない。いわゆる「第二関節」の変形性関節症である。ヘバーデン結節に対して、ブシャール結節（Bouchard's node）と呼ばれる。痛みもより強くなることが多いし、この関節が屈曲できなくなると、握力が落ちて、細かい動作がしにくくなる。遠位指節間関節よりも近位に存在するということは、それだけ可動域が求められる関節なのだということになる。ヘバーデン結節が女性に多く、家族内発生も高頻度にみられるのに対し、ブシャール結節は男女差なく発生するとの報告がある。また、ブシャール結節は中指、薬指に起こることが多く、かつその両指の変形が重症化しやすい。この関節の変形は、関節リウマチでもよく起こるため（第一章参照）、この関節が腫れたり痛かったりする場合、どちらの病気なのかということがかなり重要になる（関節

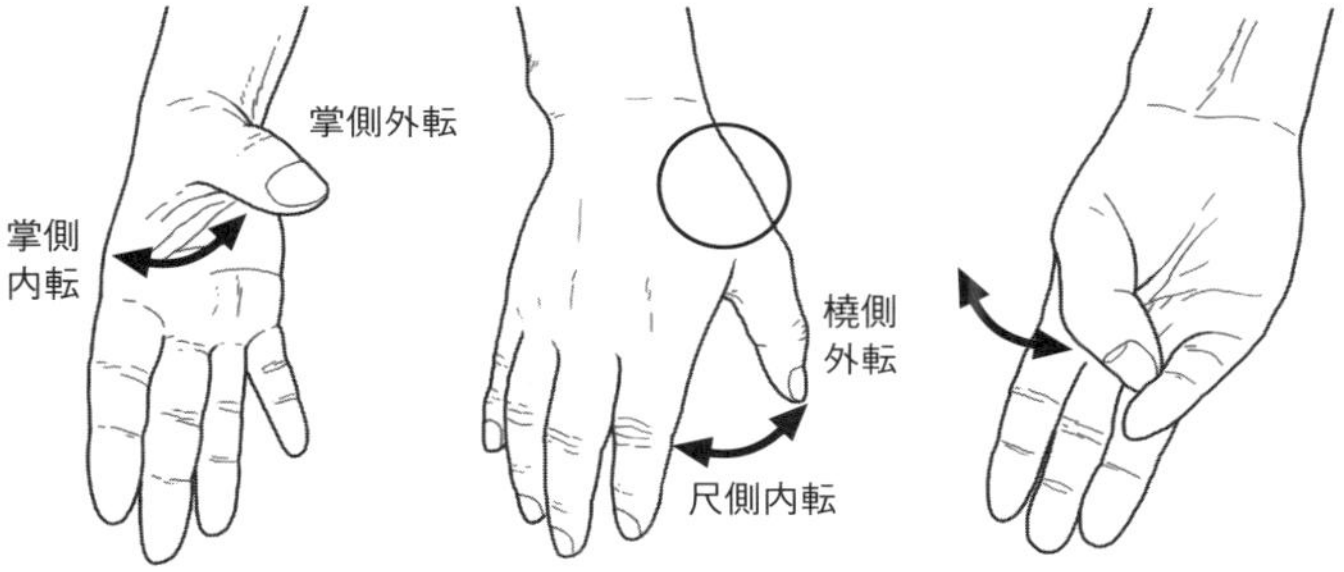

＜掌側外転・掌側内転＞　＜橈側外転・橈側内転＞　＜対立運動（母指で他の指を触る運動）＞

図3-15　母指手根中手関節の動き
母指の関節のうち，手根中手関節（○印）は非常に複雑な動きが可能である。

リウマチと変形性関節症の相違点と診断については後述）。

一方、さらに近位の中手指節関節については、変形性関節症は非常に少ない。他の二つの指の関節における変形性関節症の発生頻度と比較すれば、稀といっても差し支えない。この関節は大きな可動域を要するし、指の根元の関節で非常に重要なのに、なぜ変形性関節症がそれほど少ないのかという点は謎であり、非常に興味深い。さらに中央に位置する手根中手関節も変形性関節症が少ない関節であるが、それはこの関節の可動域が非常に少ないことが原因と考えられる。

唯一の例外は、母指手根中手関節（注11）で、この関節の変形性関節症は逆に非常に多い。母指という指が強い力を要求する指であることと、他の指と違って、母指手根中手関節は可動域が大きいことがその理由と考えられる。あなたも、母指の付け根を動かしていただきたい。自由に、ほとんどあらゆる方向に動かすことが可能であろう。母指手根中手関節は、我々の身体の中でも大変珍しい鞍関節で、屈曲、伸展、外転、内転、対立運動を行う（図3－15）。このように可動域が大きいことと強い力がかかるのが、この関節の特徴となっている。実際、指の変形性関節症で、手術まで必要になるような重症になることが最も多いのが、この母指手根中手関節である。

手関節

それでは手関節《てかんせつ》はどうであろうか。手関節は実は多くの関節からなる複関節である。したがって、単に「手関節」といっても、いろいろな関節を指し示すことになる。手関節は可動域が大きい関節で力もかなりかかるが、中手指節関節と同様、変形性関節症は稀である。あるとしたら、ほとんどが外傷後に発生するもので、そのために、骨折や靭帯損傷が起こった時には将来的な変形性関節症を予防するためにも、その治療をきちんと受けることが重要になる。

外傷がないのに変形性関節症を起こす例で、最も発生率が高いと思われるのが、大菱《だいりょう》形骨《けいこつ》と舟状骨の間の関節のものであろう（図3－16）。この関節は、前述の母指手根中手関節のすぐ近位にあるのでやはり強い力がかかるという点から、変形性関節症が起こりやすいものと思われる。手関節については、関節リウマチの好発関節であることも、中手指節関節と類似している。なぜ変形性関節症がほとんど起こらず関節リウマチが非常によく起こるのか不思議ではあるが、この二つの似通った疾患を見分ける時には、非常に重要な関節である。

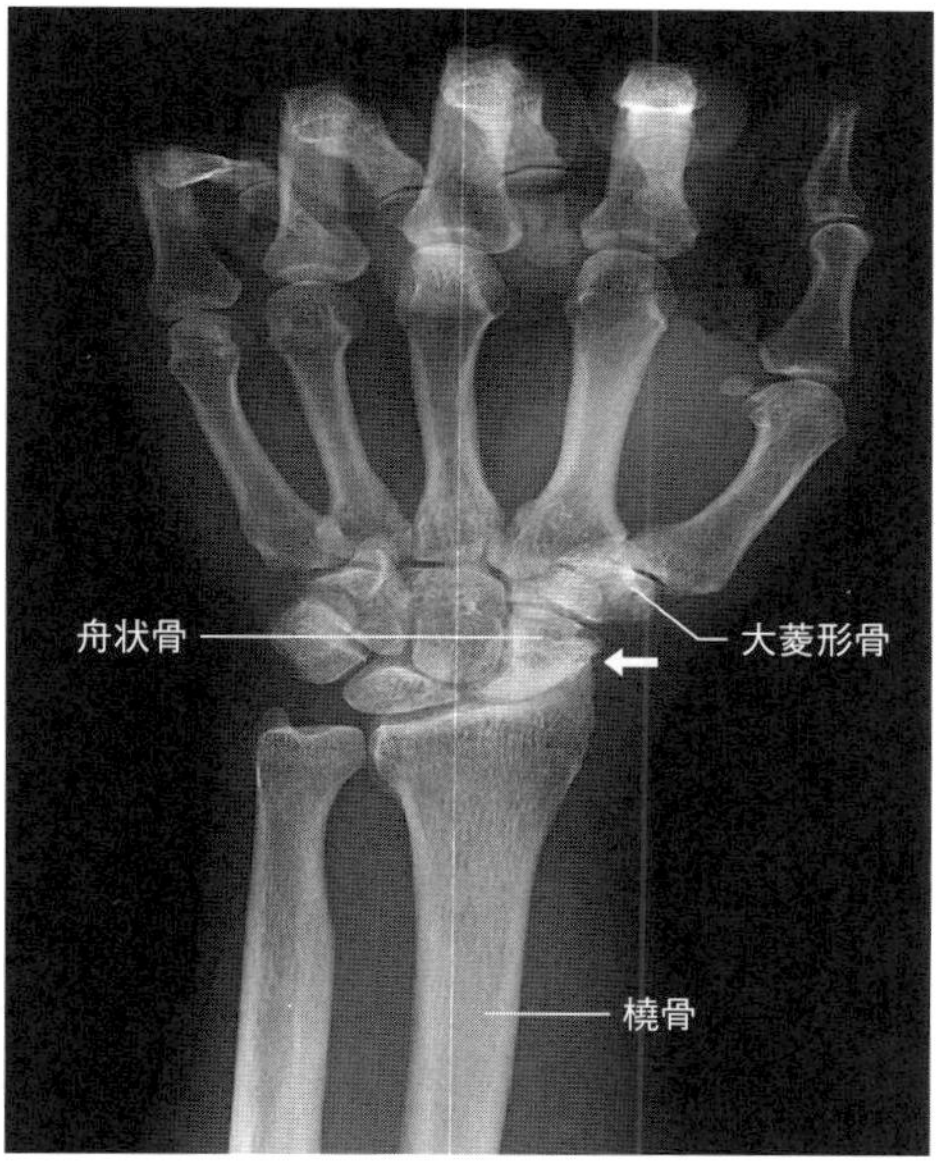

図3-16　変形性手関節症のX線像

手関節の変形性関節症は珍しい。最も多いのは，大菱形骨と舟状骨の間の変形であろう。この例は，橈骨と舟状骨の間の変形性関節症（矢印）。

肘関節

さらに近位である肘関節《ひじかんせつ》はどうであろうか（図3－17）。肘関節は、上肢の関節の中では最も大きな働きを持つ関節といえる。特に可動域は重要で、肩関節や手関節など他の重要そうな関節でも、関節が動かなくなってしまったら困るけれど、肘関節が動かなくなってしまった時とは比べものにならない。肩関節が上がらなくなったとしても、食事や服の着脱なども、工夫さえすれば可能である。手関節は手をついて起き上がる時などを除けば、どうしても困るということはほとんどない。しかし、肘関節がかたまってしまえば、食事もできない、服も着ることができない、身体を拭けない、洗えない、お尻に手が届かない、など、日常生活はほとんど不可能になってしまう。もちろん、反対側の肘関節が大丈夫なら、そちらの手を使ってすれば可能ではあるが、肘関節はきわめて重要な関節であることを認識していただきたい。

一般的に変形性関節症は関節可動域が徐々に減少していくが、肘関節は可動域がきわめて重要な関節なので、肘関節に変形性関節症が発症すると、痛みとともに可動域がどうなるのかが非常に重要である。報告によると、外傷などの原因のない（一次性）変形性肘関節症は、肘関節症全体の一、二パーセントと少ない。起こるとすると、やはり肘関節を酷使する肉体労働者、重量挙げなどのスポーツ選手などに多い。極端に使わないとなることが少ないことから、他の関節の変形性関節症と異なり、中高年男性に比較的多いのが特徴である。発生率としては二次性変形性関節症のほうがはるかに高く、骨折が変形治癒した後に発生したものがその多くを占め、他に感染やなんらかの炎症性疾患に伴うもの、離断性骨軟骨炎や骨壊死（コラム参照）などの疾患に二次的に起こってくるものなどが挙げられる。

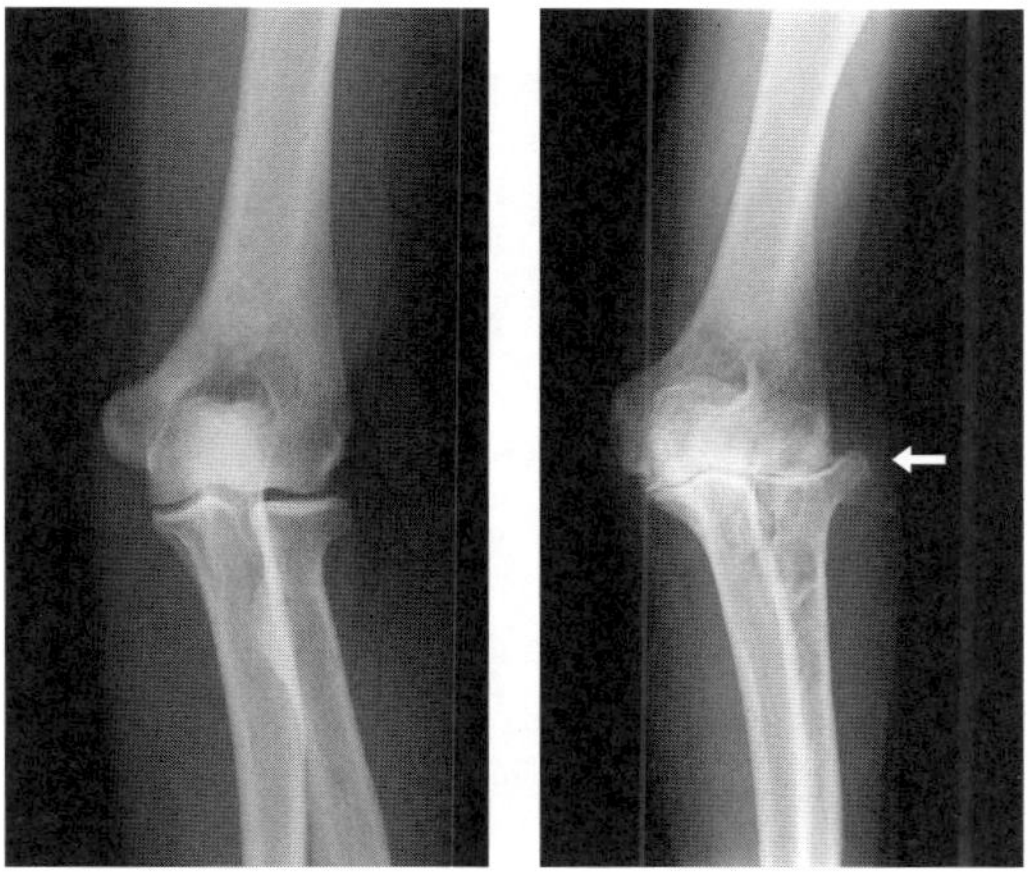

＜正常の左肘＞　＜変形した左肘＞

図3-17　変形性肘関節症のX線像

肘関節の関節裂隙がなくなり，骨棘が形成されている（矢印）。肘関節に痛みがあり，可動域も減少する。

　肘関節の変形性関節症で、他の関節と違って注意が必要なのは、神経障害をきたすことが比較的多いという点であろう。肘関節周囲には三つの主要な神経が走行するが、そのうちの尺骨神経（注12）は、

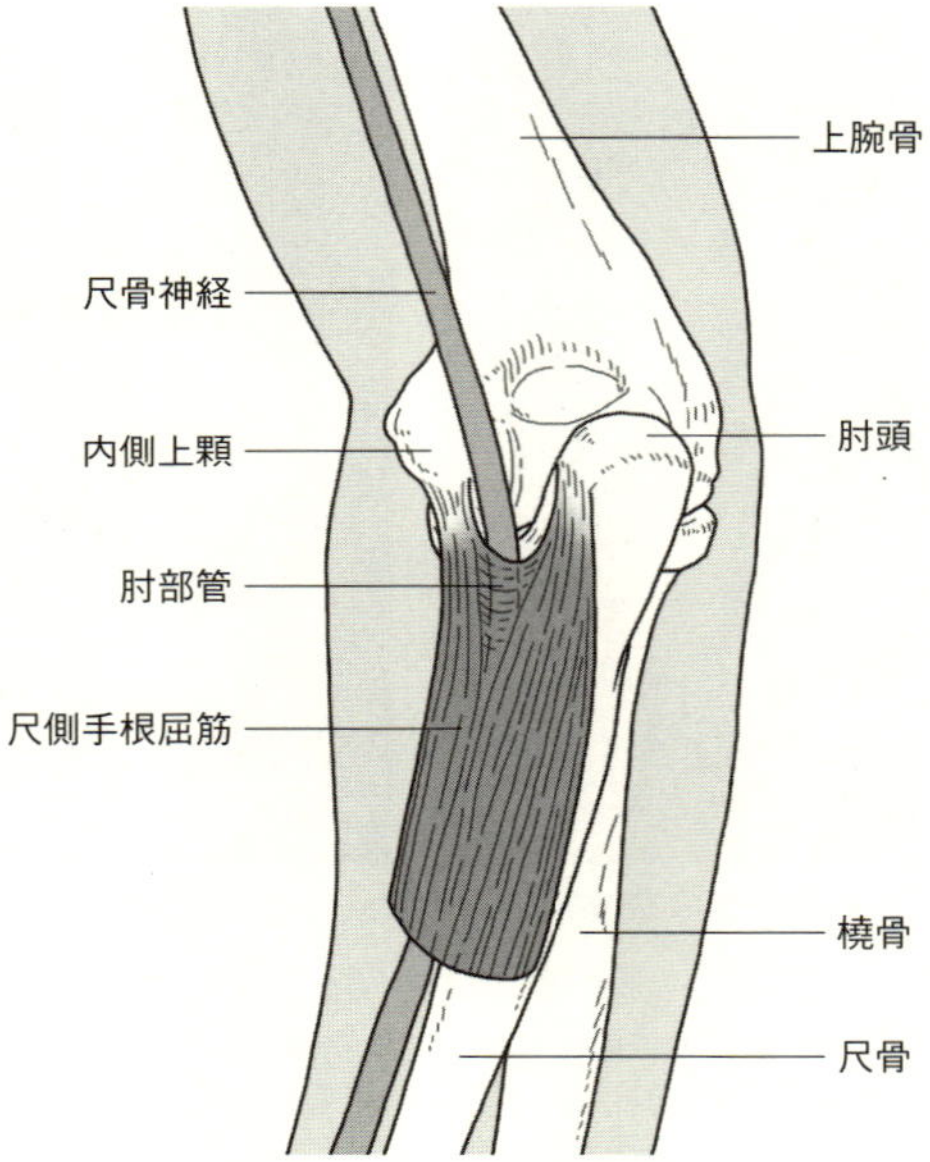

図3-18　尺骨神経

尺骨神経は肘関節のすぐ内側を走っている。肘関節が変形すると，尺骨神経はすぐに障害される。

肘関節の内側で、ほぼ関節に沿って骨に接して走っているため（図3－18）、肘関節に変形や炎症が起こると、すぐに尺骨神経障害をきたしうる。実際に、肘関節痛と思っていたら尺骨神経の刺激症状であった例や、肘関節は痛くないけれど、尺骨神経由来のしびれのために手術が必要になる方も多い。

変形性関節症は可動域が減少することがほぼ必発の病気であるが、肘関節はそれが顕著である。特に、関節が「伸びなくなる」のが特徴である。肘関節が痛いなと思ったら、肘をぐっと伸ばしてみて、肘が完全に伸びるようなら、それは少なくとも進行した変形性肘関節症ではない、ということは間違いないと思ってよい。尺骨神経障害についても、尺骨神経自体が肘関節を屈曲すると伸ばされ、伸展すると緩む構造になっているため、肘関節が伸びなくなっていくことで神経が伸ばされ、症状が増悪する要因にもなっている。

肩関節

もう一つ、肩関節《かたかんせつ》について述べたい。肩関節は身体の中心に近いところにある関節で、非常に重要な関節ではあるが、こと変形性関節症という観点からすると、実はそれほど重要な関節ではない。上肢の肩関節に対応する下肢の股関節において、変形性関節症がきわめて重要な疾患であることと対照的である。

もちろん肩関節は、いわゆる「五十肩」を中心として、私たちを悩ませる関節であるし、関節リウマチでも肩関節は悪くなることが多く、日常生活に大きな影響をおよぼすことが報告されている。外傷も比較的多くて、若い時は肩関節脱臼は救急外来を受診する代表的な怪我の一つであるし、高齢者は転倒によって上腕骨頸部骨折を起こし、この骨折は、骨粗鬆症性骨折の代表的な骨折の一つに挙げられている。

それらにも拘らず、肩関節は、少なくとも一次性の変形性関節症はかなり稀といっていい関節である。明確な理由は不明であるが、現在の我々の生活で、実際に肩を上げて作業をすることはかなり少ないから、というのが理由ではないだろうか。もちろん肩関節が上がらなくなれば、服を着るのに苦労する、洗濯物を干したり取り入れたりできない、などの不自由は生じるのであるが、生活の中で、そのような作業をしている時間はごく限られているのではないだろうか。しかもかける力はあまり大きくない。

一方、二次性の変形性肩関節症は、最近大きな注目を集めつつある。二次性といっても原因はさまざまであるが、特に注目を集めているのは、いわゆる「五十肩」に続発する変形性肩関節症である。肩関節は、肩関節を大きく動かす三角筋、大胸筋など（アウターマッスル）と、腱板《けんばん》（注13）と呼ばれる四つの比較的小さな筋肉の集まり（インナーマッスル）によって、その大きな動きを可能にしている関節である。このうち腱板は、肩関節を安定させて、上腕骨頭を肩甲骨の臼蓋（関節窩《かんせつか》）にしっかり押し付けて動かすためにきわめて重要な筋腱群である（図3－19）。これは外傷で傷付くこともあるが、経年的な変性により徐々に弱くなり、断裂をきたすことのほうが多い。また断裂までは至らないまでも、弱ってしまって肩関節を安定化させられなくなることもよくある。そうすると、肩関節を上げる時に、上腕骨が持ち上がってしまって（押さえつけて安定化することができず）、上腕骨の

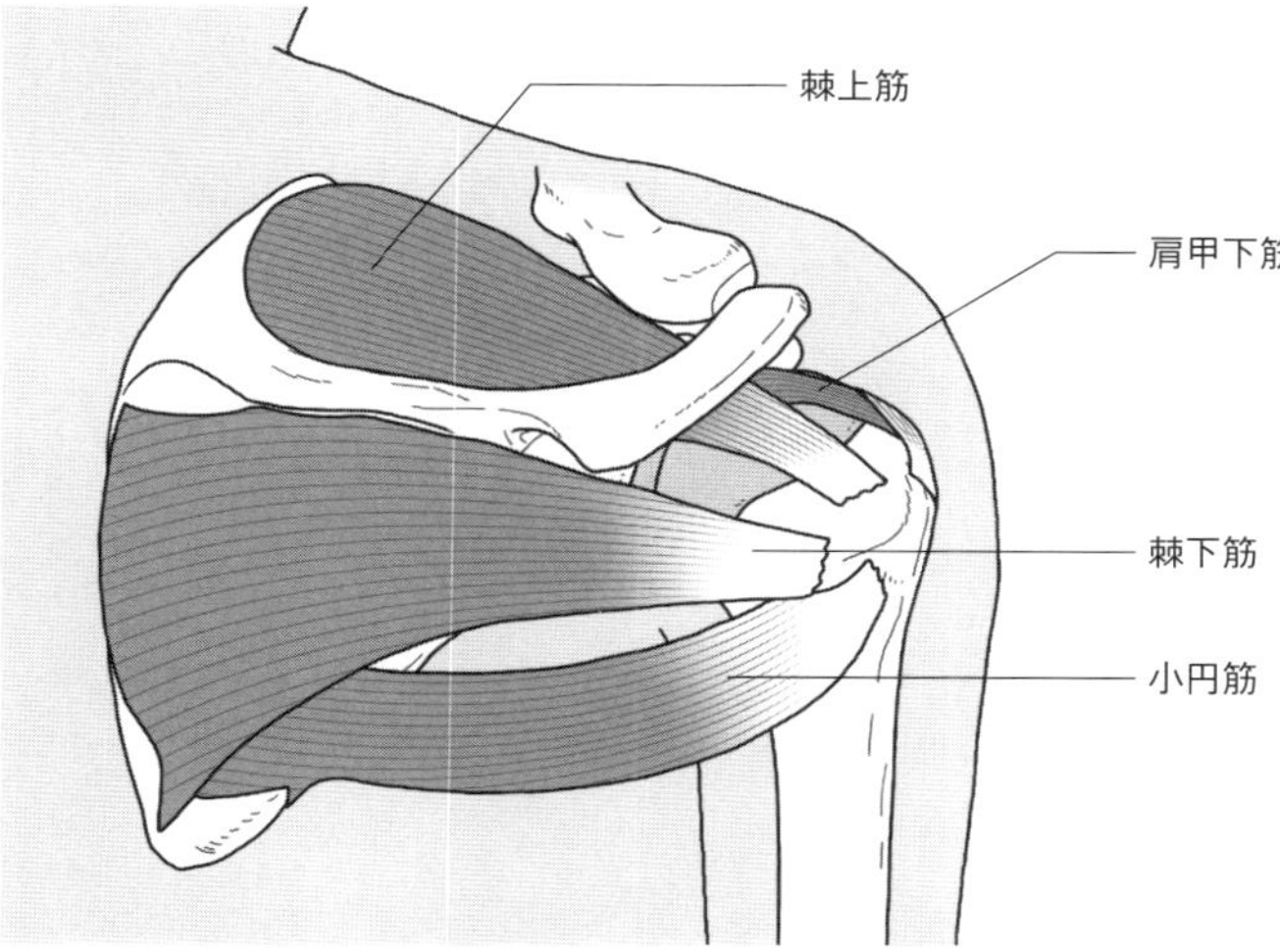

図3-19　肩機能にとってきわめて重要な腱板

腱板を構成する4つの筋。それぞれ役割が異なり，補いあって肩をスムースに動かしている。

上を覆っている肩甲骨の一部、肩《けん》峰《ぼう》と、上腕骨頭が衝突（インピンジメント）し、痛みを起こすことがある。

このような状態が続くと、上腕骨は臼蓋に対して徐々に上方に位置した状態で動くようになり、臼蓋の関節面との不一致によって変形性関節症変化をきたすだけでなく、本来ならば直接の関節をなしていない肩峰との間に、新たな関節様構造を作ってしまう（図3－20）。このタイプの変形性関節症が、おそらく高齢化とともに徐々に増加してきており、注目を集め

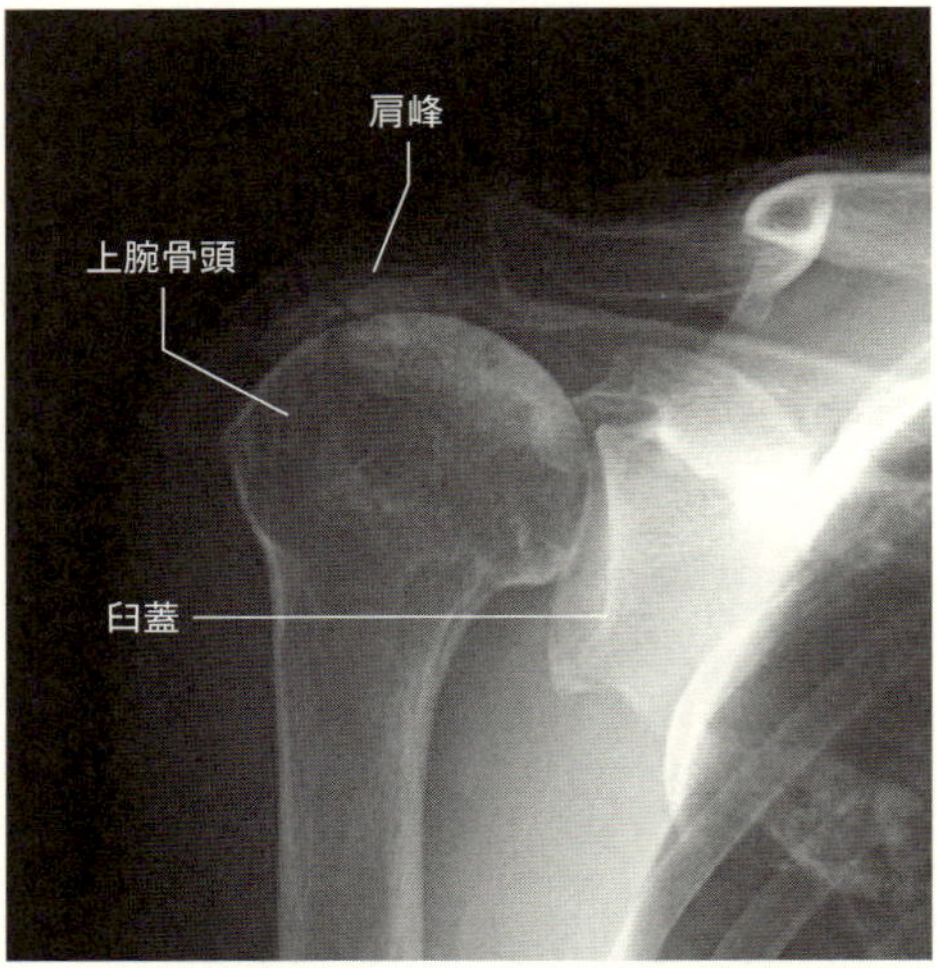

図3-20　肩峰と上腕骨頭の関節様構造

腱板の機能が長期間失われていたことによる変形性肩関節症。上腕骨頭は臼蓋から外れ，通常は接していない肩峰と関節を形成している。

ている。

　肩関節は股関節とは異なり、脊椎と骨性ないし関節性の連続性がほぼない関節であり、肩甲骨は肋骨の上に「浮いている」構造物であるし、鎖骨も肩甲骨と弱く肩鎖関節でつながっているだけである。その分、可動性が大きい関節なのであるが、これらのことからも察せられるように、筋腱がいかに効率良く、しっかり働いてくれるかということが、関節機能にとってきわめて重要である。

　そのため、保存的治療も、通常の変形性関節症で行われるような非ステロイド性抗炎症薬や関節注射は、ある程度の有効性はあるものの、重要性はそれほど高くない。それより、関節拘縮をとったり、筋力を無理をさせない範囲で強くするリハビリテーションが重要である。しかしこの点はまだまだ一般の整形外科医の間でも理解が十分行き渡っているとは言えず、また肩関節のことをよく知る理学療法士もそれほど多くないことから、今後啓蒙が必要な分野である。

もしあなたが今、肩が痛いとしたら、このような基礎知識を持って整形外科医や理学療法士の先生とよく相談しながら、リハビリテーションを進めるべきであろう。

5　関節リウマチとの違い——どのように診断するのか

硬い腫れ、柔らかい腫れ

これまでも折に触れて述べてきたように、変形性関節症は関節リウマチとの区別が重要になる疾患である。変形性関節症を年齢による変化（のみ）と捉えた場合は、その違いは明らかではないかと思われるかもしれないが、これまでみてきたように、実は変形性関節症は全身性の関節疾患で、その病因・病態に、慢性炎症は大きく関わっていることがわかってきている。すなわち、関節リウマチと大いに似通った疾患である。

この二つの疾患の鑑別診断上重要な点として血液検査があり、たとえば有名なリウマトイド因子は、変形性関節症から関節リウマチを区別する代表的な検査である。最近よく行われるようになった抗ＣＣＰ抗体も同様である。しかし、最終的に関節リウマチと診断された方の中にも、これらの検査のいずれかが陰性、ないし、両方が陰性という方も相当数おられるし、逆に最終的に変形性関節症と診断された方で、リウマトイド因子が陽性と言われたと駆け込んでくる方もおられる。さらにどちらの病気でもないのに、これらの検査が陽性になる方も病院によく来られる。診断においてなにより重要なのは診察上の所見であるので、そのことについて簡単にまとめたい。

関節リウマチの関節の特徴は、「腫れる」である。すなわち、関節液が溜まったり、滑膜が腫れたりする。一方、変形性関節症も関節液が溜まることがよくあるが、その程度、頻度は関節リウマチのほうがずいぶん多い。特に指の関節についてその違いは顕著で、変形性関節症と関節リウマチの違いが難しい近位指節間関節において、変形性関節症の場合は、関節液が溜まることは珍しい。しかし変形によって骨が突出することがよくある。したがって、もしこの関節を触ってみた場合、（まだ治療していない）関節リウマチの方は、関節液や滑膜の腫れによって、「柔らかい」腫れを触れることができるのに対し、変形性関節症の場合は、骨棘などによって「硬い」腫れを触れることになる。もちろん例外はあるが、一般的な違いとしてはこれが重要な点になる。

それから、どの関節に「腫れ」が起こるのかという点も重要である。これまで書いてきたように、遠位指節間関節については、まず変形性関節症と考えて間違いない。逆に中手指節関節や手関節に腫れが起こった場合は、まず関節リウマチを強く疑うことになる。難しいのは、前述の近位指節間関節や、母指手根中手関節、膝関節あるいは足の母趾の近位趾節間関節である。腫れの区別はあるが、それは近位指節間関節についてはある程度あてはまるものの、他の関節にあてはまるとは限らない。これらの関節には両方の疾患ともよく起こるので、最終的には専門医にみて判断してもらう必要がある。関節リウマチについては、本シリーズの第二巻に詳しく記載されているので、心配な方は手にとってみることをお勧めしたい。

さて、ここまで変形性関節症について、どのような方に起こりやすいのか、どのような関節にどのように起こるのか、症状はどのようなものか、どのように診断するのか、ということをできるだけ詳しく述べてきた。「関節軟骨の変性」というキーワードが変形性関節症の中心テーマであることは間違いないが、それに関係する因子は非常に多く、単なる「使い傷み」ではないということはわかっていただけたかと思う。

それでは、関節軟骨とは、いったいどのようになっていて、どのように「変性」していくのであろうか。世界の学者がしのぎを削りながら、知恵を絞って取り組んでいるこの問題について、次章では詳しく述べたい。

❖コラム　骨壊死とはどのような疾患か

骨壊死と聞くと、「骨が腐ってしまう病気か！」と思われるかもしれない。本文中にも書いたが、「壊死」という言葉からは、ばい菌などが増殖して嫌な臭いをさせてドロドロになってしまう状態を思い浮かべやすいが、こと骨に限って言えば、そうではない。「壊死」とは正確に言えば、「血流が途絶えて細胞死に至ること」である。細胞が死んでしまえば、ドロドロに溶けて、あるいは壊れてしまいそうだが、骨の場合はそうはならない。なぜなら、細胞外マトリックスと呼ばれる構造物が非常に強く、細胞なしでもそう容易には壊れないからである。しかし、その強さを永遠に維持することはできず、特に荷重がかかる関節の骨に壊死が起こると、長い目でみれば関節は壊れてしまうことが多い。その点で、骨

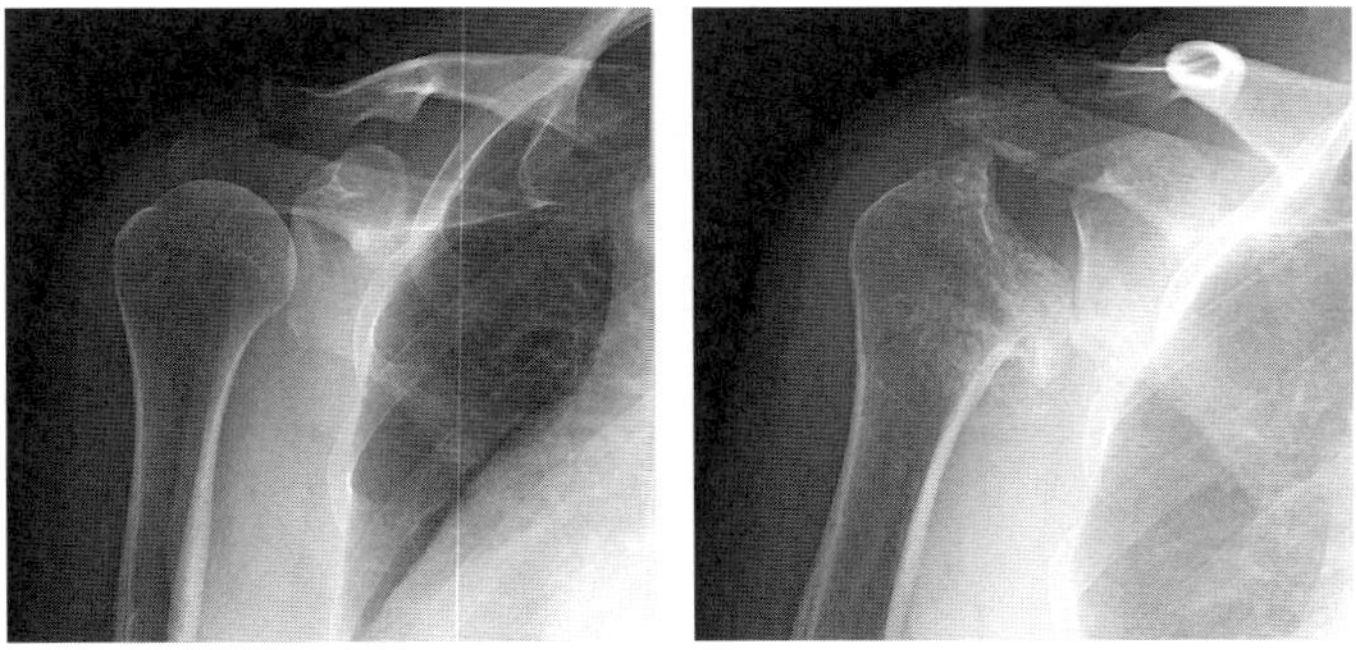

＜正常の肩関節＞　＜上腕骨頭壊死の肩関節＞

図3-21　上腕骨頭壊死による二次性変形性関節症

右肩の上腕骨頭はひどく破壊されているが，これでも痛くなく，肩もあがる。

壊死は、二次性変形性関節症の重要な原因の一つになるのである。

骨壊死が起こる有名な関節は股関節で、大腿骨頭壊死により、二次性変形性関節症が起こりうる。大腿骨頭壊死はステロイドの副作用として有名である。膝関節にも起こることがあり、特に大腿骨の内顆に起こることが多い。しかし膝関節については、実際には「壊死」ではなくて「微小な骨折」ではないかとの有力な仮説がある。いずれにせよ強い痛みが起こり、二次性の変形性関節症の原因となる。手関節にも起こり、特に月状骨《げつじょうこつ》が有名で、「キーンベック病」と呼ばれる。足関節においては、距骨に起こることがあるが、ほとんどは全身性エリテマトーデスと呼ばれる膠原病患者さんであろう。肩関節でも時折みられるが、多くはやはり全身性エリテマトーデスの患者さんである。しかし、肩関節の特性か、上腕骨頭がほとんどつぶれてなくなってしまうほどの重度の破壊が起こっても、意外と痛みがなく、肩も十分挙上できることがある（図3－21）。

また骨壊死は小児期にも起こることがあり、小児期の大腿骨頭壊死は別名「ペルテス病」と呼ばれているし、足の舟状骨に起こるものは「ケーラー病」と呼ばれる。これらは経過が悪いと、後の変形性関節症の原因となりうる。骨壊死という病気は、その病気にかかったことがなければ聞いたことがないという方も多いと思われるが、二次性変形性関節症の主要な原因として、知っておいてもいいかもしれない。

❖コラム　離断性骨軟骨炎

離断性骨軟骨炎《りだんせいこつなんこつえん》（osteochondritis dissecans）は、名前に「炎」がついて一種の炎症のような病名であるが、広義では骨壊死の一つに挙げられる疾患で、骨の成長が終わって骨端核が癒合完成する思春期から青年期にみられる。骨壊死と類似した病理像を示すもので、軟骨下の骨に発生し、この部分が関節軟骨を伴って離れてしまう（離断）。

その発生原因についてはまだはっきりわかっておらず、膝における大腿骨内顆骨壊死と同様、繰り返しかかるストレスによって生じた骨折ではないかとする意見もある。その証拠に、肘関節において上腕骨滑車部ないし小頭部におこる離断性骨軟骨炎は、別名「野球肘」とも言われ、ピッチャーやキャッチャーなど、たくさん投球をする野球少年に圧倒的に多い。これが理由で、この疾患の発生を防ぐために、アメリカにおいて（我が国においても）少年に対する投球数の制限を設けているほどである。

一方、膝関節におけるものは男性に女性の三倍から四倍の頻度で発生し、思春期のみならず、二〇代でも好発する。二〇パーセントは両側性で家族内発生の報告もあるため、単なる機械的ストレスだけというわけでもなさそうである。

肘関節、膝関節に対し、足関節の距骨天蓋部に発生する離断性骨軟骨炎は、怪我との関連がより深く、外傷歴のあるものを「骨軟骨骨折」、ないものを「離断性骨軟骨炎」と分けることもあるが、まとめて骨軟骨損傷と呼ぶことが多い。それだけ、区別はつけがたいということである。一方、距骨天蓋に起こるもののうち、外側に生じるものと内側に生じるものにはやや違いがあり、これを起こす外傷のうち、足関節の外反背屈で起こるものは外側に多く、通常の捻挫のような内反底屈内旋（内返し）で起こるものは内側に多いとされる。そして外側に起こるものは明らかな外傷が契機となっているものがほとんどであり痛みを生じるが、内側に起こるものは、明らかな怪我の後に起こるものであっても半数程度で痛みを伴わないことも多いとされる。いずれにしても将来的な変形性関節症の原因となりうる。肘関節の離断性骨軟骨炎は、将来的に半数が変形性関節症を起こすとの報告もある。

骨壊死といい、離断性骨軟骨炎といい、原因と病態がよくわかっていない病気がまだまだ多い。

第三章 注

注1　六軸の動き……屈曲、伸展、内反、外反、内旋、外旋の六つの動き。

注2　アライメント……骨の軸のこと。軸がずれていれば、関節にかかる負担も大きくなる。

注3　ＢＭＩ……Bone Mass Index の略。体重を身長の二乗で割った値。肥満度の指標とされる。

注4　臼蓋……凸面である骨頭と関節をなす骨（肩関節では肩甲骨）の凹面部分を指す。球関節である二つの大関節、股関節と肩関節に用いられる言葉である。

注5　大転子、小転子……大腿骨近位部にある骨の二つの突起。いずれも、股関節を動かす主要な筋群が付着する（その代表が中殿筋である）、きわめて重要な突起である。

注6　インピンジメント……骨と骨がぶつかる（衝突する）こと。関節近傍の痛みの主要な原因の一つとして知られる。骨と骨の間に、関節唇のような線維軟骨や腱板のような腱がはさまることがよくある。

注7　踵骨……踵の骨。下肢の最も遠位、床に接する骨で、荷重がかかることで重要な役割を果たす。またアキレス腱が付着することでも重要。

注8　捻挫……『標準整形外科学』（第一二版、医学書院）によれば、「関節を構成する軟部組織の挫滅《ざめつ》であり、脱臼に至らないすべての状態をいう」と記載されている。すなわち、重度の靭帯の損傷を含むことになる。一方、同書の中でも別に、「関節が生理的な範囲を超えて運動を強制された場合、関節包や靭帯の一部が損傷されるが、関節の適合性が保たれている状態を捻挫と呼ぶ。関節の安定性に関与する重要な靭帯の損傷を靭帯損傷として別に扱う」と記載されて

おり、用語に難しさがある言葉である。しかし、「断裂を伴わない微小な靭帯損傷」として一般的に使われることが多い言葉であるため、本書では後者の意味として用いた。

注9　果部……足関節には、外果（外くるぶし）と内果（内くるぶし）がある。外果は腓骨遠位部の突出で、内果は脛骨遠位部の突出である。一方、膝関節・肘関節において内側と外側にある突出は「顆」と表記する。すなわち内側の突出を内顆または内側顆《ないそくか》といい、外側の突出を外顆または外側顆《がいそくか》という。「果」は足関節のみに用いる。

注10　第二中足楔状関節……第二中足骨と、第二楔状骨でなす関節。第二楔状骨は、第一および第三楔状骨よりやや奥まっており、第二中足骨がそこにはまり込んでいる形になっている。したがって、安定性がよく、逆にあまり動かない。

注11　母指手根中手関節……母指における手根骨（大菱形骨）と中手骨（第一中手骨）の間でなす関節。非常に動きが大きく、母指をよく使うヒトにおいて特に発達した関節の一つである。

注12　尺骨神経……上肢に至る三つの大きな神経の一つ。手の小指側（小指と環指＝薬指）の知覚を感知し、手の小さな筋肉を動かす神経。ヒトが細かな指の動きをするためには、きわめて重要な神経である。

注13　腱板……肩を動かすアウターマッスルとインナーマッスルのうちの、インナーマッスルをなす四つの筋腱（棘上筋、棘下腱、肩甲下筋、小円筋）からなる構造物。肩の機能にとって重要な働きを持ち、また炎症や断裂によって、肩の痛みの主要な原因となる。

第四章　関節軟骨変性のメカニズム

1　関節軟骨の構造と役割——あまり働き者ではない軟骨細胞

単純なようで複雑巧妙な関節軟骨の構造

関節軟骨の構造の最大の特徴は、細胞が少なく、血行がないということである。一般の人はピンとこないであろうが、こんな組織は身体中探しても他にない。それがどうしたと思われるであろうが、この特徴こそが軟骨の病気に対する治療を難しくしている。

生物の身体は細胞の集まりでできていて、細胞こそが命を営んでいる。細胞が組織を維持し、壊れたら修繕して身体を維持している。メンツが少なくなれば自ら分裂して人手を増やす。たまに細胞がおかしくなると「がん」になったりもするが。なんだか、国家や社会のようである。正常細胞がおかしくなって増殖しながら周囲を破壊するがん細胞は、さしずめ国家をおびやかすテロリストか。そして細胞が元気に働くために必要な酸素や栄養分は血液から供給され、細胞そのものも一部は血液から供給される。それが普通の組織である。

蛇足であるが、この身体という国家には免疫細胞という警察組織も備わっていて、血流ハイウェイに乗って全国を巡回しながらテロリストを摘発しているし、外部からの密航者も逮捕する。見た目が違う細菌類は瞬く間に取り押さえるが、正常細胞に潜り込んで同化するウイルスもさまざまな捜査ツールを駆使して発見する。サイトカインという名の警察無線で招集をかけ、抗体という飛び道具を使ったり、肉弾戦に特化して鍛えられた特殊部隊が直接相手に飛びついてかみついたりする。

ところが、関節軟骨には細胞がわずかしかおらず、血液も流れていない。物流のない過疎の僻地のようだ。そのため、一度傷付いた軟骨はほとんど修復されずに終わってしまう。修復のための人員も資材も派遣されない。そして、関節軟骨ができるのはお母さんのお腹の中にいた胎児の時だけのワンチャンス（図4－1）。その後は基本的に一生にわたって作り直されることはない。赤ちゃんになる前に作ったものを後生大事に一〇〇年近く守り続けて使い続けなければならないのである。しかも時々使うのではない。身体を動かしている間、常に押さえつけられ、こすられ、叩かれ、大変である。ちょっと一息つけるのは寝ている時くらいだろうか（これも寝相のいい人に限る）。

細胞が少ない過疎の僻地なら、軟骨はさぞかし砂漠や荒れ地のように荒涼としたところかといえば、それは全く違う。みずみずしく、穏やかな森のような楽園である（図4－2）。

明治21年（1888)。絹本著色。東京藝術大学蔵。

観音と赤子。この組み合わせは，母子神信仰の象徴的図である。しかしこの赤子，観音の手より落ちる水の膜に包まれている。この子は赤子ではない。胎児である。この絵は，胎中の様子を描いているのである。この胎中の出来事は，分子生物学の世界では「軟骨」の誕生の物語でもある。

私たちの身体を支えている骨は，軟骨が作る。しかも軟骨はその大仕事をまず胎中で始める。そして胎中より出でて十数年，骨を作り続ける。軟骨は骨を作った後，わずかに関節に留まる。量はわずかであるが、その働きは途方もない。軟骨は骨を作り，さらにその骨を動かす関節の大黒柱として働き続けるのである。軟骨――神秘的存在。胎児の持つ神秘を，軟骨は受け継いでいる。

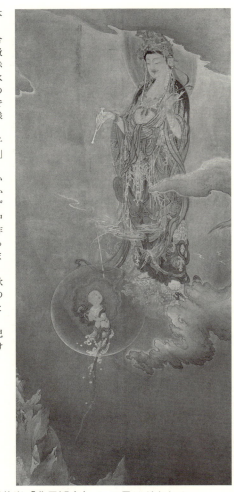

図4-1　狩野芳崖「悲母観音」，この子はだあれ？

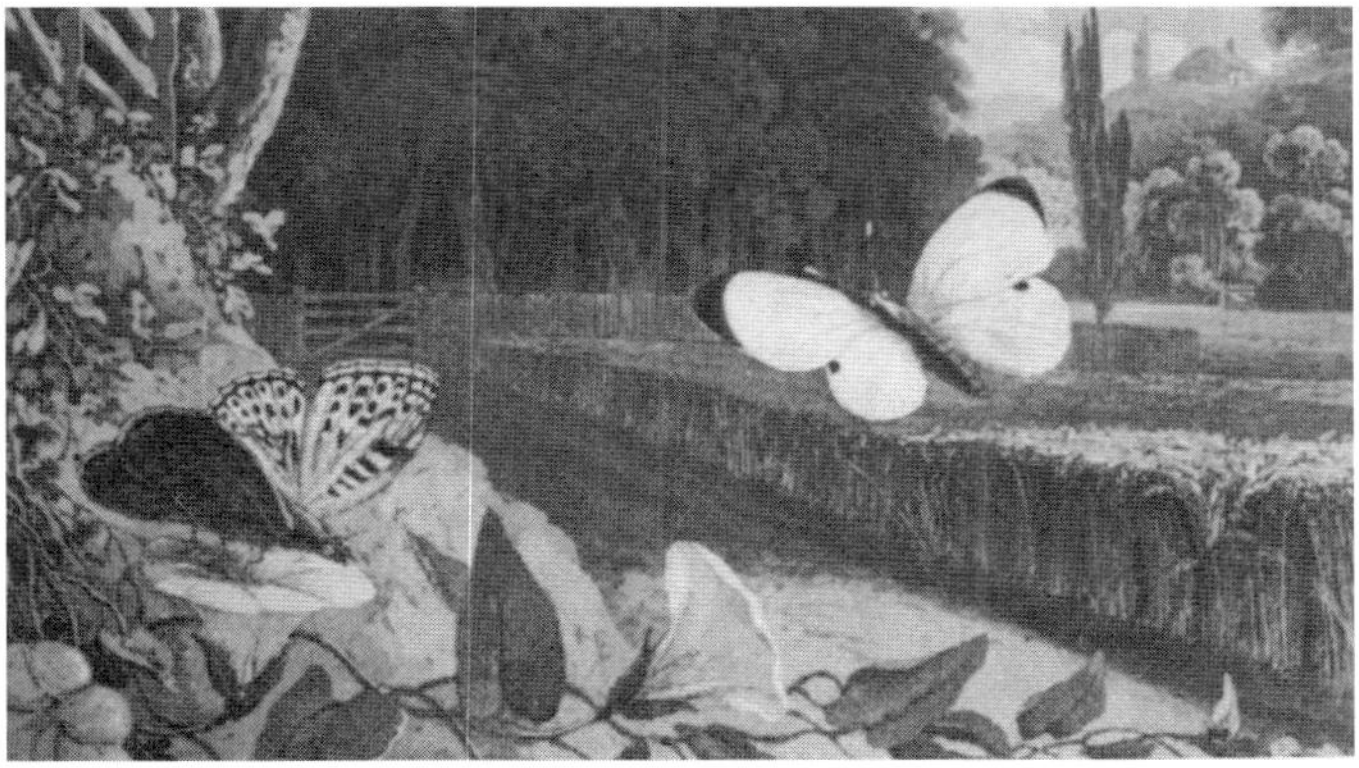

図4-2　「BUTTERFLY」，ここは楽園

軟骨のイメージは楽園。泉が湧き，緑したたる森の中で蝶が飛び，鳥がうたう。イギリスの風景画家ウィリアム・ダニエル（1769〜1837）の『生物景観図集』（1809）より。

それを作っているのはコラーゲン（Ⅱ型）、ヒアルロン酸、グルコサミン、コンドロイチン硫酸などの物質である。新聞広告でよく目にする、あれである。でも実はそれも軟骨全体の重量の中では、わずか二、三割に過ぎず、残り七、八割は水である。ちょうど水を吸ったスポンジのようなものだ。

コラーゲンというのは、撚《よ》り糸のような線維であり、引っ張りに対して強い抵抗力（抗張力）を持つ。キッチンスポンジのスポンジそのものと言ってもよい。ヒアルロン酸とは、このコラーゲンの編み目の間を通っている糸のようなもので、この糸にグルコサミンやコンドロイチン

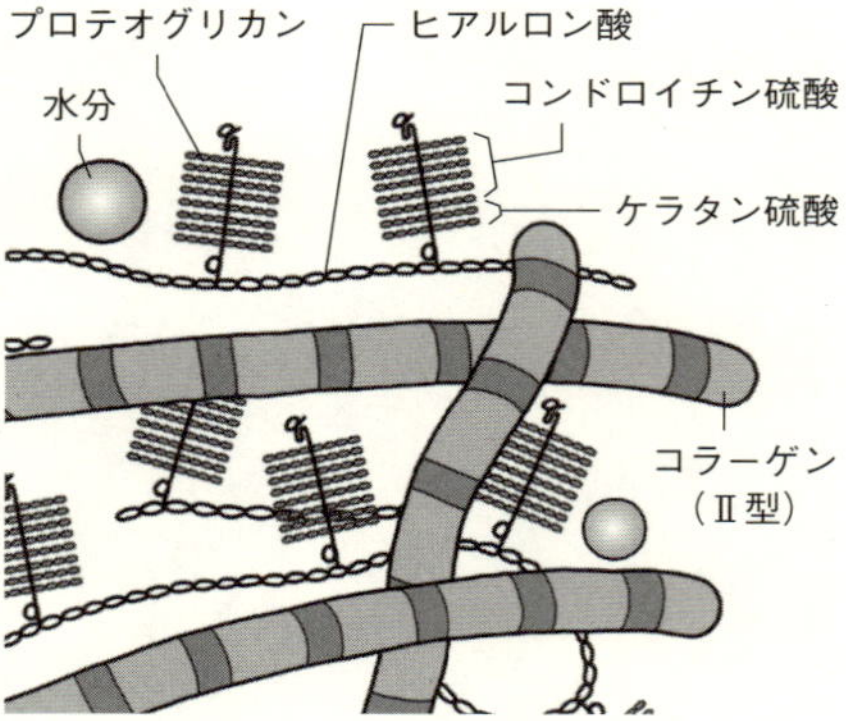

図4-3　プロテオグリカン

プロテオグリカンは，コンドロイチン硫酸とケラタン硫酸でできている。

硫酸などからなるプロテオグリカンと呼ばれる物質がしがみついている（図４－３）。これはちょうど磁石のＮ極やＳ極同士が反発するように、互いに（電気的に）反発する性質を持つ。編み目の中に反発しあう物質が入っているので、コラーゲンは買ってきたばかりの新品のスポンジのように張りがあって膨らんでくれ、中にたくさんの水分を引き込むことができるのである。このような仕組みによって、健康な軟骨は潤いがあり、弾力があるのである。少し押すとじわっと水分がにじみ出て滑りもよくなるのである。

少ないながらも存在する軟骨細胞は、これらのコラーゲンやプロテオグリカンを時々壊しては、ゆっくりとしたペースで新しいものに交換していると言われている。豊かな森を育むために古い枝葉を落としたり、下草を刈ったり。しかし、あまり働き者ではない軟骨細胞は、いざ激しく壊れた時に、この複雑な構造を上手に元通りにできない。硬い軟骨やばさついた軟骨しか作れないのである。正確に言うと、コラーゲンも、皮膚や骨や線維組織に存在するI型という異なった種類のコラーゲンが多くなり、保水力の低い線維軟骨と呼ばれる軟骨で修復される。

関節軟骨の役割

四肢の骨格の中で、関節には運動による負荷がひときわ強くかかる。荷重下での屈伸や歩行やジャンプ、物を持ち上げたり、投げたり、スポーツしたり。すべての運動の支点になり、強い圧力と衝撃が加わる。膝関節には普通に歩くだけでも体重のおよそ三倍、階段昇降ではおよそ五倍、走ると一〇倍の力が加わるとされている。この衝撃がまともに加わると骨髄まで響くであろう。その衝撃をやさしく受け止め、弾力性によって吸収してくれるのが関節軟骨である。しかも関節軟骨には神経がないので、衝撃を直接感じることはない。吸収された後に伝わる圧力を骨にある神経が感じるのである。

また、軟骨は超低摩擦状態を維持しているため、関節を動かす時の抵抗がほとんどなく、滑らかに素早い動きにも対応できる。生物が脊椎動物に進化した時から備わっている仕組みである。

2　生体力学からみた関節軟骨
——「うるおい成分」の正体、流体潤滑とリン脂質

人工的には難しい驚異の超潤滑

前述のスポンジのような高次構造によって、関節軟骨は高い保水性と弾力性を有している。ヒアルロン酸やグルコサミンなどの「うるおい成分」によって、水を軟骨組織の中に引き込み、コラーゲンなどの「張り成分」によって、押すとプルンと跳ね返る弾力を維持している。

化粧品やサプリメントの広告効果というのは、たいしたものである。確かに若さが戻ってきそうな文言である。しかし、それらを飲んだりして膝の軟骨に効くかどうかは、別項に譲る（どうも効くという証拠はないようだ）。

さて、これらの保水性と弾力性からくる関節軟骨の潤滑は驚異的である。第一章で紹介したように、正常な軟骨の摩擦係数は最も低くて〇・〇〇五ほどであるという。つまり一〇〇キロの物体が乗っていても、動かすのに五〇〇グラムの力でよいのである。工学研究

者によると、この摩擦係数は驚異的な数字だそうで、人工的に作り出すのは難しいらしい。研磨した金属に油を塗っても〇・一程度にしかならないらしく、氷上のスケートは〇・〇三ということであるから、桁が一つ、二つ違う。

どうしてこのような低摩擦が実現できるのか。水を含んだスポンジやウレタンを押すと水がじわっとしみ出すように、向かい合った軟骨が荷重で押されると、その間に水分が押し出され、流体潤滑といわれる超低摩擦状態が形成されるのである。つまり、わずかに浮いたような状態でこすれ合わさるので、摩擦がほとんどないのである。ちょうどリニアモーターカーがレールから浮いているために抵抗がなく高速で走れるようなものである。

軟骨がいたむと摩擦が大きくなる

この巧妙な低摩擦状態は関節軟骨の高次構造によってもたらされている。軟骨表層にあるリン脂質と呼ばれる物質が粘調な液を保持し、コラーゲンの張りとプロテオグリカンの潤いで水分をしみ出させる。

ところが、外傷で軟骨表層が削りとられたり、過剰な荷重負荷によって基質がいたんできたりすると、リン脂質も失われ、保水性も低下することで、超低摩擦の環境が維持できなくなる。変性（注1）が軽いうちは、しばらく動かしていると流体潤滑が生じてきて、滑らかに動くようになる。変形性関節症の中等度くらいまでは、朝起きた時など、動かし初めが痛かったり、こわばっていたりするが、しばらく動かしていると楽になっていくという人が多いのは、このような理由によるものではないかと推察される。

しかし、関節軟骨の構造が完全に破壊されると、もはや潤滑がうまくいかず、骨と骨がこすれ合わさるような高い摩擦でしか動かせなくなる。屈伸時に起こるこわばりやきしみが、なかなかなくならないのである。

3 関節軟骨の成長と老化——胎児の軟骨から骨が生まれる

骨格の完成

関節軟骨はいつ頃完成するのか。子供の関節のX線像を撮影すると、骨の部分はとても小さく、X線像に写らない広い隙間が存在する。この隙間には軟骨がある。

私たちがお母さんのお腹の中にいた頃、身体の骨は軟骨から作られていく。手足の骨はまず軟骨の棍棒（軟骨原基）が作られるところから始まる。腕の骨、脛の骨、指の骨等々、すべてである。軟骨原基の真ん中から骨に変わっていき、次第に両端まで骨が広がっていく（図４－４）。そのうち軟骨原基の両端の部分（骨端）も中央から骨になり、関節近くまで骨が広がっていく。最初は軟骨原基の真ん中から骨になって、後に骨端の中央が別に骨になっていくが、その間に挟まれた軟骨は成長軟骨板と呼ばれ、骨の長さの成長に関与する（図４－５）。骨の両端の軟骨は関節軟骨となり、その後永久に残ることとなる。

生まれてくるタイミングでは、まだ骨端の骨化が始まる前であり、一、二歳の頃から骨端の骨化が始まる。その後、小学生くらいまでは、この骨と軟骨の形成が続いていて、関節側は、骨端の骨化が次第に進んで関節軟骨が薄くなっていく。そして中学生くらいで大人と同じ厚みとなって、それ以上は骨に変わらず、永遠に関節軟骨として残る。

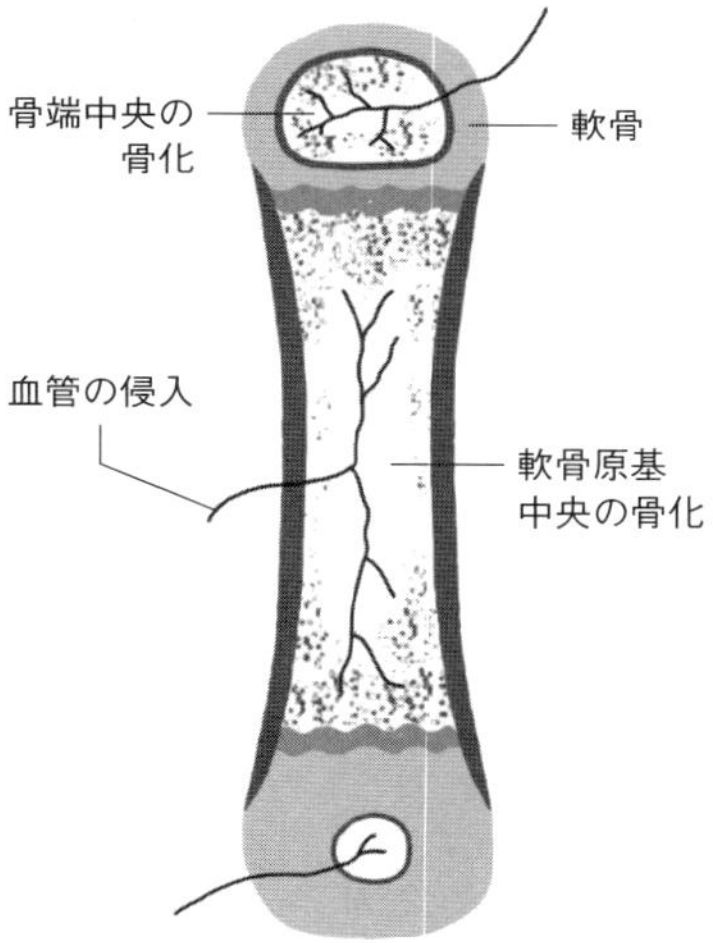

図4-4　長管骨の形成

胎生期に軟骨原基（軟骨のかたまり）は血管の侵入を受け，骨化してゆく。骨端中央の骨化は生後１，２歳頃に始まる。

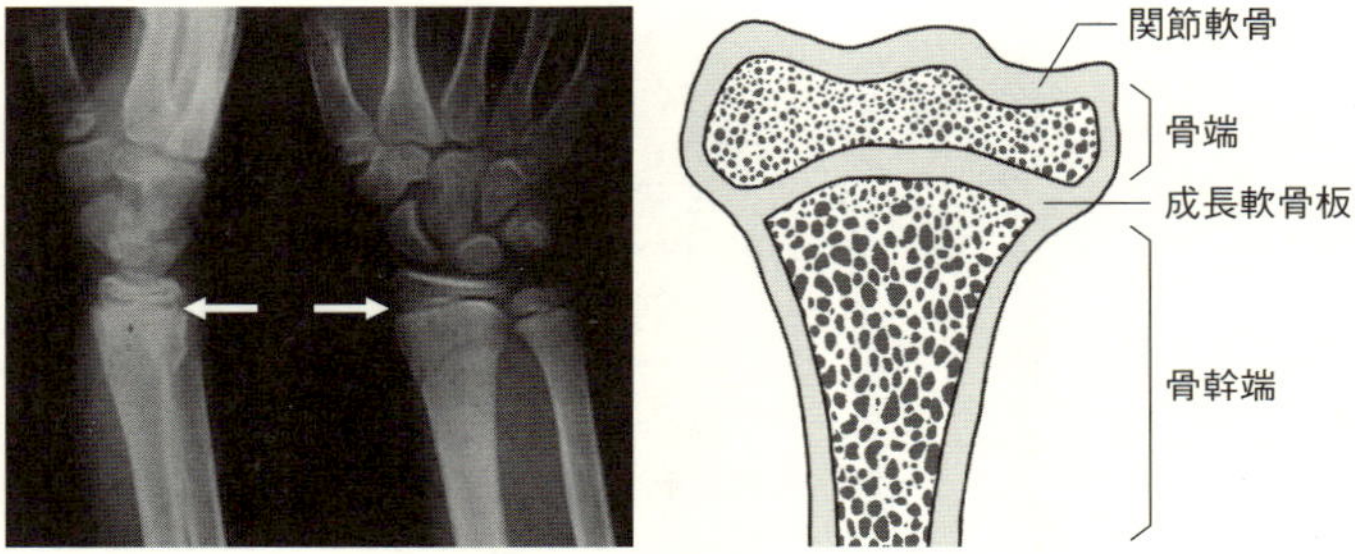

図4-5　成長軟骨板

長管骨の両端には成長軟骨板という軟骨組織が存在し，骨の成長が行われている。X線像でも成長軟骨板は確認することができる（矢印）。

一方、成長軟骨板の方もだんだん薄くなり、最初に骨になっていった中心側と、後から骨になった骨端側がくっ付いて、成長軟骨板が消失する。こちらは女子で一五歳くらい、男子で一七歳くらいである。その頃だいたい身長の伸びが止まる。骨格の完成である。

関節軟骨の維持

関節軟骨は一二歳から一四歳くらいで完成する。厚みや構造もほぼ大人と同じである。半月板や靭帯など、関節周囲にある組織も小学生のうちに完成している。そして、その後七〇年以上にわたって使い続けるのである。

軟骨は新陳代謝がきわめて少ない組織である。ごくわずかずつ、壊しては作り直していると言われているが、そのスピードは遅いと考えられている。跳んだりはねたり、日常生活の中で、関節は過酷な負荷を受け続ける。少々のスポーツをしても平気なのは、軟骨の構造で最も重要なコラーゲン線維の丈夫さと、水分を引き込むことで生ずる弾性のためであろう。

それでもおそらく、コラーゲン線維の微小な断裂は日常的に起こっている。それを修復するくらいのことは軟骨内にパラパラと存在する軟骨細胞がやってのける。しかし、その修復限度を超えた損傷が発生すると軟骨の亀裂が生じ、修復できずに終わってしまう。あるいはパニックに陥った軟骨細胞が変にがんばって、でき損ないのコラーゲンを作ったり、つなげられなかったりして、やはりうまくいかずに終わる。そして軟骨の恒常性を維持できなくなるのである。

関節軟骨の老化

若年であっても、関節内の骨折や靱帯の損傷、半月板の喪失など、関節に著しい負荷がかかる原因があれば関節軟骨は変性していく。しかし、多少の負荷に留まっているかぎり、若年の関節はなかなか変性所見が出てこない。しかし、中高年になってくると、明らかな原因がなくても、多少なりとも関節軟骨の変性が出現する。「多少」というのがどのくらいであるかは個々の違いが大きくて決められるものではないが、その傾向は明らかである。たとえば関節鏡で関節内を観察すると、一〇代の健康な軟骨は、洗濯洗剤の宣伝に出てくる洗い立ての下着のように、光り輝く完全な真っ白でツヤがあるが、中高年の軟骨は、たとえ大きな損傷がない関節であっても、色は少しアイボリーのような色味があり、表面もざらついた感じになっている。

お肌も三〇歳になると張りや潤いがなくなるのと同じであろう。軟骨にもやはり老化というものがある。軟骨の最表面にあるリン脂質などの物質の質が悪くなり、基質に余分なものが沈着したり、コラーゲンなどの重要な基質も質が悪くなったりするためであろうと考えられているが、その詳細は未だ不明である。

老化が生じた軟骨はそれでも、なにごともなければ九〇年以上にわたって、特に問題を生ずることなく関節の機能を維持することができる。しかし若い頃には問題が生じなかった程度の異常負荷、たとえば肥満による絶対的な重さ、O脚などの下肢のバランスの悪さによる荷重の偏在、半月板損傷や靭帯損傷による荷重負荷の局所集中などで、関節軟骨の恒常性を保てずに変性が進んでいく場合もある。通常は数年の経過で、早い時は数か月のうちに関節軟骨の厚みが減っていき、変形性関節症を発症する。

4　関節軟骨変性の分子生物学的メカニズム
――軟骨が壊れる時、サイトカインの命令

なにが原因で軟骨は壊れていくのか

前述のごとく、関節軟骨のミクロの構造は、そのほとんどがコラーゲン（Ⅱ型）と呼ばれる強い線維と、その間に横たわるヒアルロン酸という高分子の糖タンパク、そしてヒアルロン酸にくっついている、グルコサミンやコンドロイチンからなる糖タンパク・プロテオグリカンで構成される。これらの高次構造で軟骨の弾力性と保水性が保たれている。

生理的な衝撃や圧力には十分対応できるが、限度を超えた強い衝撃や剪断力が加わると、物理的に亀裂や剥離が生ずる。外傷性の軟骨損傷である。ところが、そのような強い力が一度に加わらなくても、生理的な限度を超えるか超えないかの微妙なストレスが長い時間、繰り返し加わっていくと、少しずつ現状を維持できなくなっていき、徐々に軟骨は変性していく。または、一度外傷で傷付いた軟骨が修復されずに、その部分から少しずつ破綻していくパターンもある。

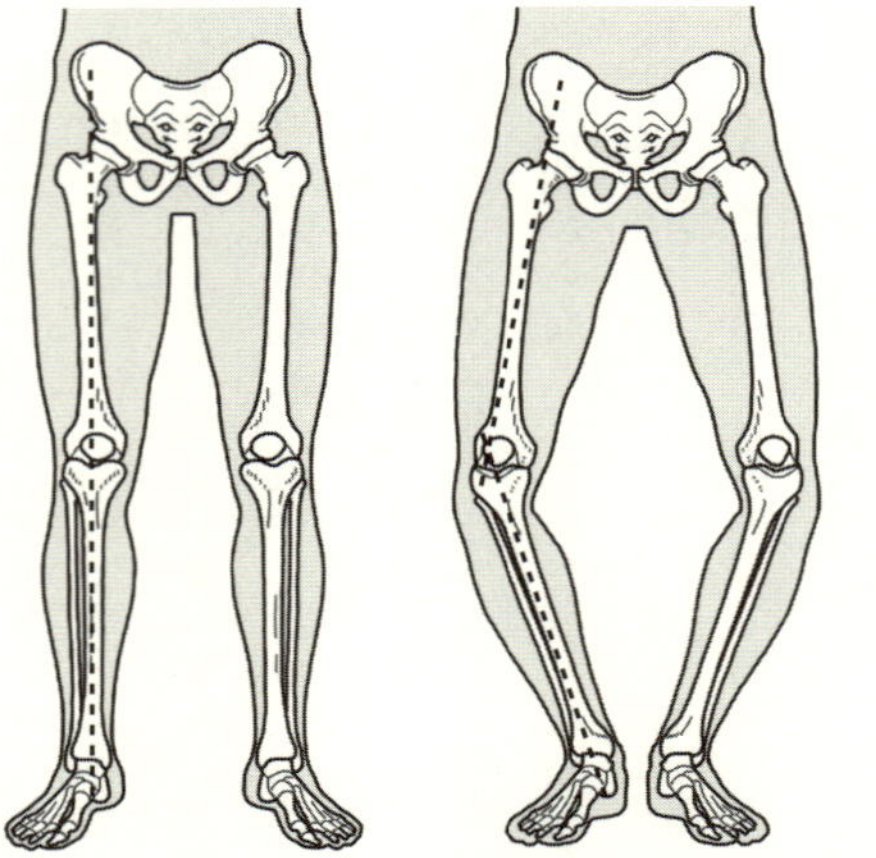

<正常>　<膝関節が内反した状態>

図4-6　内反膝（O脚）

体重が膝関節の内側に集中し，荷重負荷の偏りが生ずる。

では、なぜ限度を超えるストレスが関節に加わるのだろう。たとえば、膝関節であれば半月板損傷や靭帯損傷、それらはともに関節の安定性にとって重要である。

半月板は関節軟骨にかかる負荷を分散させる働きがある。ちょうど床に直接座ると痛いが、座布団をひくと楽になるのと同じである。しかし、ちょっとしたことで割れたりずれたりすることがある。それでも最初のうちはあまり痛くなく、不自由も少ないが、関節軟骨にかかる負荷が徐々に増していき、だんだん軟骨が破綻していくことがよくある。

靭帯も同様である。若い頃にスポーツなどでいためて靭帯を伸ばしてしまっていても、日常生活には不自由なく暮らせることがある。しかし靭帯が緩むことによる関節の微妙な不安定は、関節軟骨のストレスを増大させ、徐々に軟骨が変性していく。

関節面におよぶ骨折も要注意である。ちゃんと手術で治してもらっても、一ミリの段差もなく骨折を合わせるのは難しく、ちょっとしたズレが残ることも珍しくない。また骨折の時の衝撃で軟骨がすでにいたんでいることもある。それが年月とともに軟骨への負荷が高まり、変性していくのである。

生まれつきの関節の形も関係する。たとえば股関節では、生まれつき骨盤の臼蓋と呼ばれる関節の受け皿の深さが浅い人がいる。そのような場合、股関節の関節面にかかるストレスが高く、中年の頃になると股関節の軟骨がいたんでくることもある。

また膝関節においては内反膝《ないはんしつ》、いわゆるO脚が強いと、膝の内側に体重が集中してかかり、関節面内側の軟骨が先に変性していく（図4－6）。このような例においては、日常生活でかかる体重が関節面の狭い範囲に集中するため、限度を超えた負荷が軟骨にかかりやすくなるのである。

軟骨が壊れる時はなにが起こっているのか

軟骨に限度を超えた負荷がかかると、コラーゲンやプロテオグリカンといった基質の分断が生ずる。軟骨細胞は強い負荷を受けると、炎症（注2）を起こす物質を分泌し始める。そして、炎症を起こす物質は、軟骨細胞自身にも働きかけ、コラーゲンやプロテオグリカンを分解する酵素を軟骨細胞から分泌させる。軟骨細胞は、元々自分の周りのコラーゲンやプロテオグリカンを作り出すこともできれば、壊す酵素を分泌することもできる。その働きで、普段も少しずつ壊しては作り、壊しては作りで、軟骨の構造を維持していると言われている。しかし、炎症を起こす物質の作用で、コラーゲンなどを分泌する力が鈍くなり、軟骨を修復することをやめてしまう一方で、分解酵素はたくさん分泌するようになる。このようにして、軟骨細胞自身の働きによって周りの軟骨は壊されていくのである。

さらに、分断されたコラーゲンやプロテオグリカンの断片は、関節内を浮遊して周囲の滑膜に取り込まれる。滑膜とは、関節の部屋の壁に相当する関節包という袋の内張りをしている膜である。部屋の壁紙のようなものだ。滑膜は関節内に粘調の関節液を分泌する働きがある。軟骨の基質であるコラーゲンやプロテオグリカンの分解断片がその滑膜に取り込まれると、滑膜細胞が炎症反応を起こす。その炎症の刺激によって滑膜からもコラーゲンを分解する酵素が分泌されて、さらに軟骨を壊していく。また、滑膜からの粘液の分泌も活発になって、関節液の量が増えていく。

よく関節に「水が溜まる」というが、これは、滑膜からの粘液の分泌が高まることが原因である。このような滑膜からの粘液分泌が高まる仕組みからわかるように、軟骨の基質が分解されて、そのコラーゲンなどの断片がたくさん浮遊している時期が、実は最も水が溜まるのである。変形がさらに進行し、軟骨がすっかりすり減ってしまうと、逆に水は溜まりにくくなる。つまり、変形性関節症の病期のうち、軟骨がすり減り始めた初期からすり減る途中くらいが一番水が溜まる時期なのである。

ちなみに「膝の水を抜く」のは悪いことではない。水腫は症状を悪化させるし、膝の曲がりも悪くなる。証明はされていないが、水腫を減らすことで、中に含まれる軟骨破壊酵素を減らす効果もあるかもしれない。ただし、軟骨がすり減っている原因を取り除かないかぎり、またすぐに水は溜まるであろう。しかしそれは「水を抜くとくせになる」ということではない。

分子の話

もう少し専門的、学術的に話してみよう。変形性関節症の場合、関節軟骨に最初に与えられる影響はおそらく力学的ストレスであろう。証拠はどこにもないので推測の域を出ないのであるが、おそらく最初のきっかけは、関節軟骨に直接もたらされた外的な損傷であろう。それは前述のように、強い外力が直接加わった「外傷」のこともあろうし、変性をベースにした半月板損傷や関節唇損傷や骨格上の問題や肥満などの複合要因により、軟骨に慢性的に力学的ストレスがかかり、ある時、変形することで耐えられる域を超えた外力で微少な外傷が生ずることもあるだろう。顕微鏡でしかわからないような微少な外傷のこともあろう。いずれにしろ、ミクロの世界で発生した外傷でも、細胞やその周囲にとっては大きな外傷であり、コラーゲン線維の力学的断裂やプロテオグリカンの漏出などを引き起こすであろう。

強い力学的負荷を受けた軟骨細胞は、インターロイキン（interleukin：ＩＬ）や腫瘍壊死因子（tumor necrosis factor：ＴＮＦ）などの、炎症惹起作用を有するサイトカインと呼ばれる物質を分泌する。サイトカインとは細胞と細胞の連絡に使われる手紙（命令書）のようなもので、サイトカインを受け取った細胞はそれの種類や濃度によって決められたアクションを起こす。どの細胞がどんなアクションを起こすかは、細胞の種類や環境や多くの種類があるサイトカインの組み合わせによってさまざまであり、無数のパターンがある。しかし、ある程度の傾向もある。たとえばＩＬ－１βやＩＬ－６、ＴＮＦ－αなどは炎症反応を媒介することが多い。

これらのサイトカインは軟骨細胞自身に働きかけ、マトリックスメタロプロテアーゼ(matrix metalloproteinase：ＭＭＰ）と呼ばれる、基質（コラーゲンなど）を分解する酵素を分泌させる。ＭＭＰもさまざまな種類があり、ＭＭＰ－1やＭＭＰ－2というように数字で名前が付けられている。それ以外も類似の物質で全く違う名前が付けられているものもあり、たとえばＡＤＡＭＴＳ（a disintegrin and metalloproteinase with thrombospondin motifs)は、ＭＭＰに類似の酵素で、ＡＤＡＭＴＳ－4とＡＤＡＭＴＳ－5が軟骨基質のプロテオグリカンを分解する働きを持つ。

基質分解酵素には多くの種類があり、軟骨細胞は自分自身でこうした酵素を分泌して、自分の周りのゆりかごである軟骨基質を分解してしまうのである。

さらに変性が進むと軟骨細胞は分裂して自分のコピーの集団を作ることもある(cloning)。これもサイトカインの命令によって細胞増殖を命令する物質を分泌して、自ら分裂するのである。細胞集塊（cluster）と呼ばれる、島状の細胞の集まりがそこかしこにできる。自分の周りのゆりかごを分解して空間を作って仲間を増やすようである。自分が壊した軟骨をなんとかして修復しようと努力しているのであろうか。しかし、それはやはり正常の軟骨の構造とはほど遠く、まともな軟骨に修復できない。

そうこうしているうちに、分解されたコラーゲンやプロテオグリカンやその他の基質タンパクの断片がひらひらと関節内を浮遊し、その断片がさらに炎症を引き起こす。滑膜や軟骨細胞自身で炎症が進み、さらにMMPなどの分解酵素の濃度が高くなるし、痛みの原因にもなりうる。軟骨基質の分解はさらに進み、目にみえて軟骨が壊れていく。壊れた部分にはさらに力学的ストレスが集中しやすく、悪循環に陥る。

一方、なんとか修復に役立とうと分裂した軟骨細胞は次第に成熟し、細胞一つあたりの大きさが大きくなる。これは軟骨細胞の分化といい、骨格形成の時にみられた現象である（先に述べた骨格形成の話を参照されたい）。炎症性サイトカインの刺激を受けた軟骨細胞の内部では、軟骨細胞の分化を進める命令も発令される。そしてだんだん性格が変わってきて、一人前の態度を取るようになる。具体的には細胞が肥大化し、分泌するコラーゲンも、関節軟骨に必要なⅡ型コラーゲンではなく、骨の形成に必要なX型コラーゲンに変わってくる。大きな勘違いと言えるかもしれない。

つまり、軟骨細胞は間違って子供が骨を成長させる時に進んだ骨格形成のプロセスを歩んでしまうのである。Ⅱ型コラーゲンを壊すためのMMP－13をさらに分泌し、Ⅱ型コラーゲンの代わりにX型コラーゲンを分泌して周りのゆりかごを硬いものに作り替え、石灰化を起こして骨への置換を待つのである。ところが、骨格形成の時には血管が近づいてきて、石灰化した軟骨を骨に置換してくれる細胞の助っ人（骨芽細胞や破骨細胞）がやってくることで骨が完成されたのに対して、関節軟骨は無血行であるので、いつまで経っても助っ人細胞はやってこない。骨の置換を待ち続けた肥大軟骨細胞は、あたかも自分の過ちに気付くように、その場で死んでいくのである。基質の性質が変わった軟骨組織は力学的ストレスを緩和する弾性や水和性に乏しく、むなしく壊れていくのである。

X線でどのような変化が出てくるのか

軟骨はX線には写らない。すでに説明したように、X線では関節の隙間の厚みが軟骨の厚みを評価する手段となる。軟骨のすり減りは関節の隙間が狭くなることで判断する。他には関節面に接した骨の濃さも変化する。軟骨の変性には関節面にかかる負荷の増大が関与しているので、軟骨の下にある骨にも強い負荷がかかっている。そのため、軟骨のすり減りと前後して、その下にある骨の陰影が濃くなってくる。これは関節面周囲の骨硬化像として知られている。

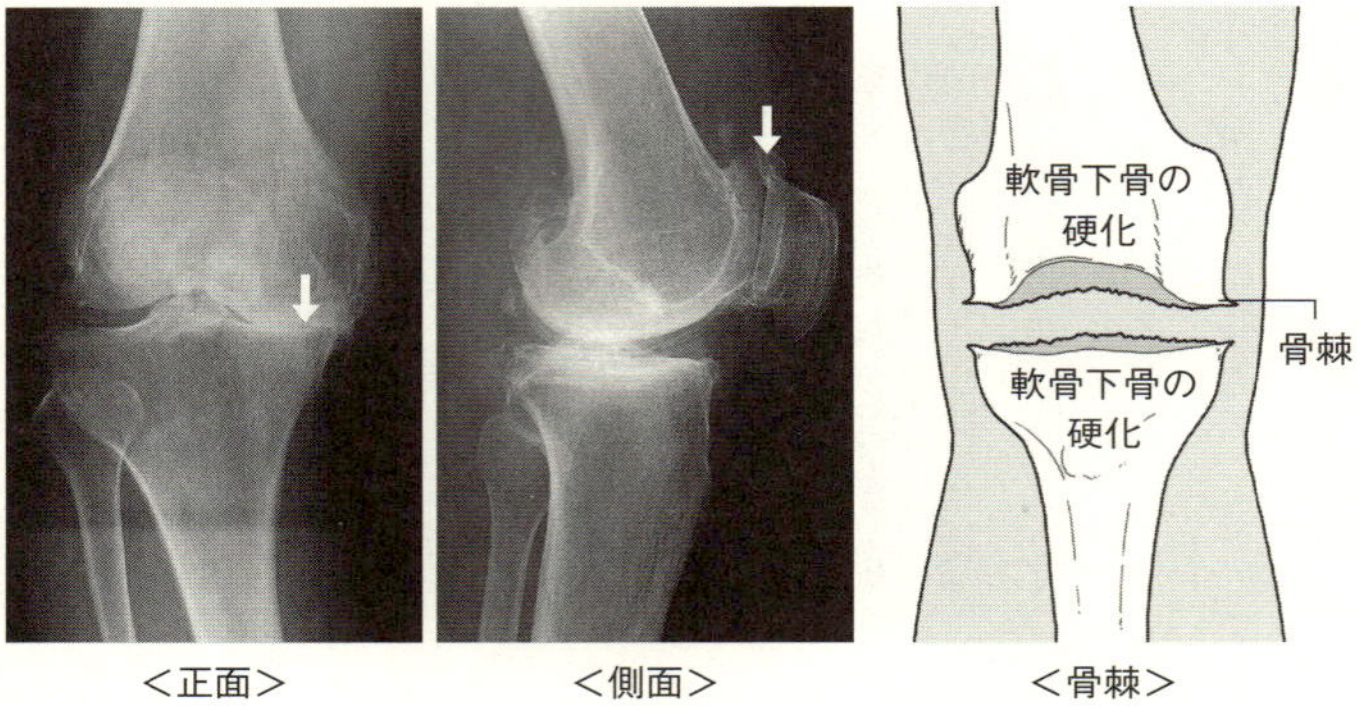

図4-7　変形性膝関節症のX線像

左の写真では関節の隙間が消失し，荷重ストレスによって骨の硬化が起こっている（矢印）。右の写真では関節辺縁に骨棘（矢印）が増殖している。

また、関節の端には骨の棘（骨棘、注3）が生えてくる。関節面の面積を増やして、関節面にかかる圧力を減らし、軟骨のすり減りによって生じた関節面のぐらつきを少しでも緩和しようとする身体の防御反応ではないかと推測されているが、どのような仕組みでこの骨棘が生えてくるのかは正確には理解されていない。

しかし古くから、X線における「関節の隙間の狭小化」「関節面直下の骨硬化」「関節面周囲の骨棘の形成」は変形性関節症において軟骨がすり減っていくことの所見として知られている（図4－7）。

近年ではMRIを使うことで、より早い時期に軟骨の変性や傷付きを診断することができるようになった。ＭＲＩの利点は、関節の隅々まで三次元的にみることができるということと、Ｘ線で写らない軟骨を直接みることができるということである。さらに、形だけでなく内部の質まで信号強度の違いで表わすことができるようになった。ＭＲＩは今後ますます便利に使われるようになるであろう。

❖コラム　外傷性変形性関節症

最近の中高年は元気がよい。マラソン中年にママさんバレー。半月板を割ったり、靭帯を切ったり。「スポーツ復帰まで半年以上かかります」と説明したら、驚くとともにがっかりされる。「一一月の福岡マラソンに出られませんか？　エントリーしてるんです」と、部活の高校生と同じようなことを言う（「高校最後の大会が六月から始まるんです。なんとかなりませんか」）。

スポーツ習慣はとてもいいことだ。運動は変形性関節症の発症防止や症状緩和に多面的によい影響を与えうる。筋力の維持と増強、関節の柔軟性や安定性の向上、バランス感覚の向上、体重管理、精神的な好影響（最も効果があるかもしれない）等々。しかし、怪我だけはどうにもならない。どうにかするのが医師であり、もちろんどうにかなるのであるが、厳密には一〇〇パーセント元通りにならないのが怪我である。特に軟骨や半月板や靭帯といった関節内の組織の損傷は、短期的な症状消失は望めても、長期的な関節への悪影響のリスクを負う。

かなしいことに、生物は加齢による身体の劣化という宿命からは逃れられない。染色体末端にあるテロメアは確実に短くなり、細胞は老化する。不老不死は永遠に手に入れられないし、手に入れないほうが幸せだろう。スポーツ外傷は青少年時期において最も頻度が高く、関節内損傷に対する手術などの治療を受けることも多いのであるが、彼らは上手に治療を受けている限り、多くの場合で治療は成功し、日常生活とスポーツ活動で問題なくなり、長期にわたって変形性関節症の症状を発症しないことが多い。しかし、臨床的に治療が成功しても、その後関節軟骨にかかるストレスは通常よりも高い状態に陥っていることが多くの研究で明らかになっている。ただ、若さゆえに軟骨もそのストレスに耐えられるのである（若さってすばらしい）。しかし、中年期にさしかかると次第に耐えられなくなり、変形性関節症が発症することがしばしばある。投球障害で肩のスジをいためた人、半月板損傷や十字靭帯損傷をした人、足の捻挫を繰り返す人など、要注意である。ましてや、中高年でこれらの怪我をした人は、軟骨は若者たちのように何十年も耐えてくれない。半月板損傷をした後、わずか数か月で変形性関節症が進行して歩けなくなることもめずらしくない。「内視鏡の手術を受けたのに、またすぐに悪くなった」と患者さんから怒られることもたまにある。

関節内の骨折は改めて言うまでもなく、外傷性変形性関節症発症のハイリスクである。寸分違わず整復されて治癒した骨折はリスクが下がるが、それでも骨折が生ずるほど強い力で押し込まれた関節面にある軟骨は必死で圧力を吸収しようとがんばった上での骨折なので、当然強いダメージを受けている。肉眼的には大丈夫そうでも、実はかなりダメージを受けているはずである。「骨折はうまく治ったんですがね……」ということは当然ありうる。ましてや、整復することが難しいくらいひどい骨折で、段差がついたままで癒合した関節面の骨折は、高い確率で後々変形性関節症に陥る。こればかりは若くても耐えられないことがあり、三〇代でもひどい変形性関節症になって悩んでいる方もお見かけする。

かといって、スポーツはやはり推奨される。あたりまえだが、怪我をしないのが最も大切である。では、どうすれば怪我をしないか。スポーツをするなら継続的・習慣的にやるほうがいいだろう。「友人から誘われて一〇年ぶりにバレーボールに参加したら、着地で怪我をしてしまった」というのが結構多い。中高年のスポーツ傷害で共通していることは、関節や筋肉の柔軟性が落ちているのに、昔のように思いっきりしてしまったというものである。柔軟性が落ちているところに強い引っ張り力や捻りの力が加わったらどうなるか。よくて肉離れか捻挫、中くらいでアキレス腱断裂、骨が弱くなっていれば骨折である。

月並みな言い方であるが、スポーツはしっかりストレッチや柔軟体操をしてから始めよう。

第四章 注

注1 変性……組織を構成する成分が壊れたり、減少したり、別の性質の成分に置き換わったりすることで、組織の本来あるべき状態が維持できなくなること。関節軟骨では、組織内のコラーゲンが断裂したり、プロテオグリカンと呼ばれる物質が減少したり、別のタイプのコラーゲンに置き換わったりすることで、軟骨の弾力や保水性が悪くなる。

注2 炎症……免疫を司る白血球の働きにより組織に起こる現象。本来、感染などの外敵を駆除

したり、損傷した組織を修復したりするために起こる現象で、白血球が集まり、白血球からさまざまな物質が出て、白血球の機能を高め、血管が拡張して（赤くなり、熱を持つ）、水分が組織にしみ出しやすくなり（腫れる）、痛みを感じる神経を刺激する物質ができる（痛い）。組織を修復する目的ではあるが、関節内では軟骨の変性を促す物質の分泌が高まり、軟骨の変性を助長する。

注3　骨棘……変形性関節症で起こる特徴的な所見の一つであり、関節の端にトゲのような骨が形成される。軟骨が擦り減って、不安定になった関節の安定性を増そうと、関節面の面積を増大させるためにできるなどと、古くから推察されているが、組織や細胞にそのような壮大な意志を持った働きがあるとは考えにくく、その形成メカニズムは不明である。また、骨棘は関節面を安定化させる働きも時にはあるが、関節が曲がる範囲を狭めたり（可動域制限）、こわばりや疼痛の原因となったりする。場合によっては脊髄の神経を圧迫して神経症状を起こす。

第五章　薬による治療

1　炎症をとる薬——非ステロイド性抗炎症薬

症状の改善のために

今まで変形性膝関節症という病気が、どのように始まって、どのように進んでいくのか、そしてそれをどのように正しく診断していくのかについて述べてきた。おわかりいただけたかもしれないが、変形性膝関節症という病気は、誰にでも起こりうるのである。歳を重ねるごとにその可能性はわずかにではあるが上がっていく。可能であればその発病を予防したいと考えるのは当然であるが、現在のところ、これを行っておけば変形性膝関節症の発病を防げるという方法はない。したがって、程度の差はあったとしても、歩行時の痛みを感じ、医療機関で変形性膝関節症という病気と診断された際の対策、つまり治療法について理解しておくことも必要であろう。

変形性膝関節症の治療については、疫学の項で年間約九万件程度の人工膝関節置換術が行われていることを説明した。人工膝関節置換術を代表として、手術は変形性膝関節症の重要な治療法の一つである。しかし、すべての変形性膝関節症の患者さんが手術を要するわけではない。年間九万件という人工膝関節置換術の実施数は十分多いものではあるが、痛みを伴う変形性膝関節症の患者さんが八〇〇万人いるということを考えると、手術を要する患者さんは、変形性膝関節症と診断される患者さんのごく一部であることが理解できると思う。

そしてもう一つ、現在の変形性膝関節症に対する治療法は、この章で説明する薬による治療から運動療法、そして手術による治療法まで、すべて「症状」を改善する治療、つまり歩く時の痛みを改善する治療である。人工膝関節置換術も「症状」を改善するための治療法であると聞くと、疑問に思われる方もいるかと思う。つまり、人工膝関節置換術は歩けるようになる治療法と思われている方がいらっしゃるからである。

変形性膝関節症に対する基本的な考え方は、痛みがあるために歩くことが障害されているということである。そのため、痛みを軽減することができれば、結果として歩くことができると考えるのである。人工膝関節置換術も同様で、他の治療法では歩く際の痛みを、歩くことが十分にできるほどまで改善できない場合にその適応となる。

実際、変形性膝関節症のような病気には、治療を行う医師向けに、さまざまな治療法がどの程度の効果が期待できるのかを示す指針（ガイドライン）が制定されている。変形性膝関節症のガイドラインでは、この病気の治療の原則は、まずは「手術によらない治療法」を行うことであり、それでも痛みを初めとした症状が軽減できない場合には「外科的治療」を考慮するとなっている。そして「手術によらない治療法」には、「薬によらない治療法」と「薬を使った治療」の両方を併用することが推奨されている。本章では、この「薬を使った治療」に焦点を絞って説明する。

非ステロイド性抗炎症薬の作用と副作用

すでに書いたように、変形性膝関節症では、関節の軟骨が摩耗することによって滑膜に炎症が起きる。これを滑膜炎という。図５－１をみていただきたい。この図は右膝を正面からみており、膝の内側の脛《すね》の骨（脛骨）の軟骨が摩耗していることを表わしている。摩耗した軟骨のかけら（軟骨片）が、そのすぐ近くの滑膜を刺激すると、そこで炎症性サイトカインという物質が滑膜から関節の中に放出される。

第四章で説明したように、炎症性サイトカインには、各種さまざまな物質が存在する。変形性膝関節症において関節の中に放出される代表的な炎症性サイトカインには、ＩＬ－１β、ＩＬ－６、ＩＬ－17、ＴＮＦ－α、シクロオキシゲナーゼ（Cyclooxygenase：ＣＯＸ、

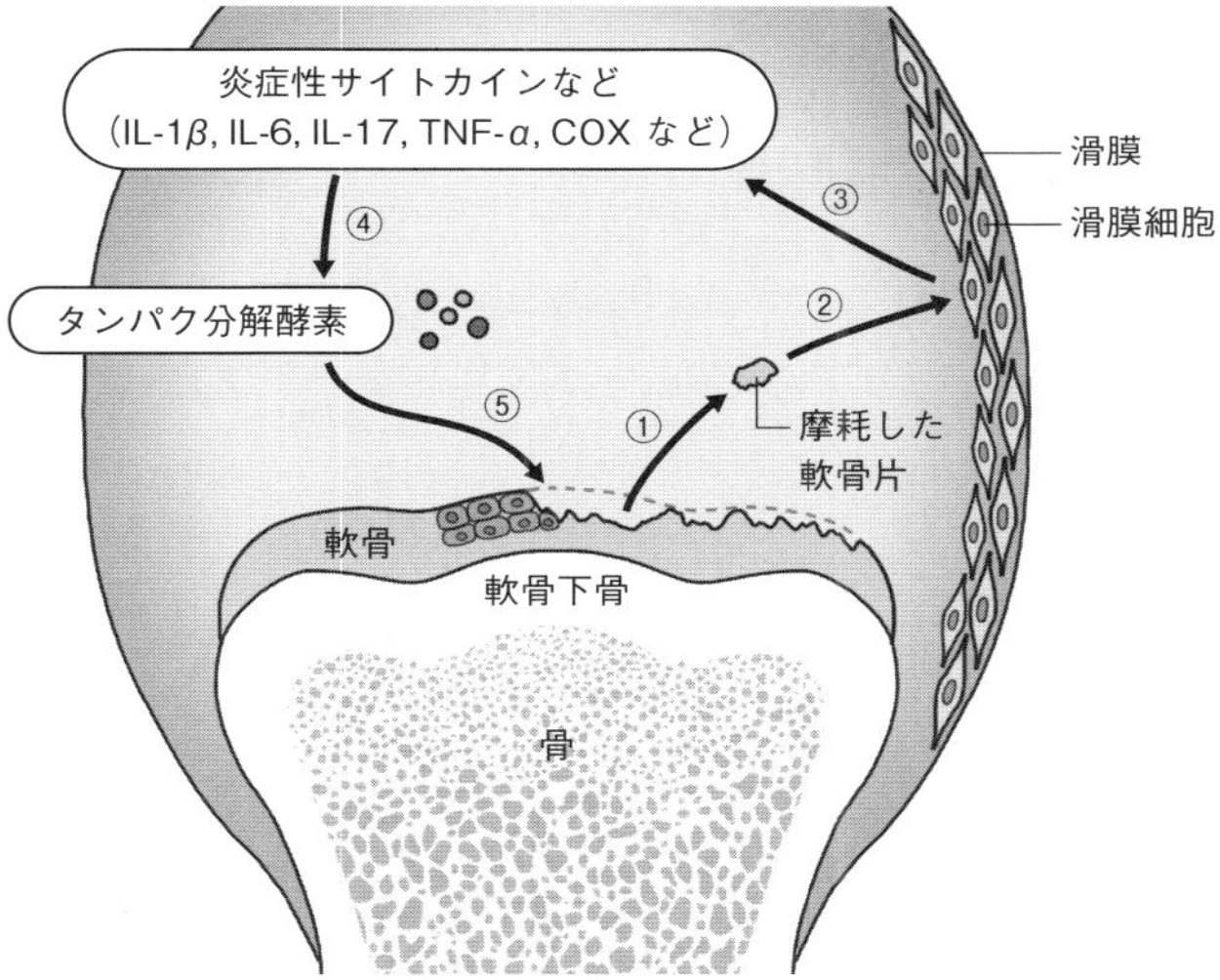

図5-1　変形性膝関節症初期の病態

①関節軟骨が摩耗して関節内に遊離する。
②関節軟骨の摩耗片が近傍の滑膜細胞を刺激する。
③刺激された滑膜細胞から炎症性サイトカインなどが出る。
④タンパク分解酵素（MMPなど）が出る。
⑤関節軟骨が変性する（→さらに①を起こす）。

注1）などがある。これらの炎症性サイトカインは、軟骨などのタンパク質を分解するような酵素を軟骨や滑膜から産生させる。この軟骨などのタンパク質を分解するような酵素の代表的なものがMMPである。このうちMMP－1などが軟骨に働いてその質を低下（変性）させ、摩耗しやすくしてしまうのである。このように、変形性膝関節症という病気の過程にお

いては、軟骨が摩耗することによって始まり、巡りめぐって軟骨を変性するようになるという悪循環が起こるのである。

ではこのような変形性膝関節症の病気のメカニズムに対して、その治療薬にはどのようなものがあるのか。そして、どのような治療薬が有効であることがわかっているのであろうか。変形性膝関節症のガイドラインの中で、薬による治療で最も有効性が確立されているのは、非ステロイド性抗炎症薬（Non-Steroidal Anti-Inflammatory Drugs：ＮＳＡＩＤｓ）と呼ばれているものである。

この非ステロイド性抗炎症薬の効果は、図５－２に示したようなメカニズムで発揮される。具体的には、先ほど述べたシクロオキシゲナーゼの作用を非ステロイド性抗炎症薬は強力に抑えることができる。これによって、軟骨が摩耗したことによって起こる炎症の悪循環を抑え、炎症反応によって起きている痛みと腫れが改善されるのである。日本では、非ステロイド性抗炎症薬には内服薬（飲み薬）と貼り薬それに軟膏《なんこう》（塗り薬）がある。先に説明したように、一般的な変形性膝関節症では、膝の内側が外側よりも軟骨の摩耗が激しいため、炎症（滑膜炎）の程度も内側でより強い。非ステロイド性抗炎症薬を服用すると、全身的に薬は効果を示すため、もちろん炎症を抑える効果がある。これに加え、貼り薬は

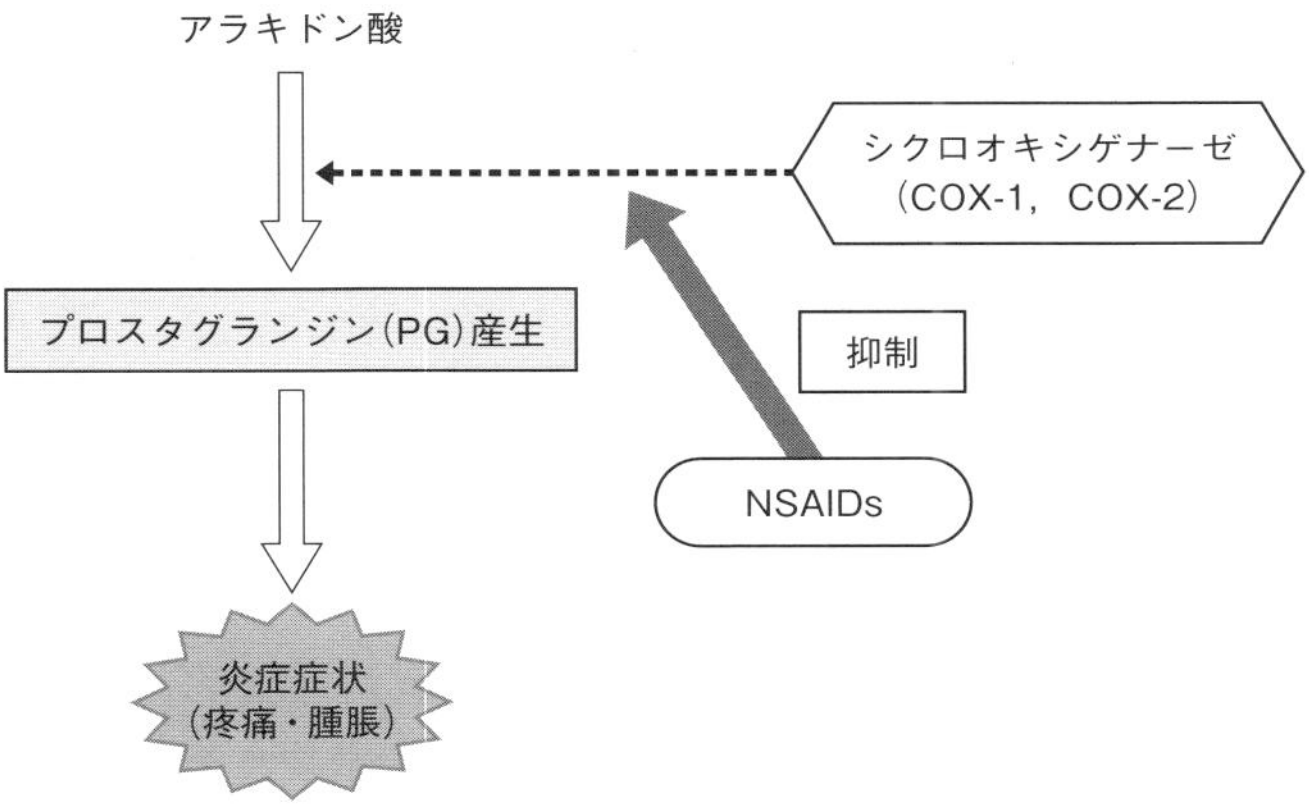

図5-2　非ステロイド性抗炎症薬の作用図

細胞の中に存在するアラキドン酸という物質に酵素・シクロオキシゲナーゼが作用すると発痛物質・プロスタグランジンが産生される。

この炎症が強い箇所の近くに貼ることでより病気が起きている部位に限定して炎症を抑える効果を示すことができる。

しかし、いかなる薬にも起きてほしくない作用、つまり副作用が起こりうることは、みなさんがよくご存知の通りである。非ステロイド性抗炎症薬の最も一般的な副作用は、胃や腸への影響である。この薬を服用することで胃酸の分泌が高まり胃炎が発生したりすることがある。時には、胃潰瘍にまで発展するということもある。したがって、あくまでも必要最低限の使用にしておくべきであるということは、心に留めておくべきである。

病院からいわゆる「痛み止め」を処方

されると、同時に胃薬も処方された経験があるかと思う。これは今説明したように、「痛み止め」の中でも最も一般的に用いられている非ステロイド性抗炎症薬による胃や腸への影響を極力抑えるためである。

また、非ステロイド性抗炎症薬の中でも、炎症と痛みを抑える効果は十分備えながらも、胃や腸への悪影響を少なくするような薬も開発されている。ＣＯＸ－２阻害剤といった種類の薬がそれである。このＣＯＸ－２阻害剤は、従来のＣＯＸ－１とＣＯＸ－２の両者を抑えるタイプの薬に比べ、炎症と痛みをより特異的に抑え、胃や腸への悪影響が少ない。変形性膝関節症のガイドラインにおいても、非ステロイド性抗炎症、特にその内服薬（飲み薬）を使用する際には、このＣＯＸ－２阻害剤を用いること、さらには胃や腸における潰瘍の発生を極力抑えることを目的に、胃酸分泌を抑えるような薬を併用することが推奨されている。

服用間隔と血液中の薬の濃度

ところで、変形性膝関節症による膝の痛みに対して、この非ステロイド性抗炎症薬を、どのくらいの期間使用すればよいのであろうか？　擦り傷や切り傷の際などと同じように、受傷して数日のみ、痛みが軽減されるまで服用すればよいのであろうか？　そして痛みを再び自覚した際に、服用を再開するという方法がよいのであろうか？　もしくは、痛みが軽減しても、非ステロイド性抗炎症薬は服用し続けるほうがよいのであろうか？

その疑問に対して、実は明確な答は存在しないというのが正しいのかもしれない。

薬が効果を最大限発揮するには、それを正しく決められた方法で使用することが重要である。「一日二回、朝食後と夕食後の服用」と処方箋に記載があれば、それに従い朝食後と夕食後に服用すべきである。「一日三回食後に服用」と記載されていれば、朝食後と夕食後に加え、昼食後も服用することが大切である。一日二回服用の薬と、一日三回服用する薬に加え、一日一回だけという薬もある。同じ非ステロイド性抗炎症薬でも服用回数に違いあるのはなぜなのであろうか。

薬は、服用すると食道や胃を通過して、腸で吸収される。腸で吸収された薬は、血管に入る。つまり血流に乗ることになる。血流に乗った薬は、頭から足まで血の巡りがあるところには届くことになる。そして病変部位に運ばれた際には、病変部位で効果を発揮するわけであるが、その効果を発揮する時の作用の仕方が、各薬剤で異なるのである。一日三回服用する薬は、効果が約八時間は持続するが、徐々に代謝、つまり薬剤が腎臓や肝臓で処理されてしまうため、次の薬を服用する必要があるのである。

　そして薬が効果を発揮するために重要なことがもう一つある。それは、血液中に含まれる薬の濃度がある一定濃度にまで達する必要がある。つまり、初めて服用する際には、即効性があるとはいっても、腸から薬が吸収されて血液に入って、それがある一定の濃度に達し、痛みの原因箇所で効果を発揮するのである。そのため、一日一回あるいは二回、そして三回服用するといったように、服用回数は、多いとか少ないという理由で、効果が強いとか弱いというものではなく、指示通り服用し続けることで血液中の薬の濃度を一定に保ち続け、効果が持続するのである。

　このことから理解できるように、基本的には、変形性膝関節症の痛みに対する鎮痛剤は、やはり糖尿病や高血圧に対する薬と同様に、処方箋に記載されている通りに服用すべきであるといえる。ではどうして、時に医師は変形性膝関節症の痛み対して、非ステロイド性抗炎症薬の使用の頓用《とんよう》、つまり痛い時だけ使用することを認めるのであろうか？

　これにはさまざまな理由が存在するものと推察されるが、一つ言えるのは、変形性膝関節症によって痛みを感じる場合の多くが、頭痛などとは違って、二四時間継続するというものではないこと、そして、病気自体も中長期的に考えて、連続して進行していくのではなく、痛みがある時とない時があるというパターンを示すという事実があることと関係がある。つまり、痛みがある時にのみ使用すべきであって、歩行時の痛みを自覚することがなくなった際には、非ステロイド性抗炎症薬は使用しなくてもよいと考える医師が多いためであろうと推察する。痛みがある時には、処方箋に書いてあるようにきちんと服用することを原則とし、その後痛みが消失しているかどうかを自覚するために、徐々に服用を減らしていき、服用回数が減っても痛みが再燃しなければそのまま徐々に服用を終わらせていく、というのが現実的と考えることができる。

なお、変形性膝関節症に伴う、歩く時や階段昇降などの際の痛みが強い場合、非ステロイド性抗炎症薬の坐薬を使う場合がある。この場合、胃や腸への障害が少ない、もしくは全くないと考える方がいる。しかし、これは誤りである。非ステロイド性抗炎症薬、特に坐薬はCOX−1とCOX−2の両者を抑えるタイプの薬となるが、これによる胃や腸への作用は、内服薬が胃を通過して腸で吸収されるために発生するのではない。薬は血液中に吸収されて全身的に作用する。したがって、内服薬の非ステロイド性抗炎症薬だけが胃や腸に悪影響をおよぼすのではなく、坐薬でも内服薬と同様に胃や腸に悪影響を与える可能性がある。このことは、再度確認しておくべきであろう。

貼付剤の効果

ところで特に日本では、この変形性膝関節症の痛みに対して、内服薬ではなく貼付剤《てんぷざい》(いわゆる湿布薬)がよく使用されている。それはなぜであろうか?

病態について説明した通り、変形性膝関節症では関節軟骨が摩耗するが、その摩耗は、膝全体に一様に発生するのではない。日本人の場合には、特に膝の内側の軟骨がより摩耗しやすい。このように、膝関節の中でも場所に偏りがあることが病気の特徴でもある。軟骨の摩耗片は、その近傍の滑膜に炎症、つまり滑膜炎を発生させる。幸い、膝関節の内側の軟骨が摩耗しやすい場所には皮下脂肪が少ない。

基本的な貼付剤の効果の機序は、薬が皮膚から吸収されそれが患部に届いて、つまり滑膜に届いて滑膜炎を抑えると考えられている。薬が炎症が起こっている場所に届けば、図5－2に示したメカニズムで炎症が抑えられることになる。皮下にある毛細血管から血流に乗って全身に届くこともあるが、貼付剤に含まれている薬の量を考えると、血流に乗って全身の各臓器に届く頃には炎症を抑える作用はわずかになっているため、内服薬と同様の効果を示すほどにはならない。したがって、坐薬とは異なり、膝の内側に貼る程度の貼付剤の使用で、胃や腸に悪影響をおよぼす可能性はきわめて低いといえる。

したがって、変形性膝関節症の痛みに対して、痛みが最も強い箇所の近くの皮膚に非ステロイド性抗炎症薬の貼付剤を使用することは、理論的に理解しやすい。しかし、貼付剤も同時に大量に使用すると、血液中の薬の濃度が経口薬と同レベルに達する可能性がある。貼付剤といえども、同時に大量に使用することを推奨することは避けるべきと考える。

ヒアルロン酸の関節注射

変形性膝関節症による炎症を抑える薬には、もう一つある。それはヒアルロン酸の関節内への注射である。この治療法は、海外に比べ、日本で特によく普及している。このヒアルロン酸の関節内注射の効果がどのようなメカニズムで作用するかについては、いまだ議論が続いているが、病気の発生メカニズムから考えると理解しやすいかと思う。

ヒアルロン酸は肌の潤いのために効果がある、といううたい文句を聞いたことがあると思う。ヒアルロン酸は、その構造的な特徴から、水分を多く含むことができる。そして我々は、年齢を重ねるごとに肌の潤いが落ちるといわれるが、それは水分含有量が低下することを表わしている。

軟骨も同様に、年齢を重ねるごとに変形性膝関節症の発生率が上昇するが、変形性膝関節症では、軟骨のヒアルロン酸の構造が低分子化することが知られており、これに伴い水分含有量も低下している。軟骨に保持されている水分は、膝にかかる力を分散する、そして衝撃を吸収する機能を有している。そのためヒアルロン酸の低分子化は、膝にかかる衝撃の吸収能力を低下させ、結果として軟骨が摩耗しやすくなるのである。

この変形性膝関節症の病気の進行過程から、関節の中にヒアルロン酸を注射するという治療法が開発されたのである。つまり、変形性膝関節症の関節の中に、正常に近い、もしくは正常よりも高分子のヒアルロン酸を注射することで、軟骨の摩耗を少なくすることができると考えられている。また、水分保持能力に優れたヒアルロン酸を関節内に注射することで、関節にかかる力を分散していることも推定されている。これにより、関節に過度の力がかかることによって発生する変形性膝関節症の痛みそのものを軽減させる効果もあると考えられている。さらにヒアルロン酸には、先に説明した炎症性サイトカインの働きを抑える作用もあると考えられている。このような複数の機序で、関節内へのヒアルロン酸注射は、変形性膝関節症の炎症と痛みを抑えるものと考えられている。

日本では、このヒアルロン酸の関節内注射は、初めての使用（一クールめ）では、一週間おきに五回まで使用することが認められている。二クールめ以降は、最低二週間の間隔をあけての使用となる。最低二週間という規則のため、三週間ごと、一か月ごと、六週間ごとなど、患者さんによって受診頻度が異なることはしばしば認められる。

海外に比べて、日本では特にこのヒアルロン酸の関節内注射が普及していると書いたが、その有効性を示す証拠については乏しいところがあった。変形性膝関節症に対する症状改善効果を検討するため、近年、全国各地の二〇施設の整形外科医の先生方と、痛みを伴う変形性膝関節症の患者さんのご協力を得て、その有効性を検討する試験が行われた。その結果、一週間おきに五回、ヒアルロン酸の関節内注射を行うと、痛みが確実に軽減した。この痛みの改善度は、非ステロイド性抗炎症薬の服用を継続した場合と同等であった。このことから、ヒアルロン酸の関節内注射は少なくとも変形性膝関節症の痛みを抑える効果を確実に有することが証明されているといえる。

2　痛みをとる薬——弱オピオイド・痛みの脳への伝達を抑制

非ステロイド性抗炎症薬では十分な効果のない痛み

変形性膝関節症による歩行障害は、痛みによる影響として生じていると考えられている。

その変形性膝関節症に対する治療薬は、大きく二つに分けることができる。炎症をとることで痛みと腫れをとる薬と、痛みそのものを抑える薬である。ここまで説明してきた炎症をとる薬とは別に、痛みそのものを抑える薬が存在する。

変形性膝関節症の痛みは、何度も説明した通り、軟骨が摩耗したことによる炎症が刺激となって生じる。しかし、痛みというのは、それが持続すると連続した刺激がなくても継続し、時にひどくなることもある。そのような痛みに対しては、炎症を抑えることを介した方法では、痛みの抑制が十分にはできないことがあると考えられている。

その理由については、長く不明であった。しかし、近年、十分とまではいかないにせよ、変形性膝関節症において、非ステロイド性抗炎症薬のみでは抑えることができない痛みについての理解が進んでいる。

変形性膝関節症では、図5－1でみたように、軟骨が摩耗することでIL－1β、IL－6、IL－17、TNF－α、COX、そして軟骨を分解する酵素であるMMPなどが産生されると述べた。しかし、変形性膝関節症が進行して手術を行った患者さんの滑膜を調べると、症状が強いほど、滑膜のMMP－1やCOX－2、そしてIL－1βが低いことがわかっている（図5－3）。その理由についても、従来、変形性膝関節症の研究に用いられてきたＸ線に加え、ＭＲＩを用いた研究を行うことで明らかになってきた。

変形性膝関節症も進行すると、関節軟骨がほぼ摩耗して消失してしまい、軟骨の下にある軟骨下骨と呼ばれる骨同士が直接当たるようになる。手術を要するほどに進行した場合でも、膝の関節の中で起きている滑膜の炎症（滑膜炎）の程度と症状の強さが関連するが、この滑膜の炎症の程度は、ＭＲＩを用いて検出できる軟骨の摩耗程度ではなく、軟骨下骨同士が衝突している所見と相関することが明らかになっている。つまり、変形性膝関節症

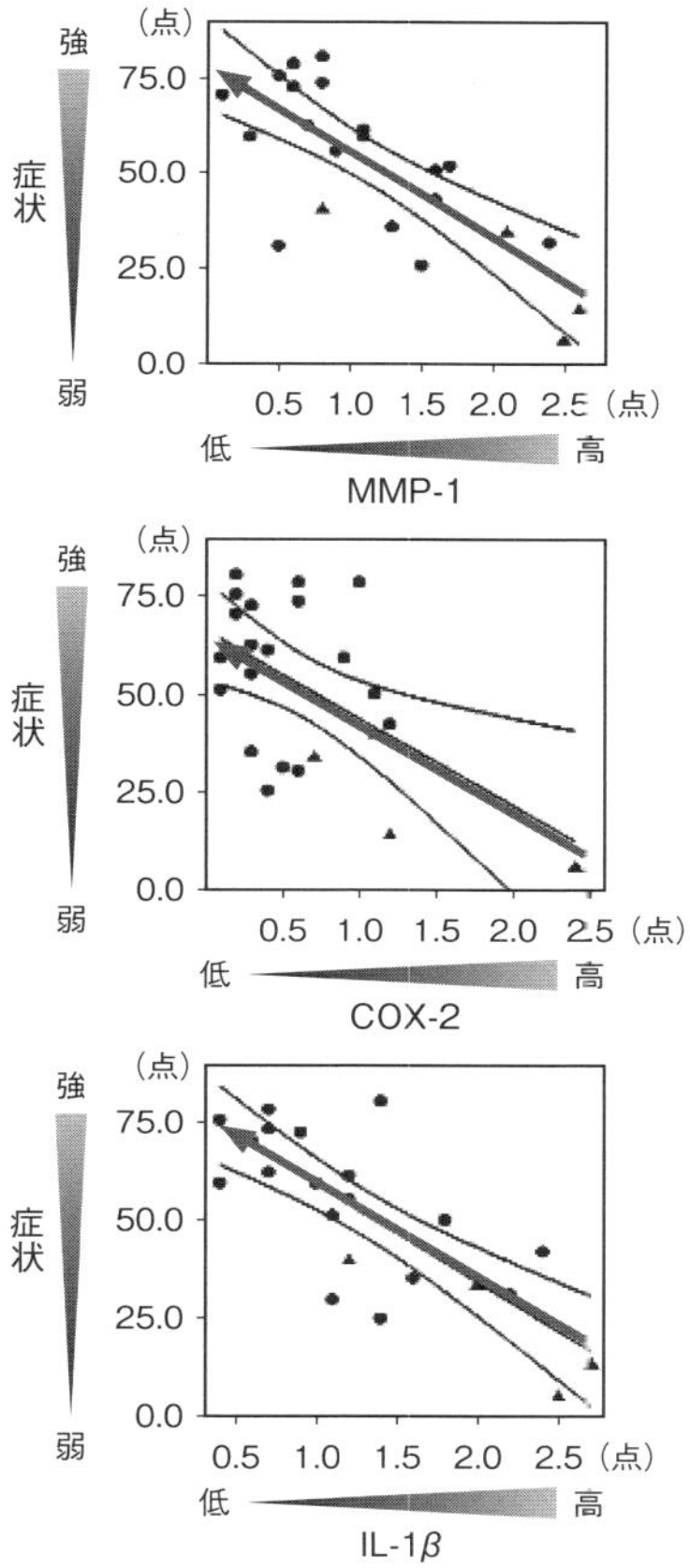

図5-3　炎症性サイトカインと症状の進行の関係

症状が強い患者さんほど，いずれのサイトカインもその値が低くなる傾向にあることがわかる。

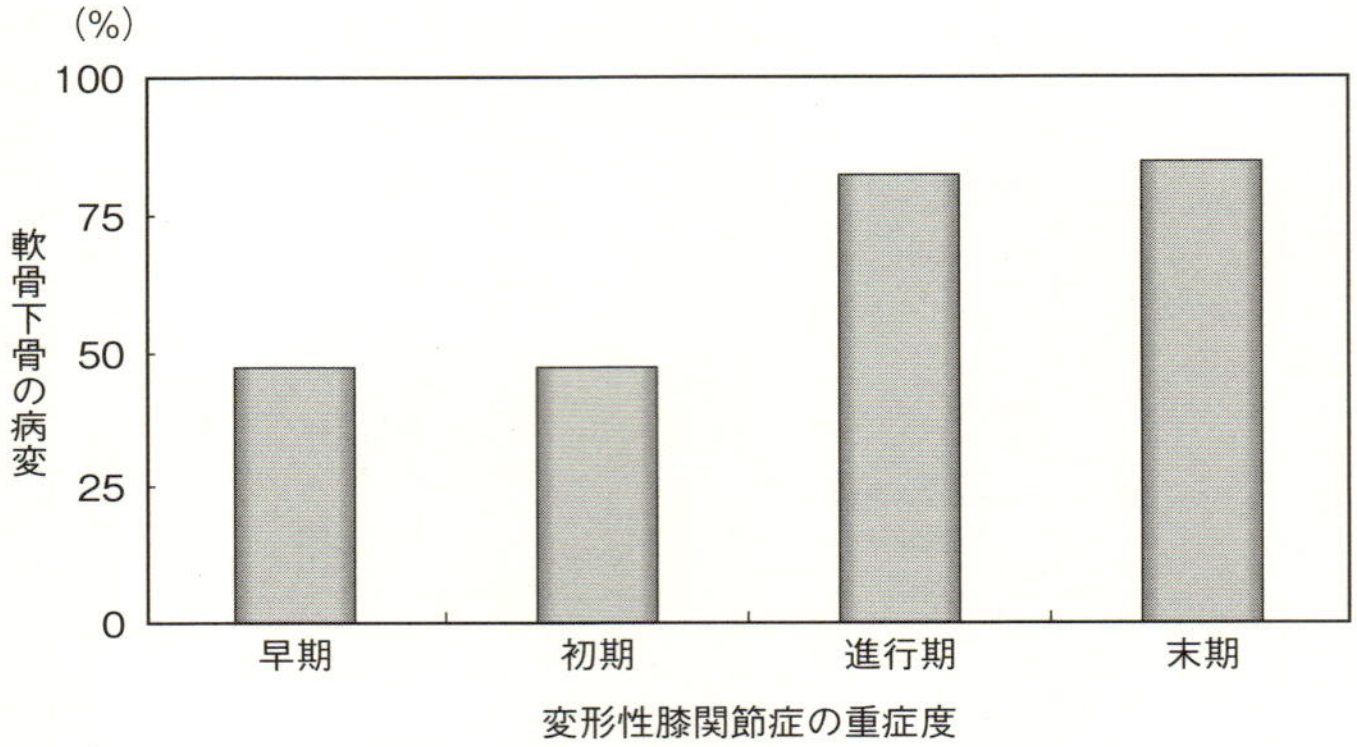

図5-4　軟骨下骨の病変を認めた患者さんの割合

軟骨下骨の病変はMRIによる。進行期と末期の患者さんでは，90％近くに病変が認められる。

がかなり進行した場合の痛みは、軟骨がどの程度摩耗しているのかということではなく、軟骨下骨にまで影響がどの程度およんでいるかということと関連する。これが、非ステロイド性抗炎症薬では十分に痛みを抑えることができない痛みとなっている可能性がある。

さらに、非ステロイド性抗炎症薬では十分に痛みを抑えることができない痛みを有する変形性膝関節症の患者さんは、従来考えられてきた以上に多く存在する可能性も示唆されている。図5－4をみていただきたい。これは、大学病院を受診した変形性膝関節症の患者さんについて、MRIを実施した際に、軟骨下骨の病変を認めた患者さんの割合を、X線で評価した変形性膝関節症の重症度別に示している。進行期や末期の患者さんでは、九〇パーセント以上にこの病変を認めている。さらには、初期の患者さんでも約半数にこの病変を認めている。

大学病院を受診する患者さんは、クリニックや一般の病院を受診して治療を行ってもなかなか改善が認められなかったために大学病院を紹介されているという事情がある。したがって、変形性膝関節症の患者さんでは一般的にこれほど高頻度にMRIで軟骨下骨の病変を認めるというわけではない。

ここでは手術を必要とする、変形性膝関節症がかなり進行した患者さんから得られたデータを用いて紹介した。しかし、膝の痛みがなかなか改善しない場合には、非ステロイド性抗炎症薬でも改善が見込めない可能性があるということは、重要なことであるといえよう。

アセトアミノフェン

では、非ステロイド性抗炎症薬では十分に痛みを抑えることができない痛みを認めた場合には、どのような治療を行えばよいのであろうか。

数年前から、変形性膝関節症による痛みに対して医療現場で医師が処方できる薬が増えた。その一つがアセトアミノフェン（注2）である。海外に行くと、医療機関ではなく、町中にあるドラッグストアで処方箋を必要とせず、患者さんが自分で自由に購入可能な薬である。日本でも医師が処方する薬として使われてはいたが、変形性膝関節症に対しても使うことができるようになったのである。

すでに説明した通り、アセトアミノフェンは、長期に使用しても比較的安全に痛みを抑える効果がある。したがって、変形性膝関節症の痛みを早期に抑えることを目的に、近年使用されるようになってきた。しかし、このアセトアミノフェンにもいくつかの問題がある。それは、痛みが強い場合には、それを抑えるのが難しいことがその一つである。そのためアセトアミノフェンは、通常少量から使用するのが原則であるが、それでも痛みを十分に抑えることができない場合には、使用量を段階的に増やすことができるようになっている。

具体的には、変形性膝関節症を初めとした変形性関節症に対しては、一日の使用総量が四〇〇〇ミリグラムまで使用できるようになっている。しかし、一日の使用量が、この上限の四〇〇〇ミリグラム近くまで使用した場合には、肝臓に障害を与える可能性が出てくる。したがって、アセトアミノフェンといえども、長期にわたって量を多く使用する場合には、定期的に血液検査を行って、肝機能障害がないかなど、チェックを行うことも必要である。また、アセトアミノフェンを最大量用いても、先ほど示した「非ステロイド性抗炎症薬では十分に痛みを抑えることができない痛み」に対しては、十分な鎮痛効果を期待することは難しいことが知られている。

弱オピオイド

一般的に痛みの原因となるのは、変形性膝関節症であれば膝関節、変形性股関節症であれば股関節であろうと考えるのは当然である。従って、その痛みの原因となっている部分に治療のターゲットを持っていくのは当然である。しかし、膝関節の痛みに限らず、股関節でも足関節でも、そして肩関節でも痛みがある一定以上の強さになったり、ある一定以上の期間持続したりすると、痛みが損傷した関節を超えて中枢、つまり脊髄や脳に神経を通じて興奮が伝わり、その神経の興奮が持続的に伝わるようになると、実際の痛みがより増幅して強い痛みとして患者さんは感じるようになるのである。これを「慢性疼痛」という名称で呼ぶ場合もある。

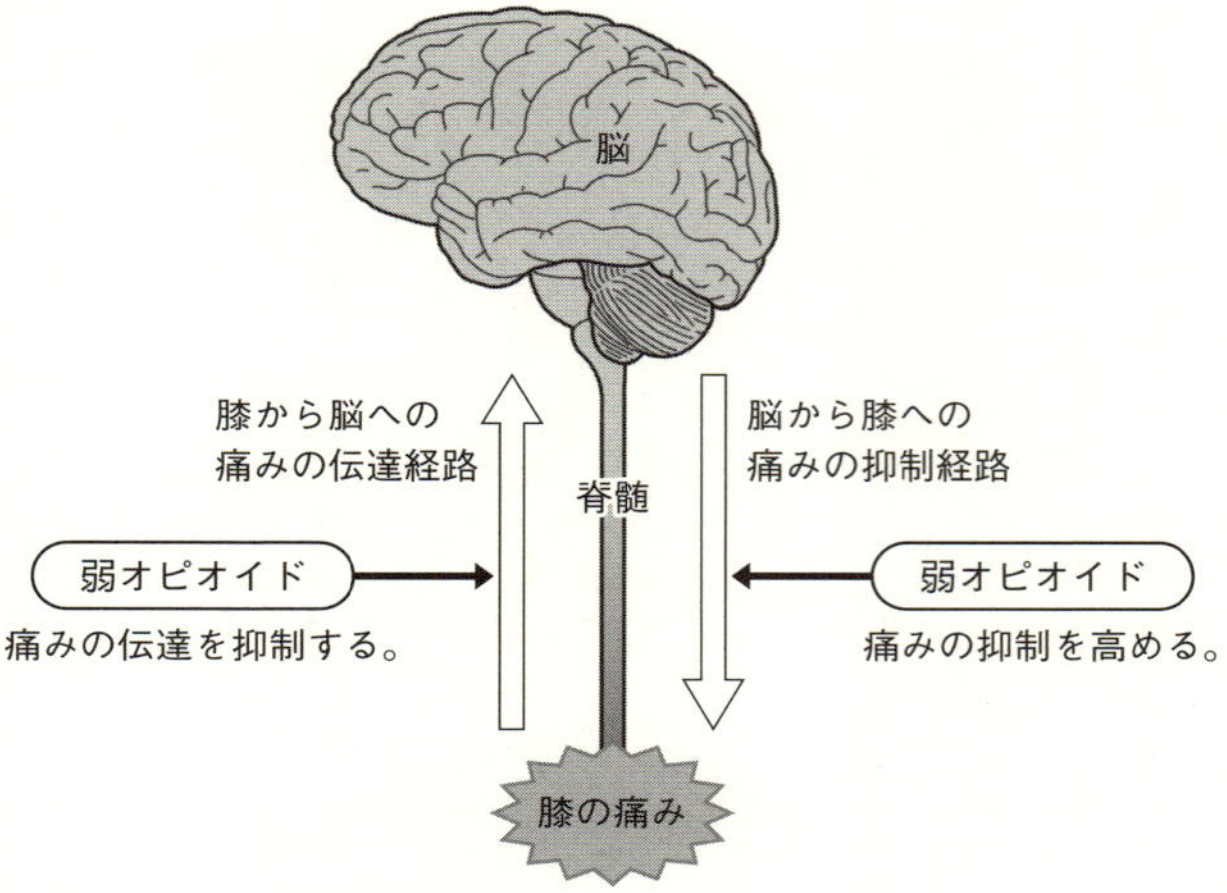

図5-5　弱オピオイドの作用図

弱オピオイドは痛みの伝達経路と抑制経路，双方に作用する。

このような変形性膝関節症の痛みに対して、欧米では非ステロイド性抗炎症薬よりも強い鎮痛作用のある薬が使われてきた。これは弱オピオイド（注3）といって、一般的にはモルヒネといった強い痛みを抑える際に使われる薬の種類に属する痛み止めである（図5－5）。モルヒネというと、がんなどの痛みに用いられ、依存性があることが一般的に知られているため、こわい薬というイメージを持つ方が多いかと思う。しかし、この弱オピオイドはモルヒネのように強力ではなく、変形性膝関節症に用いるようなレベルでは依存性もない薬である。

ただし、この弱オピオイドにも当然、注意すべき副作用がある。それは吐き気、そして場合によっては嘔吐である。眠気が出現することもある。これらの副作用は、初回服用時から認められる可能性がある。したがって、通常は弱オピオイドを処方する際には、初回服用時から数日間、通常三日から五日程度、制吐剤を併用することが多い。この制吐剤を使用することで、弱オピオイドの継続が可能であった場合には、制吐剤をそれ以上継続する必要がないことが一般的である。眠気に対しては、服用を就眠前に行うことで対策が可能である場合がある。通常少量から開始して、副作用が耐えられる程度であれば、徐々に増量しているという方法をとることが多い。このような服用上の工夫を行うことで、非ステロイド性抗炎症薬では十分な鎮痛効果を得ることができない痛みをコントロールできる可能性が高まっている。

悪循環を断つ

非ステロイド性抗炎症薬は、あくまでも膝の関節の中での出来事、つまり炎症を抑える作用を有している。その関節を超えて、脊髄や脳に神経の興奮が入り、持続的に興奮が増強された状態になると、非ステロイド性抗炎症薬では抑えることができない痛みとなると、現在は推察されている。

問題は、このような状態は、変形性膝関節症のどのような重症度の、どのような痛みを有する患者さんに起きているのかという点である。これに対しては、いまだはっきりとしたコンセンサスがあるわけではない。しかし、近年の研究成果により、ここで述べたような変形性膝関節症の痛みと病態の関連について、新たな知見が明らかとなってきた。つまり、軟骨下骨にまで病変がおよんでいる場合には、慢性疼痛となっている可能性が高い。

変形性膝関節症で痛みを感じた時、すべてのケースでＭＲＩを行う必要があるわけではない。しかし、非ステロイド性抗炎症薬のような薬を使用しても改善が認められない場合や、本来であれば歩く時や階段昇降時などに痛みを伴うのが一般的な変形性膝関節症による痛みであるのに対して、寝ている時にも痛みを感じて目を覚ましてしまうような場合には、ＭＲＩを行うことも必要であるかもしれない。

変形性膝関節症による痛みを自覚すると、歩くことを制限してしまい、その時間が長くなればなるほど、日常生活動作も制限され、その回復に時間がかかってしまうということがある。その悪循環を極力作らないことが重要であり、そのために今でもさまざまな薬が使えるようになっているのである。したがって、膝の痛みを感じた際には、まずは近くの整形外科を受診していただきたいと思う。また、初め一般的な非ステロイド性抗炎症薬を処方されたのになかなか痛みが改善されないという時には、ここで紹介したさまざまな薬が使えるようになっているので、ぜひ再度、整形外科医に躊躇なく相談していただきたい。

❖コラム　貼付剤はどのように使うのか？　軟膏は効果がないのか？

日本では、膝の痛みに限らず、肩こりや腰の痛み、そしてどこでも打撲した箇所の痛みに対して、非ステロイド性抗炎症薬を含んだ貼付剤を使用することが、広くいきわたっている。変形性膝関節症による膝の痛みがある患者さんの中には、一日中この貼付剤を膝の周囲に張り巡らせている方が多くいる。貼付剤は、簡便に使用可能であり、そして「貼る」という行為も伴い、さらには本文にも書いたように、胃や腸への障害も少ないため、このような使い方をする患者さんが多いものと推察する。

しかし、このように貼付剤を二四時間・三六五日近く使い続けることは、はたして正しい使い方なのであろうか？　貼付剤の中には、その薬品特有の性質から、日光過敏症といったような副作用や、長時間にわたる貼付剤の使用に伴う皮膚炎などが存在する。つまり、連続使用は皮膚への影響が強いため、推奨できない使い方である。

筆者は通常、変形性膝関節症の患者さんに対して、非ステロイド性抗炎症薬を含んだ貼付剤を処方する際には、必ず非ステロイド性抗炎症薬を含んだ軟膏も処方するようにしている。そして貼付剤は、夜間就眠時のみの使用とし、起床後にははがすように指示している。日中は、痛みのある部分に軟膏を塗るように、と同じく指示を出す。

「軟膏は効果が少ない」というイメージを持っている方が多い。しかし、それは軟膏の使い方に問題があるためで、「効果が少ない」ということはない。

軟膏の使用にあたっては、細かい指示が必要である。具体的には、二点重要なポイントがあると考えている。一つめは、十分量の軟膏を一回に使用することである。二つめは、その十分量の軟膏を塗る際に広く膝全体にいきわたらせるのではなく、あくまでも痛みの強い膝の内側に限局してよくすり込むことである。一般的に軟膏の効果は少ないと感じている方は、一回の軟膏の使用量が少なく、さらにはこれを塗る際に、塗る範囲を広げすぎている傾向にあると考えている。この使用量、塗り方の二点を守ることで、軟膏は皮膚を守りつつ、十分な抗炎症作用を発揮するものと考える。一度試してみていただきたい。

❖コラム　ステロイドの関節内注射の推奨度

変形性膝関節症の痛みは、関節内に発生する滑膜の炎症、つまり滑膜炎と関連が深いと説明した。「炎症」と聞いた場合、「ステロイドを使えばよいのではないか？」と考える読者の方がいらっしゃると思う。当然である。

現在医師が治療を行う上で参考にする、変形性膝関節症に対するガイドライン（日本整形外科学会変形性膝関節症診療ガイドライン策定委員会による）では、この関節内へのステロイド注入は、「推奨度C」となっている。「推奨度C」とは、なにを意味するのか？

推奨度は、A、B、C、D、Iの五つからなる。それぞれ、「A：行うように強く推奨する」「B：行うよう推奨する」「C：行うことを考慮してもよい」「D：推奨しない」「I：委員会の設定した基準を満たすエビデンスがない、あるいは複数のエビデンスがあるが結論が一様でない」となっている。つまり、変形性膝関節症の治療として、関節内ステロイド注射は、行うことを考慮してもよい、という程度の推奨度であって、少なくとも強く推奨するというほどのエビデンスはないということがいえる。

それはなぜか？　今までに報告された研究の成果をまとめると、ステロイドという、炎症を強力に抑える効果を持つ薬を、変形性膝関節症の関節内に注射することで、痛みなどの症状は早期に改善されると考えられている。しかし、注射後時間が経過するとともに痛みを含め症状が再度出現するとされている。したがって、変形性膝関節症の疼痛を初めとした症状を改善し、それを継続するためには、頻回にステロイド注射が必要となる。

関節内に頻回にステロイドを注射することは、推奨されていない。それは、炎症は抑えられるかもしれないが、軟骨を弱める危険性があるからである。軟骨が弱まってしまえば、たとえ現在の痛みを抑えることができたとしても、結果として変形性膝関節症そのものは進行してしまう可能性が高まる。

以上の理由から、変形性膝関節症に対するステロイドの関節内注射は、少なくとも、頻回にそれを行うことについては、推奨度は高くないのである。

第五章 注

注1　シクロオキシゲナーゼ（cyclooxygenase：ＣＯＸ）……アラキドン酸をプロスタノイドと呼ばれる生理活性物質の一群に代謝する過程に関与する酵素である。プロスタノイドには、アラキドン酸であるプロスタグランジンやトロンボキサンなどが含まれる。ＣＯＸにはアイソザイムが三つあり、ＣＯＸ－１、ＣＯＸ－２そしてＣＯＸ－３と呼ばれる。

ＣＯＸ－１とＣＯＸ－２の構造には類似性が多く認められるが、発現が認められる組織は異なる。また、ＣＯＸ－１の発現は、細胞内でほぼ一定に保たれており、さまざまな刺激により発現が変化することは少ない。一方、ＣＯＸ－２は、常に発現が認められるのは脳や腎臓などであり、その他の組織では通常発現が低い。そして、炎症が起きると、サイトカインや増殖因子などの刺激により、発現が誘導される。このことから誘導型と呼ばれることもある。そして炎症時には、ＣＯＸ－２を介してプロスタグランジン、ＰＧＥ$_2$やＰＧＩ$_2$等の産生が亢進する。これらのプロスタグランジンは、血管の透過性を亢進させ、血管を拡張させる作用や痛みに関与する。

注2　アセトアミノフェン……解熱鎮痛薬の一つであり、パラセタモールとも呼ばれる。発熱や、悪寒、頭痛などの症状を抑える解熱・鎮痛剤として用いられる薬物の主要な成分の一つであり、風邪薬の成分として広く知られている。

「アスピリン」や「ロキソニン」などの非ステロイド性抗炎症薬（ＮＳＡＩＤｓ）と異なり、

炎症を抑える作用をほとんど持ち合わせていない。一方で、アスピリン喘息を起こしにくいというのも特徴の一つと考えられている。通常の服用量では、胃を刺激せず、血液凝固や腎臓にも影響が少ない。また、モルヒネなどのオピオイド系鎮痛剤と異なり、眠気や興奮などの副作用がなく、依存や耐性そして離脱症状に関する問題がないというのも利点である。しかし一方で、強い痛みに対しては、投与量が多くなる傾向があり、大量投与になると肝臓への障害のリスクが高まることがあるため注意が必要である。

注3　弱オピオイド……オピオイドとは、麻薬性鎮痛薬のことを指す。この使用は、手術中および術後そして分娩時の痛み、がんによる疼痛などの場合であり、他の治療で十分な鎮痛効果が得られない疼痛が適応となる。オピオイドは、体内に取り込まれて血中に移動した後、中枢神経にあるオピオイド受容体に作用することで、鎮痛効果が得られると考えられている。代謝は肝臓で行われ、腎臓から排泄される。

オピオイドの中にも、効果の強さによって「弱オピオイド」と「強オピオイド」の二種類がある。世界保健機関（WHO）の分類によって、①軽度の痛み、②軽度から中程度の痛み、③中程度から高度の痛み、の三段階に痛みの強さを分けると、弱オピオイドは二段階め（軽度から中等度の痛み）に使用され、強オピオイドは三段階め（中等度から強度の痛み）に対して使用される。

従来変形性膝関節症に伴う痛みは、NSAIDsを用いることで対処できると考えられてきた。しかし、さまざまな研究から、それではコントロールすることが困難な痛みが変形性膝関節症でも存在することが明らかになってきた。このような痛みに対して、弱オピオイド（商品名「トラムセット」「トラマール」「ワントラム」）が使用可能となっている。しかし、変形性膝関節症のどのような状態が、これら弱オピオイドが必要な痛みであるのかということについては、いまだ一定のコンセンサスは得られていないというのが現状である。

第六章　リハビリテーション、装具治療、関節注射

1　変形性関節症におけるリハビリテーション——趣味の運動でもＯＫ

エビデンスとはなにか

なにかわからないことがあった時、一番簡単な方法は、そのことに詳しい人に尋ねることである。これをエキスパートオピニオンという。医療においても、どんな治療法がよいかを知るためには、信頼できる医師に聞くのが簡単である。

しかし、その医師が言うことは本当に真実であろうか。科学において、エキスパートオピニオンはエビデンスに乏しい（信用度が低い）とされる。ある治療法が優れているかどうかは、先入観なく、公平に、比較する別の治療法をおいて、なるべく多くの患者さんからデータをとって、科学的に正しい方法と統計学による計算で導かれた結果でないと信用されないものである。世の中には医学研究論文がごまんとあるが、これらの条件を満たすものはごくわずかである。

では、国際的にも自他ともに認めるエキスパートが大勢集まって、これら科学的に認められた研究論文だけを読み比べて出した結論は、十分なエビデンスがあると言えるのではないだろうか。一般の医師が正しい診療をするための道しるべとなるように、疾患ごとに、このエキスパートオピニオンをまとめたものが「診療ガイドライン」（注1）として出版されている。変形性膝関節症についても、国際的な学会からガイドラインが出されている。

この章で述べるリハビリテーションや装具療法、注射療法についても、ガイドラインの中で取り上げられてエキスパートオピニオンが出されている。

汗を流すのがリハビリだ

さて、リハビリと一言にいってもそこにはいろんなことが含まれる（図6－1）。関節をよく動かして、こわばりを取る運動、筋力を付ける運動、全身のバランス感覚を養う運動、立ち上がって歩く動作や階段昇降などの日常生活動作がスムーズに行えるように訓練する運動、動きにくくなった手足をいろんな道具を使ってさまざまな動きを練習する運動など。おや、「運動」ばかり並んでしまった。そう、リハビリにおいて主体となるのは、自分自身が能動的に身体を動かして、動きにくくなった身体を鍛え直すことである。ただベッドに寝ていて、リハビリの先生やマッサージの先生に揉んでもらって「気持いい」というだけではリハビリにならない。

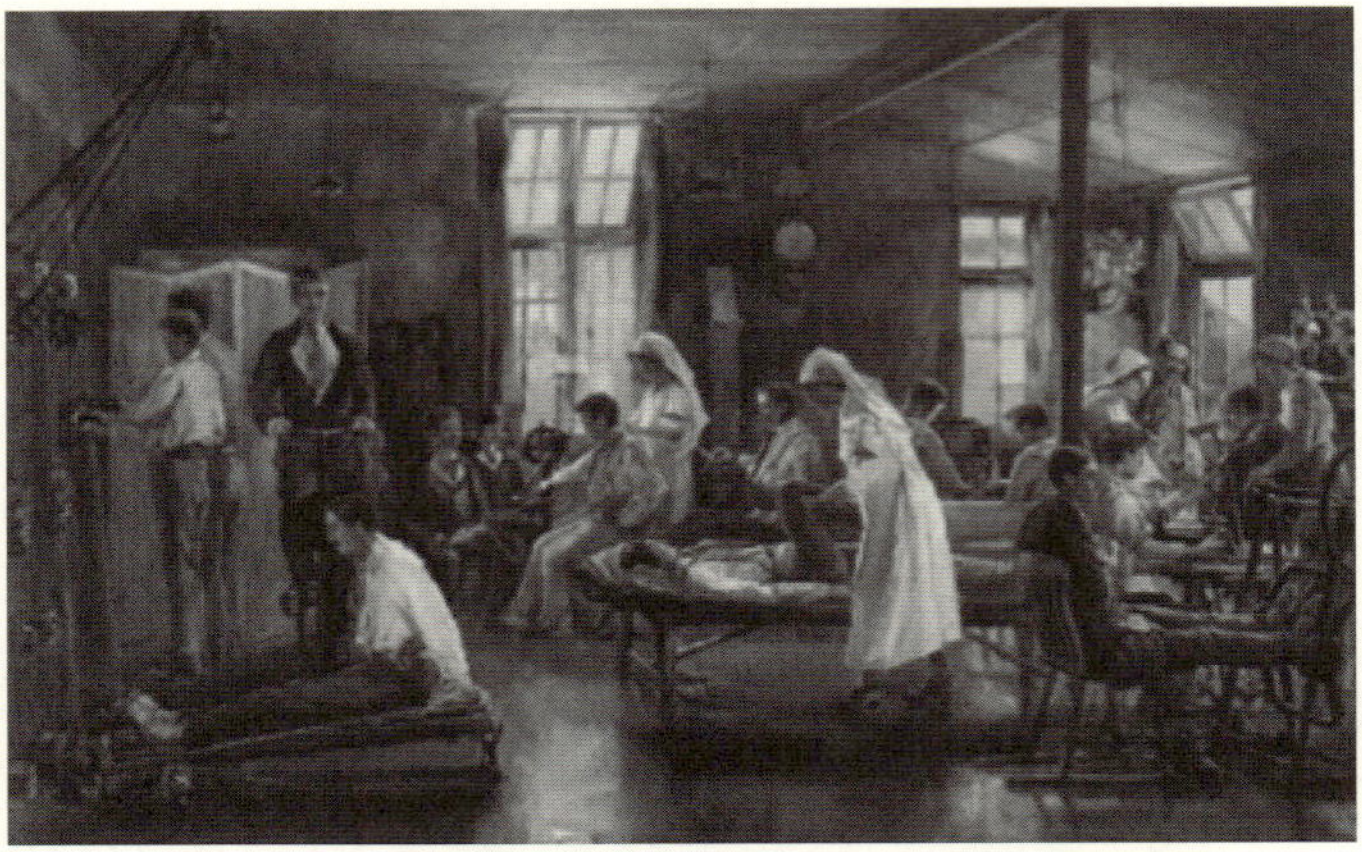

図6-1　20世紀初頭のリハビリテーションの様子

E・ホートン「バース軍事病院での理学療法」1918年，水彩画。第一次世界大戦の負傷者のために作られた病院でのリハビリの様子が描かれている。基本的に現在と同じ方法が用いられている。ロンドン，ウェルカム図書館蔵。

他にも、電気を流して深部を温めたり、ビリビリさせて痛みを緩和させたりすることもある。自分でがんばる運動からビリビリと気持のよい「電気治療」まで、本当になにが変形性関節症の治療として有効なのであろうか。

前述のエキスパートたちはガイドラインでどのように述べているか。定期的な有酸素運動、膝周囲の筋力訓練や水中運動、そしてそのやり方について理学療法士から助言や指導を受けることは、変形性膝関節症の疼痛緩和に有効であると、強く推奨している。これらはすべて科学的な研究で有効性が立証されている。つまり、自分でがんばって運動するリハビリは、そのやり方さえちゃんと指導を受けて正しくやれば、膝の痛みを軽くする効果があると、世界のエキスパートが勧めているのである。

では、電磁波で関節を温めたり、ビリビリ電気を流したりする治療はどうだろうか。ガイドラインでは、ともに効果があるかどうか不明とされている。過去にこれらの効果について研究した論文はいくつかあるが、そのいずれもが科学的な厳密さが不十分であり、明確に効果が証明されていないということである。

それでは、整形外科でどこでもやっている、あの「電気ビリビリ」は意味のないことをさせられているのだろうか。そういうわけではない。科学的に立証されていないということはすなわち無意味だということではない。無意味だということも証明されていないからである。深部の血流を改善したり、疼痛を感じる程度を下げたりという効果があると思われるが、まだそれを科学的に正確に証明しきれていないということである。

禅問答のようであるが、痛みというものは情動であり、本人の気持しだいで増減するものである。電気をあてて気持いいと感じ、痛みも軽くなったような気がするならば、それは効果があると考えてもよいと思う。それと同時に筋力訓練の運動をして〝本当に〟よくなればよいのである。

少なくとも、単調で、楽でない運動療法を続ける助けになるのならば、その理由は「電気治療が気持いい」ということでも「リハビリの先生がイケメンだ」ということでもよい。ただし、うまいセールストークで（初めは安い値段で釣っておいて）法外な値段を請求する民間療法の電気治療などには決して行ってはならない。高額な対価を支払うほどの価値が証明された「電気治療」のエビデンスは今のところ、どこにもない。

「私、毎日リハビリに行っているんですが、これはなにかの役に立つのでしょうか？少しもよくならないんですけど」という人もいるかもしれない。しかし、きちんと努力するリハビリをしているだろうか。看護師さんや理学療法士さんにお任せの、受け身の物理療法だけをして、リハビリをした気分になっていないだろうか。汗を流すのがリハビリである。実際には汗をかかなくてもいいのだが、少なくともリハビリとは自ら運動をして努力しないと、それはリハビリではない。すなわち、運動、筋力トレーニング、ストレッチである。身体をしっかり支えられるように、衰えた筋肉を鍛えないといけない。

しかし、誰もがきつい運動をできるわけではない。学生の部活ではないのだから、「この歳になって限界に挑戦なんてできやしない」という人もいるだろう。中高年でもできる、簡単で効果的な運動はないだろうか。

家でできる運動

日本整形外科学会は、自宅でできる変形性膝関節症の運動療法を紹介している。まずは大腿四頭筋という、太ももの前の筋肉を鍛えることだ。例えば、椅子に腰掛けた状態で、片方の脚をゆっくり持ち上げ、膝を伸ばして水平になるようにし、そのまま五秒から一〇秒止めておく。しかし息は止めない。そしてゆっくり脚を下ろす。これを自分のペースに合わせて二〇回くらい繰り返し、一日数回行う。このような運動で膝を支える大事な筋肉を鍛えることができ、膝の痛みが軽くなることが多いのである。この大腿四頭筋を鍛える運動は仰向けに寝て行うこともできる（図6－2）。

「本当にこんなことだけで効果があるの？」

日本で以前行われた臨床研究で、大腿四頭筋訓練を行った患者さんは、非ステロイド性抗炎症薬を処方された患者さんと同等の疼痛緩和効果が得られたということが示された。薬を飲まなくても筋トレだけで痛みが軽くなることが示されたわけである。この大腿四頭筋訓練は古くから重要であると認識されていたが、それが科学的にも証明されたというこ

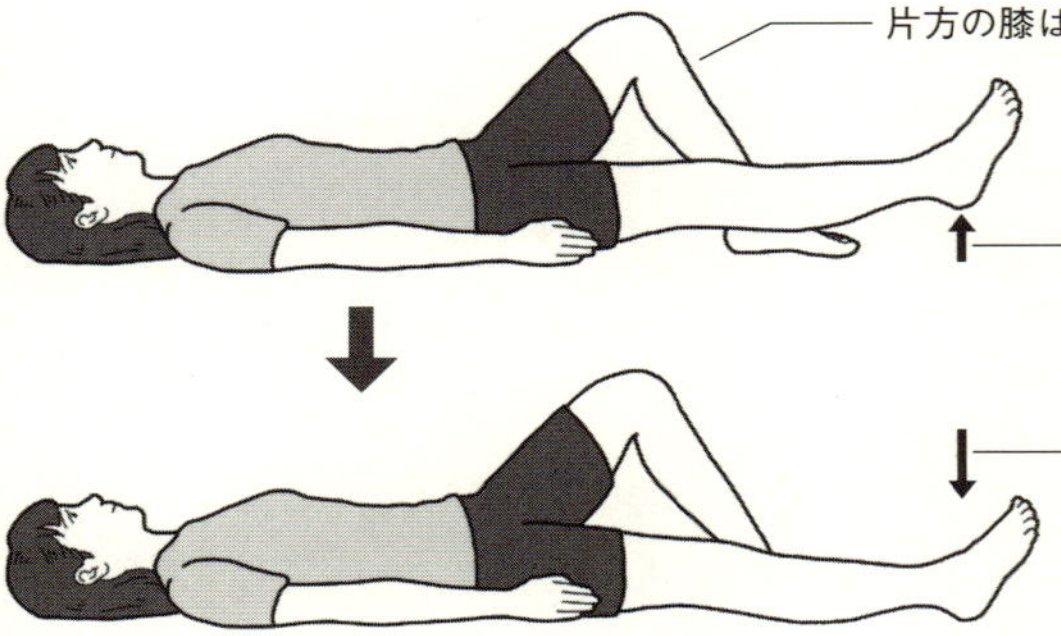
片方の膝は直角に。
床から10cm
上げる。
ゆっくりと
下ろす。

＜伸展筋の訓練＞

仰向けに寝て，片方の膝を直角に曲げて立てる。もう片方の膝を伸ばしたまま床から10cmの高さまでゆっくり上げる。そのまま５秒間停止し，ゆっくりと下ろす。床に足を着けたら数秒休み，これを20回繰り返す。

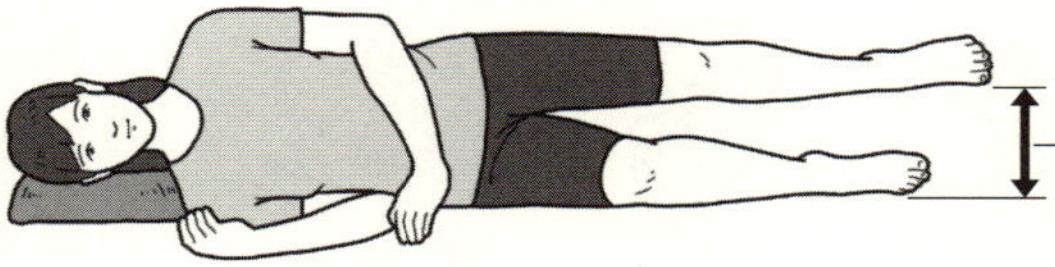
床から15cm
上げる。

＜外転筋の訓練＞

横を向いて寝る。下の足は軽く曲げて，上の足はまっすぐ伸ばす。上側の伸ばした足を床から15cmほど持ち上げ，その位置で５秒間保持して下ろす。数秒の休みを入れて20回繰り返す。

＜内転筋の訓練＞

両膝から太ももの間あたりにボールやクッションのようなものを挟み，これを潰すようにして５秒間続ける。数秒の休みを入れて，20回繰り返す。

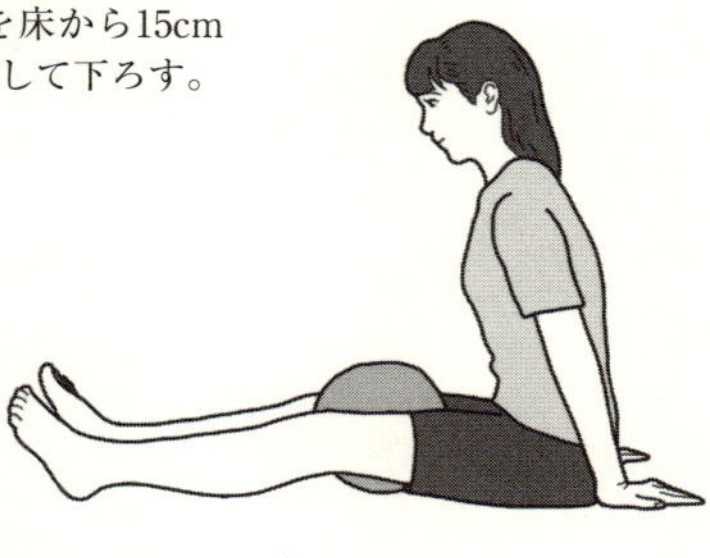

図６－２　変形性膝関節症の筋力訓練

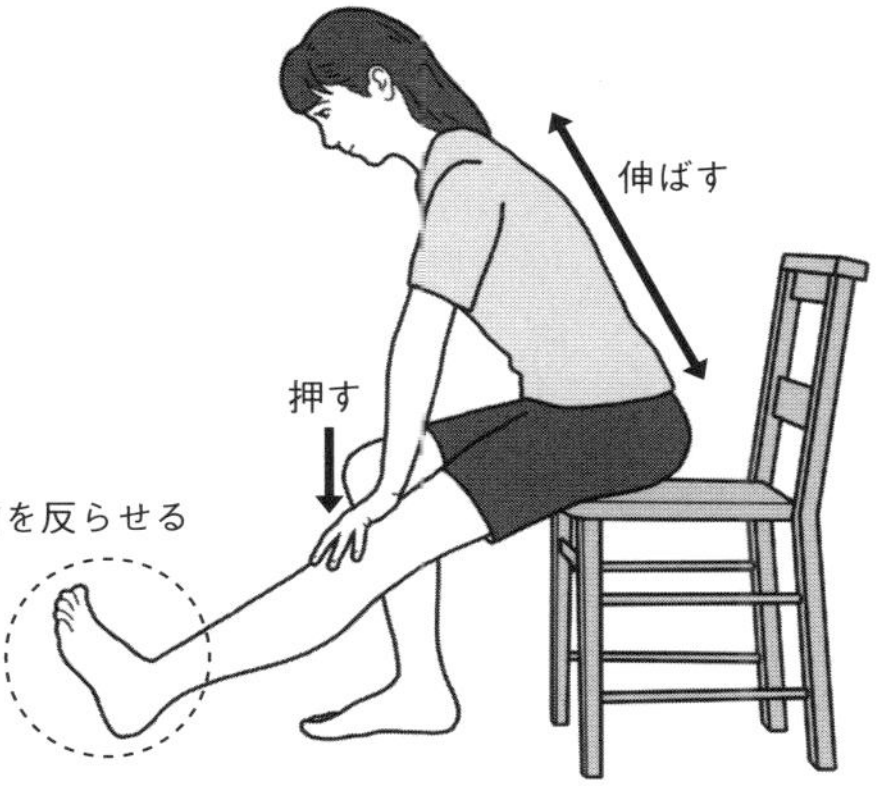

図6-3　膝を伸ばす運動

椅子に浅く腰掛け，手を膝蓋骨の少し太もも寄りに置いて，痛くない範囲でゆっくりと伸ばす。足首を反らせるとふくらはぎがよく伸び，また背筋を伸ばし股関節から曲げるようにすると太ももの後がよく伸びる。

となる。

また、膝をしっかり伸ばしたり、なるべく深く曲げたりする運動は、関節のかたさを和らげ、動く範囲が狭くならないようにするために有効である（図６－３）。他にも、軽いスクワットや片脚立ち、つま先立ちなどはロコトレ（ロコモティブシンドロームを防ぐための運動）として推奨されている。

ロコモティブシンドロームとは

本シリーズ第三巻でも紹介されているが、ロコモティブシンドロームについてここでも言及しておこう。

「メタボリックシンドローム」や「メ

タボ」という言葉がある。この言葉は二〇〇六年の流行語大賞に選ばれ、二〇一三年には国民の九〇パーセントが認知している、なじみの深い言葉である。どんな意味であるかもちゃんと浸透している。ところが、「ロコモティブシンドローム」または「ロコモ」はどうだろうか。もちろん、「ロコ・モーション」（リトル・エヴァのオリジナル曲、カイリー・ミノーグのカヴァー・バージョン、あるいはオレンジ・レンジのカヴァー）ではない。「ロコモティブシンドローム」とは「運動器障害」のことである。なるほど、おわかりいただけたであろうか。そもそも「運動器」とはなんだろうか。

一般財団法人「運動器の一〇年・日本協会」が二〇一五年に全国の成人男女一万人をインターネットを利用して調査した結果、「運動器」という言葉を意味までしっかり理解している人は約三〇パーセントで、言葉を聞いたことがあるが意味は正確にわからないという「認知」まで含めても五五パーセントだった。四五パーセントの人は聞いたこともないとのことである。

その「運動器」の障害である「ロコモティブシンドローム」にいたっては、言葉の意味を理解している人は約一八パーセントで、「認知」を含めても四四パーセントでしかなかった。国民の半分以上が「そんな言葉、聞いたこともない」というありさまである。

「運動器」とは、身体を支え、動かす筋肉・骨・関節・神経などの総称であり、「消化器」「循環器」「泌尿器」「呼吸器」「生殖器」などと同列の呼称である。その「運動器」に障害が生じて、歩行などの移動能力の低下をきたして「要介護」になる危険性が高まっている状態をロコモティブシンドローム（運動器症候群）という。関連する傷病としては、変形性関節症、骨折、骨粗鬆症、腰痛症や変形性脊椎症、腰部脊柱管狭窄症、関節リウマチ、脳卒中による四肢麻痺など多岐にわたる。ちなみに、同列であるべき「消化器」「循環器」「呼吸器」「泌尿器」の言葉の理解度と認知度は、それぞれ約七〇パーセントと九五パーセント以上であった。

このような状況を受け現在、日本整形外科学会が中心となって「ロコモティブシンドローム」の啓発活動に力を入れている。超高齢社会において、足腰が弱って要介護・寝たきりになる人が確実に増えていくおそれがあるからだ。ロコモティブシンドロームは、厚生労働省が重要疾患として指定している、がん・急性心筋梗塞・脳卒中・糖尿病・精神疾患の五大疾患と同様に、きわめて重要な症候群である。まずは国民に広く運動器疾患の重要性を認知してもらい、その予防と早期受診を勧めるための活動を行っている。そして高齢になっても介護の必要のない、足腰が元気で社会参加をし続ける人を増やしていく必要がある。「ピンピンころり」ではないが、人はいつか寿命が来る。その直前まで自分の足で好きなところに行きたいではないか。そのためのわかりやすい自己診断ツールと予防運動がロコチェックとロコトレである。

ロコチェックでは、

① 片脚立ちで靴下が履けない。
② 家の中でつまずいたり転んだりする。
③ 階段を上るのに手すりが必要である。
④ 家のやや重い仕事が困難である。
⑤ 二キログラム程度の買い物をして持ち帰るのが困難である。
⑥ 一五分くらい続けて歩くことができない。
⑦ 横断歩道を青信号で渡りきれない。

という七つの項目のうち、あてはまるものが一つでもあればロコモティブシンドロームの疑いがあるとして、その予防体操であるロコトレを推奨している。あなたはどうだろうか。①など、筆者も怪しいかもしれない。ついつい座って履いてしまう。

心配になったら、みんなでやろうロコトレ

ロコトレは基本運動としては、たった二つだけである。高齢であっても、誰でも続けることができる配慮からであろう。

まずはバランス能力をつけるロコトレ「片脚立ち」である。左右の脚でそれぞれ一分間、片脚で立つことを一日三回行う。転倒防止のため、机やテーブルなどの脇で行い、よろめいたらすぐに手をつけるようにしておく。片脚立ちは股関節周囲筋の訓練にもなり、股関節の健康にも役立つ。また、骨折・寝たきりに直結する転倒の予防には、バランス能力が大変重要である。バランス能力は気付かないうちに低下しているもので、ちょっとしたことでつまずいて、よろけたり、転んだりしてないだろうか。わずかな段差につまずきやすいのは、歩く時に足が十分に上がっていないためで、片脚立ち訓練は、すり足歩きやチョコチョコ歩きではなく、歩行時の片脚立位の時間をしっかり確保して歩く訓練にもなる。

もう一つは臀部《でんぶ》から膝の周囲まで、立って身体を支えるために重要な筋肉の訓練になる「スクワット」である。二〇一二年に亡くなられた女優の森光子さんは、九〇歳になって

も一日一五〇回のスクワットを続け「放浪記」の舞台に立ち続けたという話は有名だ。また、失礼ながら年齢不詳なほど若々しい黒柳徹子さんも、毎晩五〇回を一〇年以上行っているらしい。このスクワットの深さは、膝に負担がかからないように、膝の曲がる角度が九〇度を超えないようなハーフスクワットである。膝がつま先より前に出ないようにすることで効果的に筋肉に力が入る。膝に症状がある人は特に無理に曲げないようにしたほうがよい。スピードはゆっくりのほうが効果的だ。膝周囲の筋力強化は、大腿四頭筋訓練と同様の効果をもたらし、変形性膝関節症の予防と疼痛改善に有効である。

さらに余裕がある元気な人は、ロコトレプラスとして、さらに二つ。ふくらはぎの筋力を付ける踵上げ運動と、下肢の柔軟性とバランス能力を付けるフロントランジ（前に踏み出す）運動。踵上げ運動は、立って両脚の踵をゆっくり持ち上げるだけ。一〇回から二〇回を一日二、三回繰り返す。フロントランジ運動は、片脚をゆっくり大きく前に踏み出して、前に出した太ももが水平になるくらいに腰を深く落とす。五回から一〇回を一日二、三回行う。フロントランジはスポーツ選手のトレーニングにもよく使われる、効率のよい運動である。

言うは易し、体重コントロールと患者教育

体重に関して、「減量」が症状を有するすべての変形性膝関節症の患者に勧められるということはガイドラインに明記されている。膝関節には歩くだけでも体重の約三倍、階段昇降では約五倍、走ると約一〇倍の負荷がかかるといわれている。変形性関節症は、関節にかかる力学的負荷が病状に大きく関与しているため、体重が減れば、その分だけ楽になる。痛みの緩和と病状の進行を抑えることが期待できるであろう。薬や手術よりも有効な場合もあるだろう。

しかし、減量は薬の服用や、場合によっては手術を受けることよりも大変である。本人の努力が不可欠だからである。

「あなた、もう少し痩せたら？　そうしたら痛みも取れるよ」

こんな不用意な一言を言う医者は嫌われる。

「ああ、もう歳のせいだからね」

これも禁句である。ともに真実なのだが、この二つのことを患者に上手に伝えられるようになるには、かなりの年季か卓越した話術が必要である。膝の問題に限らず、肥満は万病の元なので、肥満解消・体重コントロールを患者に上手に指導できる医師はなによりも

名医であろう。そう、「患者教育」もすべての患者に推奨されると、ガイドラインに明記されている。言うのは簡単であるが、患者教育ほど難しい診療はない。

減量には運動が有効であるが、膝が痛いのに運動するのは大変である。プールに通って水中運動をしたり、エアロバイクを使ったりするのが有効であろう。

趣味の運動や踊りなどはやっていいのか

最近の中高年は元気だ。登山、トレッキング、マラソン、ゴルフ、卓球、テニス、水泳、フラダンス、四国八十八か所巡りに東北不動尊巡礼の旅。できる喜び、達成感。

膝や股関節など、荷重関節に問題がある状態でこんなことをやっていいのか、よく質問を受ける。答は明快。「やりたいことは、ぜひやりなさい」である。確かに、衝撃や繰り返しの負荷、長時間の歩行は痛みを誘発するかもしれない。特に関節面の微小な骨折が原因とされる骨壊死症などでは、荷重によって急激な疼痛が出るため、痛みが強い間は安静がよい。半月板損傷などで急激に痛みが出ている時も安静がよい。

しかし、慢性に経過している変形性関節症においては、楽しいこと、やりたいこと、生き甲斐といってもよいことなどに打ち込んでいるほうが精神衛生上もよい結果をもたらすだろう。科学的根拠があるわけではないが、運動などの身体を動かす趣味や没頭できる趣味を持っている人は、X線で高度に進行した変形があっても、あまり痛みを訴えない人が多い。所詮痛みは脳で感じるものなので、打ち込める趣味や楽しみを持っている人は痛みを感じる程度も抑制されているものである。

もちろん元々筋力もしっかりしているのかもしれない。しかし、これは多くの患者をみてきて確かに感じることであり、趣味や仕事を持っている人は保存療法も手術療法もよく効くことが多い。

2　装具治療でなにが得られるのか——杖の魔術

装具とはどのようなものか

変形性膝関節症に使われる装具には、

① 関節を保護し、安定化させる膝関節装具やサポーター。

② 歩く時の体重が膝関節にかかる負荷を分散させたり、膝にかかる力の向きを変えた

りする目的で使用する足底板や靴型装具。

③ 歩行の補助となる杖などの支持具。

が挙げられる。その中には医師処方によって健康保険が適用されるものも多く、患者さん個々に合わせたオーダーメイドもあれば、ドラッグストアなどで購入できる既製品（保険適応外）もある。これらの有効性についても多くの研究がなされており、先に述べたエキスパートオピニオンによる診療ガイドラインにも取り上げられている。

膝関節装具

日本人に多いO脚変形の膝では、関節面の内側の軟骨がすり減っている。そうすると膝関節にかかる体重の負荷がさらに内側に偏ることになり、変形を助長するとともに、歩行時の関節が不安定になり、痛みの原因ともなる。欧米人では逆に外側の軟骨がすり減ってX脚の変形を起こすことも比較的多い。

このような関節軟骨の不均等なすり減りを伴った変形に対して、内側がすり減った人には外に広げるような力を加え、逆に外側がすり減った人には内側に広げるような力を加える膝関節装具がある（図6－4）。歩行時の関節の横ブレを防ぐことで、安定化させ、疼痛の緩和にも有効であることが、過去の研究で示されている。ガイドラインにも軽症から中等症の変形には推奨されるとあり、さまざまな内科的合併症があって薬の治療や手術治療が難しいような患者さんにとっても、装具療法は安全性が高いので勧めてもよいと記載されている。ただし、単なるサポーターのような簡易なものが、病状の改善にまで効果があるかどうかは疑問である。

難点であるのは、しっかりした制動効果を持つ装具は総じて装着が面倒であり、かさばるし、窮屈であるということである。したがって、多くの人は装着するのが煩わしいと感じ、数週間あるいは数か月使用して、後はだんだん使わなくなるということがしばしばある。

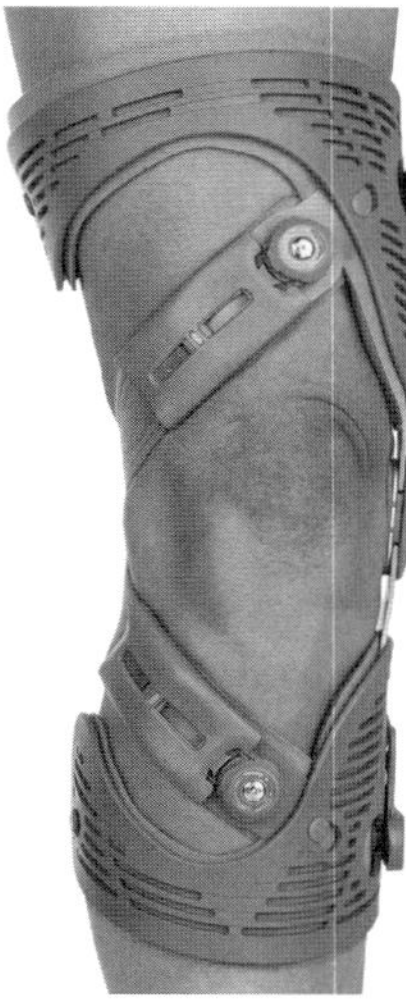

図6-4　膝関節装具

正面。側方には支柱とヒンジ（蝶番）があり，さらにストラップで引っ張って，側方のぐらつきをサポートする。

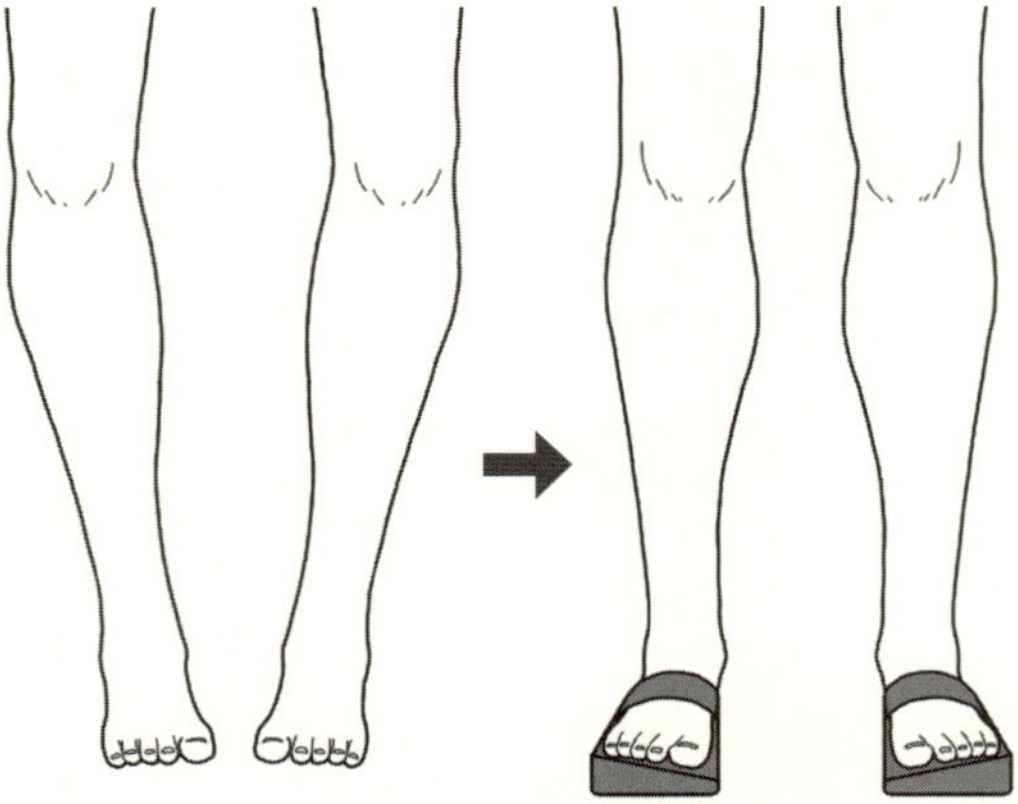

図6-5　外側楔状足底板

外側が高くなった楔型の足底板を履くと，歩く時に膝が中に入り，膝の内側への負担軽減につながる。

足底板、靴装具、杖

O脚変形の膝を患っている患者さんに対しては、外側が高くなった楔型《くさびがた》の足《そく》底板《ていばん》（外側楔状《がいそくけつじょう》足底板）を処方し、靴の中敷きとして使用してもらうと歩行時の疼痛緩和に有効であることがガイドラインで推奨されている（図6－5）。外側が高くなった楔型の足底板を使用すると、歩行時に膝関節が外にぶれるのを防ぐ効果があり、膝関節の内側に体重負荷が集中するのを緩和することができるからである。ただし、その効果の程度や研究のエビデンスは十分ではないとされている。

また、靴の裏が偏ってすり減っていたり、衝撃吸収の悪い靴を履いている患者さんに対して助言をすることは推奨されている。しかし、さまざまな靴メーカーが製品として出している特殊な靴の個々の効果については不明であり、十分なエビデンスはない。

もう一つは杖である。「杖なんて年寄り臭いからいやだ」という方もいるだろう。杖の使用は歩行安定性を増し、転倒予防にもつながる。杖を持っていると不用意に他人がぶつかってくることなどを未然に防ぐ効果もあるかもしれない。膝関節のみに問題がある患者さんには、歩行時の疼痛緩和に有効であることは証明されているが、反対側の膝関節や手にも変形がある患者さんにも同様に勧められるかは不明とされている。

3　関節注射で得られるもの、得られないもの
――〝痛み〟が軽くなったという錯覚でもＯＫ

関節注射の種類

膝関節内に直接薬剤を注入する関節注射は、症状のある関節に直接薬効を届けることができる。使用されている薬剤は大きく二種類に分けられる。一つは副腎皮質ステロイド（ステロイド、副腎皮質ホルモン）に分類される薬剤で、もう一つはヒアルロン酸である。ステロイドは強力な消炎作用がある薬で、関節内の炎症を抑え、痛みを緩和させる作用も強い。

一方、ヒアルロン酸は関節内の潤滑を助ける作用があると見込まれている。

①　副腎皮質ステロイド関節注射の効能。

副腎皮質ステロイドの抗炎症作用は強く、変形性関節症の関節内に直接投与すると、滑《かつ》膜《まく》に生じた炎症（滑膜炎）を強力に抑え、痛みも抑える。痛みが軽くなる効果についてのエビデンスは明確であり、注射後二週間程度は痛みが軽くなることが多くの研究で示されている。効果の持続には否定的な研究結果が多く、四週間程度で効果は消失するとも言われている。

一方で、有害な副作用として、注射後の疼痛増悪、炎症の再燃、関節内の感染症の誘発、骨軟骨の萎縮、急速な関節破壊の発生などが危惧される。しかし、これらの副作用のリスクが実際に上がるとは証明されていない。過去の数千例におよぶ臨床研究の結果からも、副作用の危険性は上がらなかったとされている。とはいえ、多くのエキスパートは頻繁に注射することに対して警鐘を鳴らしており、年に数回までに留めておくべきだという意見もある。

② ヒアルロン酸関節内注射の効能。

ヒアルロン酸とは高分子の糖タンパクであり、元々関節軟骨と関節液の中に含まれる大切な物質である。関節軟骨が保水性と弾力性を保つために必要なものであるが、変形性関節症ではこれらの物質が失われてきて、滑らかさがなくなるとともに弾力も失われ、すり減ってしまう。ヒアルロン酸の注射剤は関節内にこの高分子ヒアルロン酸を直接注入することで、軟骨の保湿性や潤滑性を改善させようとするものである。

疼痛の緩和と抗炎症作用も認められると考えられているが、正確な薬効はまだよくわかっていない。臨床での使用経験と多くの研究から、ヒアルロン酸製剤の関節内投与によって変形性膝関節症の痛みが軽くなるということはわかっているが、変形の進行した患者さんに対してどの程度効果があるのか、病状の進行を抑える効果があるかどうかなど、まだ明らかにされていないことがたくさんある。また、いったん擦り減った軟骨が改善したり、変形がよくなったりすることはないと思われる。

しかし、副作用が生ずることは比較的稀であり、長期間繰り返し投与した場合でも安全性は高いと考えられている。一般的には週一回の注射を五週間くらい繰り返し、そこで効果判定を行う。その後、維持療法として二週間ごとに繰り返すことは可能である。ただし、効果がないのに漫然と繰り返すのは得策ではなく、疼痛の緩和がない場合は他の治療を検討すべきである。また、予防のために注射をする意味はなく、症状がないのに注射をするべきではない。

「先生、痛くないようにお願いします」

「あの先生に前回注射してもらったら、痛かった。あまり腕がよくないみたいよ。先生は上手にしてくれますよね」と言われると、医師はかなりのプレッシャーを感じることになる。確かに関節注射はある程度の技術を要する。狭い関節の隙間に針先をうまく入れて、骨や筋肉に針先をあてずに、そうっと薬液を注入するのは容易ではない。誰がしたって、いつもうまくいくわけではないものである。そんな風に身構えられると、かえってプレッシャーだし、注射される患者さんも多少緊張するために痛みに敏感になってしまう。

針を刺すのだから多少は痛いものである。しかし、針先がちゃんと関節の隙間に入って、ゆっくり関節の空間に薬剤が入った場合は、痛みは皮膚を針で刺した瞬間だけで、その後はほとんど痛みを感じることはない。でも少し針先が関節内の滑膜などにあたると「痛っ」という反応をする患者さんはおられる（ごめんなさい！）。

プラセボ効果

「プラセボ」という言葉をご存じだろうか。保存療法の最後にこのことを説明しておこう。「プラセボ（プラシーボ）」とは薬効のない偽薬《ぎやく》による治療効果のことである。疼痛というものは脳が感じるものである。「病は気から」というのはよく言ったもので、精神状態や気の持ちようで、痛みというのは簡単に増減する。採血や画像で示される客観的なデータは、精神や気の持ちようでは変えようがない。しかし、「痛み」などの情動は容易に変化する。なにか好きなことに集中している時は痛みを忘れるということは誰もが経験したことがあるだろう。

一般的に、薬やリハビリや注射や手術や、はたまた手かざしなどの神がかり治療まで、どんな治療介入においても、ある一定の疼痛改善効果がある。それは、患者側がなにか治療をしてもらったというだけで痛みが軽くなった気がするという効果である。信じやすいとか人がいいとか、その人の性質によってその効果はさまざまであろう。もちろん悪化する人もいるし、変わらない人もいる。しかし、たくさんの被験者で平均をとると、どんな治療法においても、治療後に改善傾向を示すことが多い。

そのため、薬を含めて、すべての治療方法において本当の治療効果を明らかにするためには、薬効のない偽薬（プラセボ）を与える患者群と、目的の薬を与えた患者群とを正しく比較しなければ、目的の薬の真の薬効は評価できない。ほとんどの薬はそのような臨床研究（治験）を開発段階で行っており、偽薬よりも明らかに治療効果が高いと判断されないと世の中に出てこない。手かざしの効果を証明するためには、見た目や威厳もそっくりな偽者《にせもの》による手かざしと比較してよくなることが必要なのである。

薬の開発段階でのこれらの研究データをみてみると、プラセボによる疼痛改善効果というものは、確かに無視できないほど顕著なものである。痛みスケールで三〇パーセントとか四〇パーセントほど痛みが改善することも珍しくない。それくらい人とはだまされやすいものであり、疼痛というものがいかに情動に左右されるかということである。

しかし、だまされてなにが悪いのだろうか。痛みが軽くなるのであれば、偽の薬による一〇〇パーセントのプラセボ効果でも、真の薬の効果の一部がプラセボ的な助けであっても、「電気治療でポカポカして気持いい」でも、「注射を打ってもらってよくなった気がする」でもいいではないか。

と言い切っては語弊があるので断っておくが、がんなど治療タイミングを間違うと重大な結果をもたらす進行性の病気は別であるし、プラセボが高額な支払いを要求される悪徳治療などは論外である。

しかし、当分の間悪化する心配のない範囲の変形性関節症であり、しばらくの間プラセボ効果で疼痛が軽くなって日常生活を送ることができるのであれば、上手にだまされてみようではないか。関節注射もプラセボ効果がありうる治療法である。副作用がない範囲であれば、真の薬効かプラセボ効果か（実際はおそらく両方の合わせ技である）、それがなんであれ痛みが軽くなれば、それでいいのではないだろうか。

❖コラム　変形性関節症であっても運動できる

運動・スポーツは人生を彩るスパイスの一つである。スポーツをするのも観るのも楽しい。仲間やライバルと競い、時に自分と競い、勝ったの負けたの喜び悔しがり、感情をわかせる。ひいきのチームや選手の活躍に声をあげ、同じ思いを共有する仲間と楽しく語る。精神面での健康にとても有益である。うつや認知の障害は世の中のことに無関心、無気力となるが、なにか熱中できることがある人は精神的にも健康である。

そして自らの運動は、もちろん身体的にも有益な効果をもたらす。運動は変形性関節症の発症誘因や悪化原因にもなりうるが、進行予防や症状改善にも効果がある。オーバーユースによる筋肉、腱、靭帯、軟骨の障害もありうるし、限度を超えた負荷は怪我につながる。プロの野球選手やサッカー選手を診察する機会があるが、彼らの中には幼い頃から身体を酷使してきているせいかもしれないが、比較的若いのに肩や肘や膝や足関節にすでに異常をきたしている選手も少なからずいる。

しかし、適度な運動は筋力を維持・増強し、関節内の循環を改善し、疼痛に対する許容度を増す効果がある。筆者の患者の中に、テニスや卓球をこよなく愛し、習慣的に行っている、変形性膝関節症の患者などもたくさんいるが、かなり進行した変形であっても、スポーツ中を含めて「どうもない」という人もいる。それでは、適度な運動とはどんなものか。一人ひとりの病状によって異なるので、一概には言えないが、痛みを悪化させない程度ということになる。一般的には衝撃の少ないスポーツがよい。テニス、卓球、そしてウォーキング、ハイキング、スイミング、ゴルフなどはよいであろう。フラダンスや太極拳などをしている人もいる。前者は膝関節軽度屈曲位での重心移動があり、後者は片脚立位の保持など、関節への負荷が少ない効率的な下肢トレーニングの手段として推奨される。

中国のお年寄りが元気そうにみえるのは、毎朝公園に集まって行われる太極拳の習慣が寄与しているのではと、根拠のない想像をしてしまう。

スポーツは楽しみを伴うものであるが、変形性膝関節症に直接効果があるのは、筋力増強運動である。特に膝関節の伸展筋力を強化する運動や可動域を改善し、曲がった脚を矯正するような力を加える運動は、変形性膝関節症の症状改善に効果があることが研究で示されている。人工関節を受けるほど進行した変形性膝関節症に対する保存療法の効果を調べた研究においては、この筋力訓練と減量を目指した食事指導、足底板の処方と鎮痛剤などを併用して行われているが、三か月の保存療法を行い、その後自主的な運動を促すことで、四分の三の患者が一年間の間、人工膝関節置換術を受けずにすんだというものがある。減量が効いたのか、薬が効いたのか、運動が効いたのかはわからないが、手術を少しでも回避したいのなら、減量も大事だが、筋トレもしっかりがんばったほうがよいだろう。ただ、筋トレをやりなさいと指導しても、ほとんどの人が続かないが（筆者も多分続かない）。

朝晩の日課にうまく取り入れることができた人はともかく、地味でおもしろくない筋トレを黙々と数か月続けられるストイックな人はそれほど多くないだろう。思い立った意志の強い時期に筋トレを始め、同時に楽しみながらできる、家族や友達と一緒のウォーキングや軽いスポーツを始められるといいだろう。変形性関節症の症状は主に痛みであり、痛みは情動であるので、楽しいことに熱中し、楽しいことが人生の中にあれば、変形性関節症の少しの痛みはどこかに飛んでいくかもしれない。

❖コラム　成長期のスポーツは将来のO脚のリスクになる?

いわゆるO脚、つまり両足を揃えて膝を伸ばして「気を付け」の姿勢でまっすぐ立った時、両膝の内側に隙間があく人は、体重が膝関節の中心よりも内側に偏ってかかるために、内側の軟骨が悪くなりやすく、変形性膝関節症の発症リスクにも、症状悪化リスクにもなることが知られている。

では、なぜO脚になるのだろう。欧米人よりもアジア人にO脚は多いようだ。正座や横座りや胡座《あぐら》などで床に座る習慣があるからではないかなどと言われるが、もっともらしいようで、科学的には証明されていない。しかし、ひょっとしたら成長期にスポーツを一所懸命やった人はO脚になるリスクがあるかもしれない。

ベルギーの整形外科医・ベルマンス（Johan Bellemans）は、膝関節に症状がない若年成人（二〇歳から二七歳まで）二五〇人の下肢X線を詳しく調べてみた。そうすると、無症状であっても男性の三二パーセント、女性の一七パーセントにO脚が認められた。そして、同時に一〇代の頃にスポーツをしていたかどうかを尋ねた。そして、学校の授業で行う程度の運動しかしなかった群、課外活動として下肢に衝撃が加わるスポーツを週に三時間以内行っていた群と三時間以上行っていた群の三つの群に分けた。その結果、O脚の度合いとスポーツ活動の程度には相関がみられ、スポーツ活動性が高かった人ほどO脚の程度が強かった。そして、O脚の原因はそうでない人よりも大腿骨が内側に少し曲がっていて、脛骨の上の方が少し内側に傾いていた。彼が推察した関連は、骨が伸びている成長期に、衝撃が加わる、いわゆるインパクトスポーツを一所懸命やると、骨が伸びる成長軟骨板といわれる部分で、内側と外側の成長度合いにアンバランスが生じ、より衝撃が加わる内側は骨があまり伸びず、衝撃が少ない外側はよく伸びるために、結果として内側に曲がった骨になるというものである。このことは他の多くの研究でも同様に推察されている。

ただ、こういう研究には限界があり、ある集団を調べたらO脚の度合いとスポーツ活動の経験に相関があった、ということだけであるため、短絡的にスポーツをするとO脚になると決まっているわけではない。それを調べるにはスポーツをしている人としていない人を、その後ずっと調べてO脚になるかどうかを検討しなければならない。同じことのようであるが、研究の方向が逆なのである。「前向き研究」と「後ろ向き研究」という。リスクを正しく評価するには「前向き研究」でなければならない。また、O脚であると必ず膝を悪くするかといえば、これもまた長い年月を調べる「前向き研究」をしなければならない。したがって、スポーツを一所懸命すると、O脚になって、将来膝を悪くするかというリスクについては、さまざまな要因が複雑に絡んでくるために、それほど単純な話ではない。あくまでもリスクの一つであるため、スポーツを楽しむメリットを重視したい。

第六章 注

注1　診療ガイドライン……日本中（または世界中）の医師が、ある疾患に対する治療のしかたについて、おおすじで間違いのないように導くための提言としてまとめたもの。その疾患の専門学会などが、特に詳しい専門家を招集して意見をまとめたもので、あまり詳しくない医師でも標準的な治療ができることを（逆に言えば、日本中、世界中のどこに住んでいても、どんな田舎に住んでいても、名医を探して渡り歩かなくても正しい治療が受けられることを）目指したものである。通常、多くの専門家が、たくさんの医学研究を精査して、その治療法の妥当性を検討して作ら

れる。研究の進歩によって新しい事実がみつかったり、新しい薬が出てきたりするので、通常数年おきに更新される。このガイドライン通りに診療すれば、平均的、標準的な治療を行っているといえる。

第七章　手術療法

1　関節鏡手術――切れたものを縫い合わせる

身体に優しい関節鏡手術

関節鏡《かんせつきょう》とは、鉛筆くらいの太さの内視鏡で、先にレンズが付いており、五、六ミリの穴から関節内に入れて内部を観察するものである（図7－1）。一般的に腹部外科などでお腹に使う内視鏡手術のほうは一九八〇年代から九〇年代にかけて広まってきたが、膝関節鏡の歴史は古く、一九一八年に東京帝国大学の高木憲次らが世界で初めて行って以来、日本で開発されてきた。その後、東京逓信《ていしん》病院の渡辺正毅《わたなべまさき》らが一九五〇年代後半から手術法としての関節鏡を広めていき、七〇年代以降、少しずつ世界中に広まっていった。

そのため、関節鏡手術は整形外科にとって特別なものではなく、関節を専門とする整形外科医（注1）が行っている標準的な手術法である。今では、膝だけでなく、肩、肘、手、指、股関節、足から脊椎まで、身体中の関節や骨と骨の隙間に対する手術に使われている。

関節鏡手術の最大の特徴は、関節の袋を切り開かないため、手術後に膝が固くなったり、筋力が衰えたりという合併症が少ないことである。回復が早く、痛みも少ない。そのため、

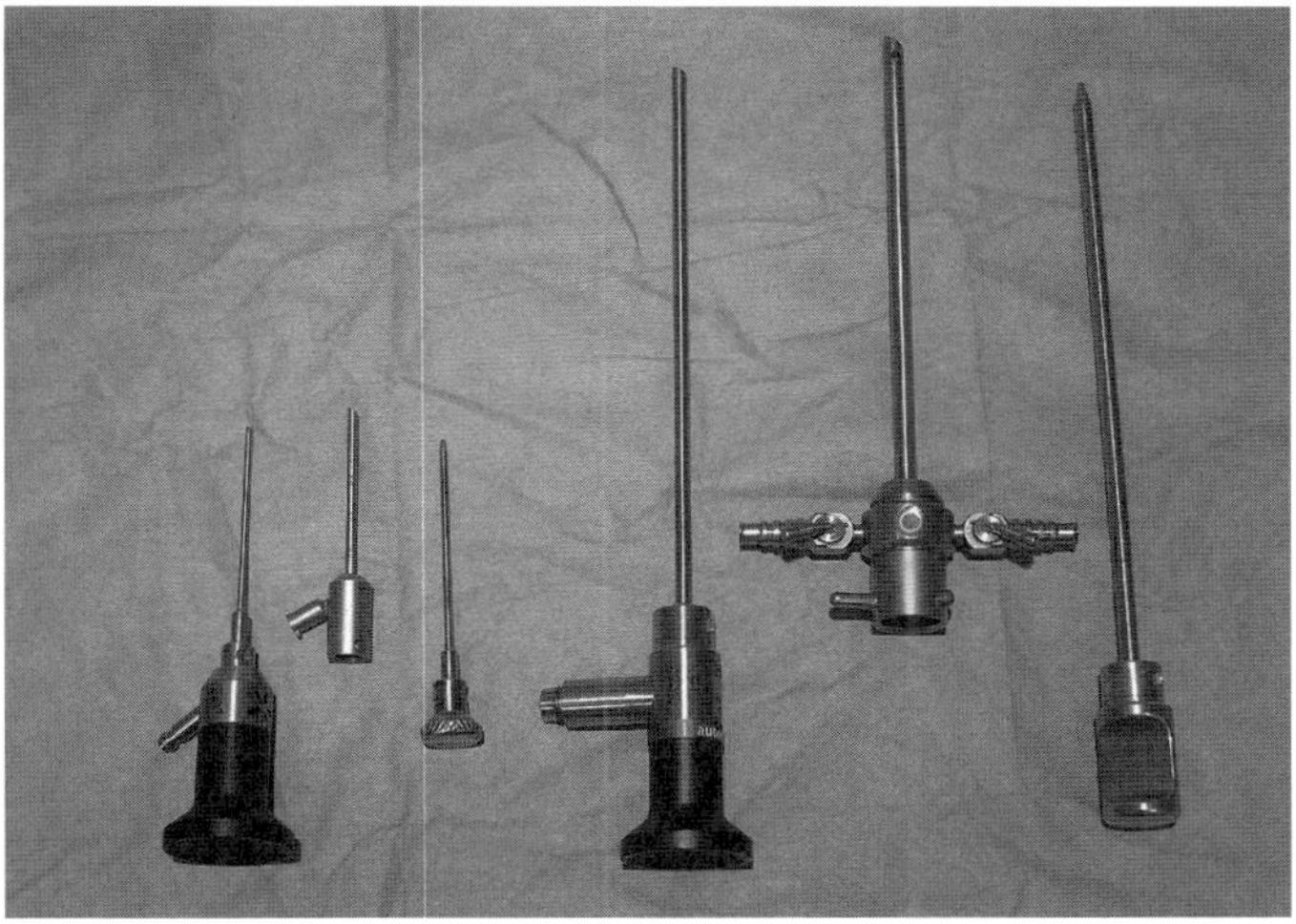

図7-1　関節鏡

左から，手関節などに使う細身の関節鏡（1.9mm 径），スリーブ（外筒），スリーブを関節内に入れる時に用いる心棒（内筒）。膝関節などに使われる通常サイズの関節鏡（4mm 径），そのスリーブと心棒（注２）。

特にスポーツに関連した怪我などの治療には大変有効である。

関節鏡手術専用の細くて小さい手術器具もたくさん開発され、いろんなことが関節鏡を覗きながらできるようになった。腹部外科や胸部外科が扱う腹腔鏡《ふくくうきょう》や胸腔鏡《きょうくうきょう》が、生命に直結する重要臓器や大血管の近傍で手術を行うために、時に深刻な合併症を起こし、医師の技量や医療安全が社会問題として取り上げられるのに対して、関節鏡は生命に直結する合併症を起こすリスクはそれらより低いと見積もられる。しかしながら、腹腔や胸腔よりもはるかに狭い空間で操作をする必要があり、しかも傷付けたら修復できない大切な軟骨や神経のすぐそばで操作するために、関節鏡も高度な技術が要求され、医師の技量がたいへん重要である。生命には直結しないかもしれないが、深刻な後遺症を残す合併症を起こしうる。そのため、膝関節や肩関節や脊椎の専門学会は技術認定医制度を計画あるいは開始して、医師の技量を客観的に評価認定しようとしている。

半月板や靭帯の怪我には有効

関節鏡の手術が一番効果を発揮するのは、たとえばスポーツなどで膝を強くひねり、半月板や靭帯が切れたことによる痛みや関節のぐらつきに対してだ。

半月板は膝関節の隙間にある、軟骨でできた板状の組織で、関節のクッションとして働いている。半月板によって荷重が関節軟骨に一点集中しないように分散され、関節の安定性にも役立っている（第一章注1参照）。膝関節に強い負荷やねじれが加わると、半月板は時に割れたり外れたりし、これが痛みや引っかかりの原因となる。その手術は、関節鏡で傷付いた半月板を観察しながら、細いハサミのような鉗子《かんし》という道具で割れた半月板のカ

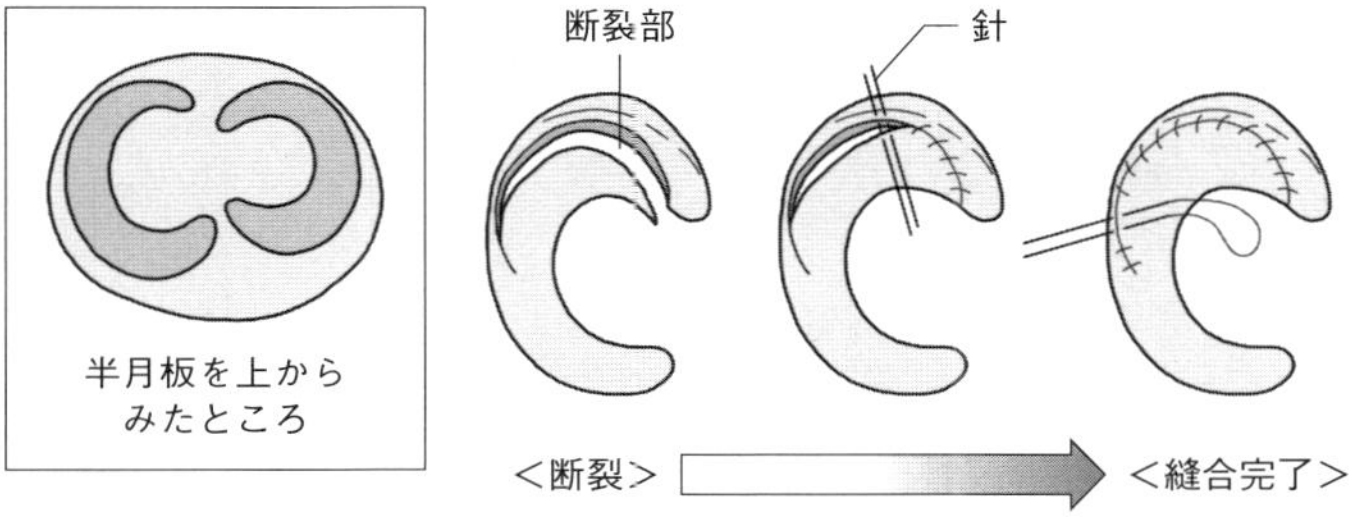

図7-2　半月板の縫合

内側の半月板が損傷。半月板の血行野《けっこうや》での損傷は，関節鏡視下で縫合可能である。

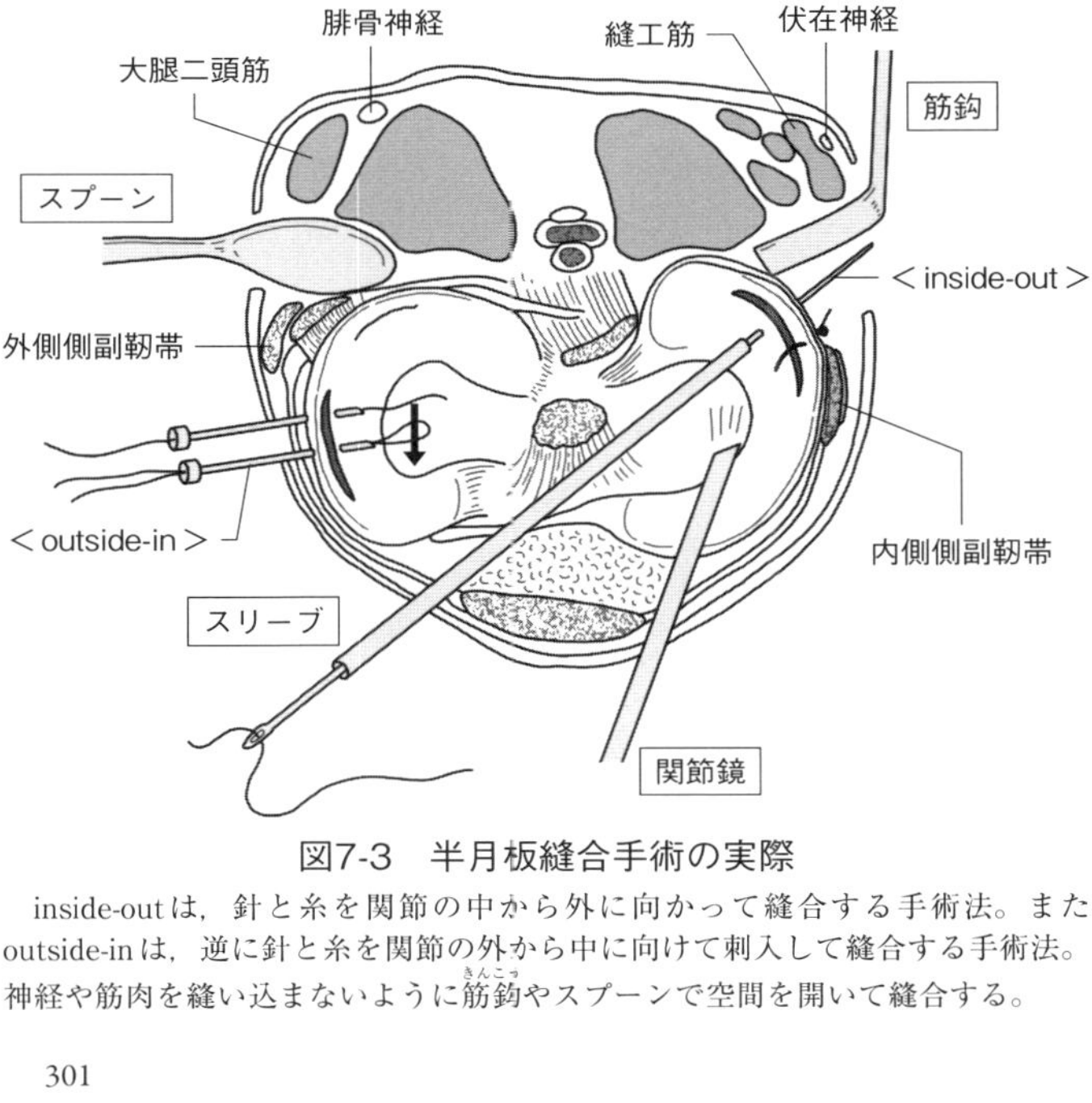

図7-3　半月板縫合手術の実際

inside-outは，針と糸を関節の中から外に向かって縫合する手術法。またoutside-inは，逆に針と糸を関節の外から中に向けて刺入して縫合する手術法。神経や筋肉を縫い込まないように筋鈎《きんこう》やスプーンで空間を開いて縫合する。

ドを削って引っかからないようにしたり、特殊な構造の針と糸で縫い合わせたりする（図7－2、7－3）。とても狭い関節の空間で操作するので、特に縫い合わせは高度な技術が要求される。縫合の器械も特殊な構造なものが考案され、開発され続けている。

また、十字靭帯は膝関節の中央にある、膝が前後にずれないように止めている靭帯で、スポーツなどで膝をひねった際に、しばしば断裂する。切れると膝が不安定になり、急に向きを変えたり、ジャンプしたり、立ち止まったりする時に膝がグラグラして不安定になる。放置すると半月板が割れたり、関節軟骨をいためたりするため、変形性関節症の原因となりうる。切れた十字靭帯は縫い合わせることが難しいので、新たに腱を移植して靭帯を作り直す。膝の周りから腱を採取し、膝関節を関節鏡でみながら切れた靭帯の付着部の骨にドリルで穴をあけ、腱を穴の中に固定して靭帯を作り直す。このような作業が関節を切り開かずに、小さな穴から関節鏡と道具を差し込みながら行うことで可能となる。これもまた、高度な技術が要求される手術である。

その他にも、関節軟骨が部分的にひどく傷付いている場合、他のあまり重要でない部位から健常な軟骨を採取し、傷付いた部分に移して貼り付けることもできる。

肩関節に対しても、肩を持ち上げる筋肉の先にある腱板《けんばん》の損傷や、繰り返し脱臼する肩

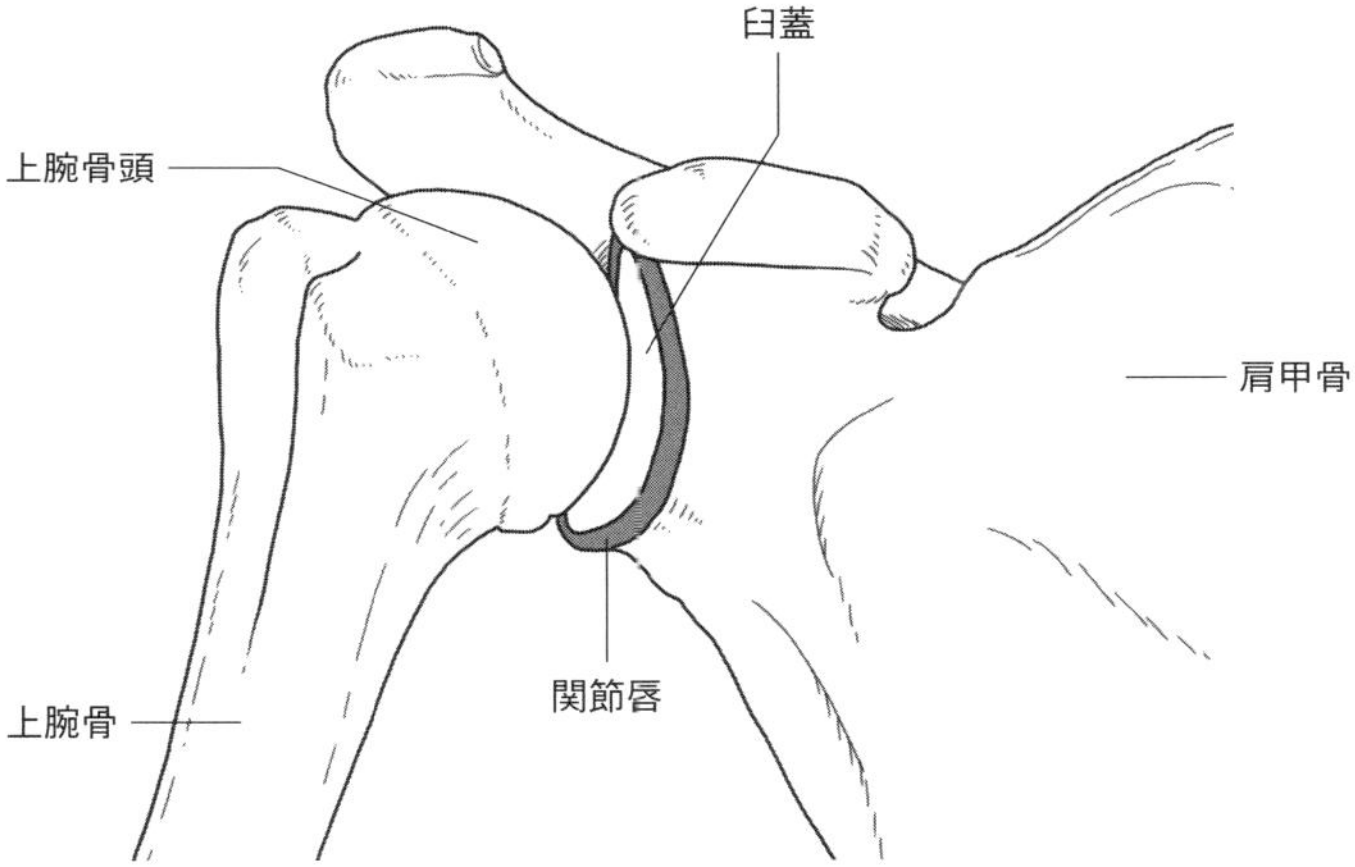

図7-4　肩関節の関節唇

関節唇は，臼蓋《きゅうがい》（上腕骨頭がはまるくぼみ）の縁を取り囲むようにある軟骨組織である。膝関節における半月板のように，関節を安定化する重要な役割を持つ。

に対する手術などがよく行われる。腱板に対しては、切れた部分を縫い合わせ、肩の骨に再固定することで、肩を持ち上げる時の痛みが軽くなり、上がらなかった肩が再び上がるようになる。脱臼する癖が付いた肩に対しては、緩《ゆる》んだ関節の袋と「関節《かんせつ》唇《しん》」（図7－4）と呼ばれる半月板のような組織を縫い縮めて、関節を安定化させ、脱臼しないようにすることができる。

このように、さまざまな怪我に対応できるように手術法や器具が日進月歩で開発・改良されてきており、複雑な手術にも対応できるようになってきた。患者さんの術後の痛みも少なく、回復も早くなり、スポーツで怪我しても術後のリハビリを行った後、また同じスポーツに復帰できる人が多い。

変形性関節症になる前に

半月板や靭帯や軟骨の怪我には関節鏡手術が有効だが、年齢を重ねて軟骨が弱ってくる病気である変形性関節症に対しては、関節鏡手術だけではあまり効果がない。その理由は、関節鏡手術は切れたものを縫い合わせたり、削ったりすることはできるが、擦り減った軟骨を増やしたり、再生させたりすることについては、まだ十分に成功していないからである。

すでに述べているように、変形性関節症になった原因は、たとえばO脚で膝が曲がっており、内側ばかりに体重がかかっているとか、年齢とともに軟骨も元気がなくなっているとか、軟骨のクッションになる半月板がすでに擦り切れてなくなってしまっているとか、さまざまなものがある。それらの原因を取り除かなければ、関節鏡で関節内の軟骨片や擦り切れた半月板をさらに削ったりしても、効果は一時的ですぐに再発してしまう。

最近いろいろな施設で研究されている軟骨再生が、将来は関節鏡を使って変形性関節症に用いられるかもしれないと期待されているが、その場合も少なくともO脚は同時に矯正しないと十分に再生しないのではないかと思われる。

軟骨が擦り減ってしまった変形性関節症を関節鏡で治療するのは難しいが、そうなる一歩前に治療することはできる。たとえば、膝関節では変形性関節症になる前に半月板損傷が起こっていることがある。すべての変形性膝関節症にあてはまるわけではないが、一部の患者さんは、ある日突然、膝に激痛が走って急に歩けなくなることがある。階段を上ろうと踏み込んだ時とか、正座から立ち上がろうとした時である。その原因の一つに半月板損傷が含まれている。そしてしばらくすると半月板の痛みは軽くなるが、やがて軟骨が少しずつ擦り減ってきて、今度は変形性関節症の痛みが現われてくるという経過をたどる。この最初の激痛は半月板の怪我なので、最初の時期に縫合して修繕してあげれば変形性関節症になるのを防げる可能性がある。

また、股関節にも半月板と同じような関節唇があり、これの断裂が変形性股関節症の原因の一つになるといわれている。股関節に対しても関節鏡を使ってこの関節唇を修復したり、削ったりすることが行われている。

2　骨切り術——匠の技、人工関節を考えるその前に

腕や脚の曲がりを矯正する手術

「骨切《こつき》り術《じゅつ》」とは、読んで字のごとく、骨を切る手術である。一般の方はピンとこないかもしれない。骨を切る？　切り落とすの？　切ってどうするの？　確かにざっくりとした具体性のない手術名だ。

実際には骨を切って、曲げて、固定して、曲がった骨を矯正して整える手術である。わかりやすいものでいうとO脚を矯正する膝の骨切り術とか、外反母趾を矯正してまっすぐな足の指にする骨切り術などが挙げられる。通常は「骨切り術」という名の前に手術する場所と曲げる方向を付け加えて手術名にする。「高位脛骨骨切り術」とか「大腿骨頭前方回転骨切り術」などである。とたんに漢字がたくさん並んでわかりにくくなるが、これも読んで字のごとく、「高位脛骨骨切り術」とは「高い位置（つまり骨の上の端っこ）」で「脛骨」を切って曲げる手術ということである。他にも肘や手首や太ももや足や背骨まで、あらゆる場所で骨切り術があり、それぞれの場所の名前を最初に付けて手術名とする。

高位脛骨骨切り術

日本人の変形性膝関節症のほとんどはO脚である。そして、その多くは脛骨の膝に近い部分で内側に曲がっている。そのため、曲がっている部分で骨を切り、曲がりを矯正して固定することでまっすぐな膝になる。見た目をよくするためではなく、膝の痛みをとるのが目的である。元々のO脚は体重が関節面の内側ばかりにかかるため、内側の関節軟骨の摩耗につながっていく。内側の軟骨が擦り減るとますますO脚がひどくなり、悪循環に陥る。O脚がひどくなると、歩く時に膝がガクガクぶれて、痛みがひどくなる。変形性膝関節症の病状が進んでいる状態である。

この状態を骨切り術で治すには、脛骨の上のほうでいったん骨を切り、外向きに曲げるのである（図7－5、7－6）。この時曲げる程度は、まっすぐの脚にするのではなく、少しだけX脚になるくらいに過矯正する。歩く時の体重を外側の健康な軟骨にのせ、内側の擦り減った軟骨に体重があまりかからないようにするためである。まっすぐの脚では、擦り減った内側の関節面にも体重がかかって、数年経つとまた内側に曲がって再発してしまうので、少しだけ過矯正するのである。計算通りに曲げた骨はネジ（スクリュー）と板状のインプラント（プレート）で固定し、インプラントは体内に埋め込む。骨はしっかり固

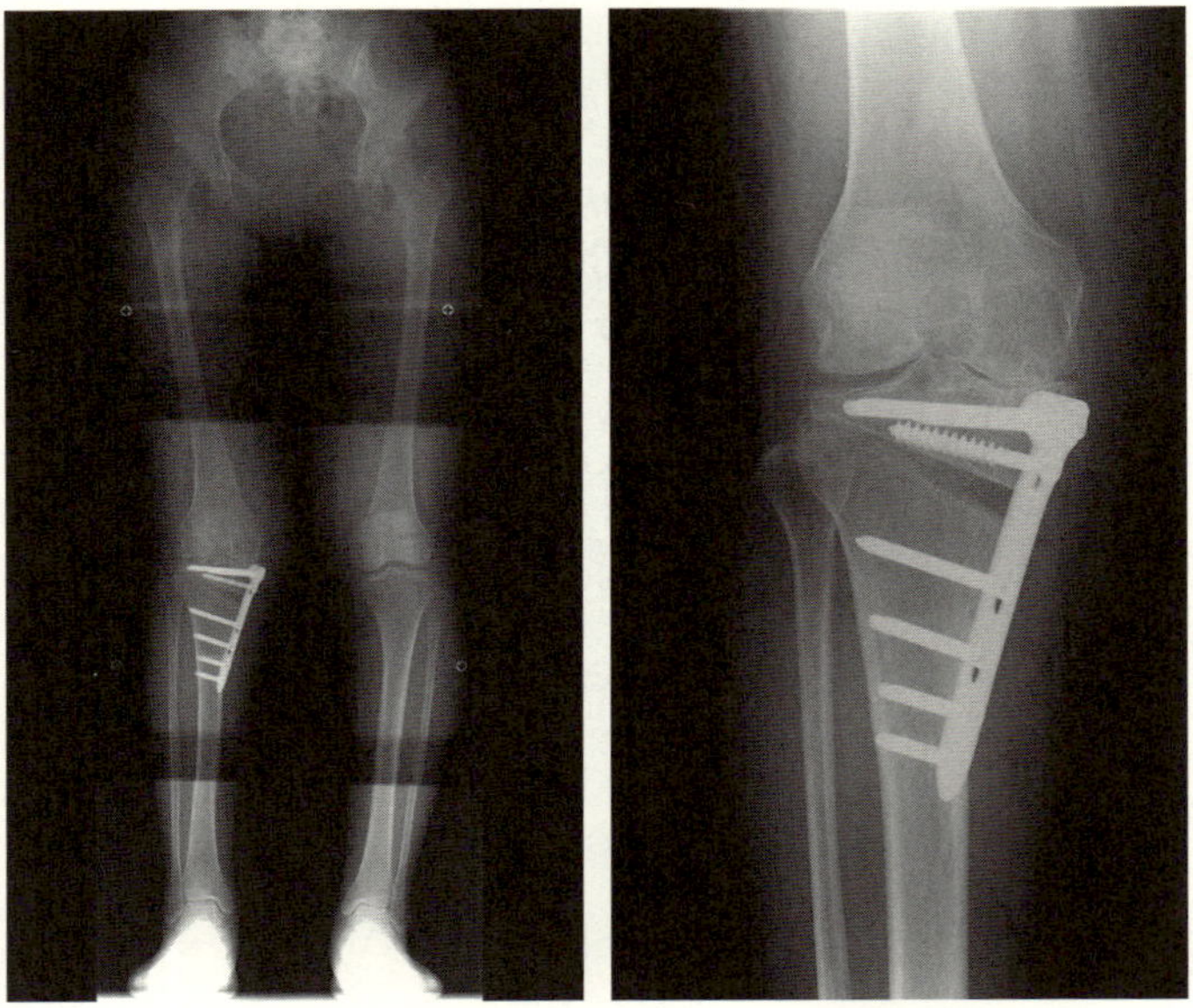
<全体図>　<拡大図>

図7-5　高位脛骨骨切り術のX線像

脛骨を切って角度を変え，プレートをスクリューで固定した。

定しておくと、骨折が治るように、数か月で癒合《ゆごう》するので、その頃には痛みがとれて楽に歩けるようになるのである。インプラントは後日、完全に骨が付いてから改めて取り除く手術をすることも多い（違和感などがなければ取り除かなくてもよい）。最終的にほとんどの方が手術前の痛みがとれ、日常生活や、場合によっては軽いスポーツも含めて困らなくなることが多い。

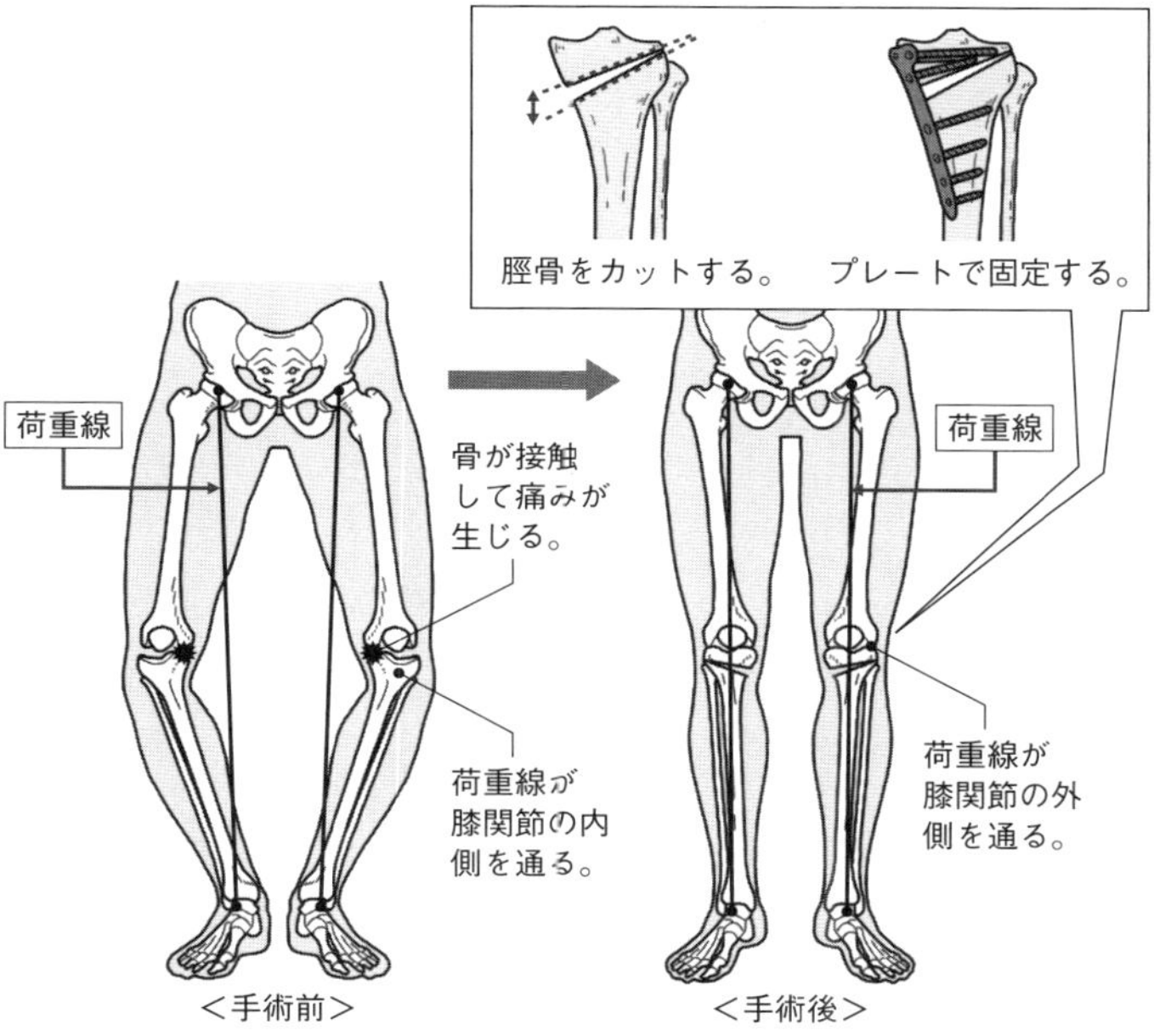

図7-6　高位脛骨骨切り術
O脚を矯正して膝の内側の痛みを改善させる。

この手術の最大の利点は、人工関節を入れずに自分の膝関節が残ることである。人工関節の成績も最近はとてもよくなり、毛嫌いすることもないのだが、やはり現役世代で身体を使って働かなくてはならない人とか、運動や身体を使うレジャーを楽しみたい人などは、人工関節よりも生体の膝のほうがよいものである。

股関節の骨切り術は骨盤の骨切り術

変形性股関節症の初期には、骨盤の骨切り術がよく行われる。日本人の変形性股関節症では、骨盤にある股関節の受け皿（臼蓋《きゅうがい》）が生まれつき浅い「臼蓋形成不全」が原因であることが多い。赤ちゃんの時の股関節脱臼や、脱臼までしなくても、その後の受け皿の発育が悪いことが原因とされている。臼蓋が浅いと、体重を支える関節面の面積が小さく、軟骨へのストレスが高まるし、不安定な関節になる。それが原因で軟骨の擦り減りが起こりやすくなるわけである。この軟骨へのストレスを緩和するために、浅い臼蓋を深くするのが骨盤の骨切り術である。さまざまな方法があるが、臼蓋をくりぬいて回転させる方法がよく行われる。

しかし、大腿骨側に問題がある病気の場合、たとえば大腿骨頭の血液の流れが悪くなる大腿骨頭壊死などでは、大腿骨のほうを骨切りする。骨頭を回転させる大腿骨頭回転骨切り術などである。

骨切り術は匠の技

関節面を温存しながら、関節面に残った一部の健康な軟骨にうまく体重がのるように関

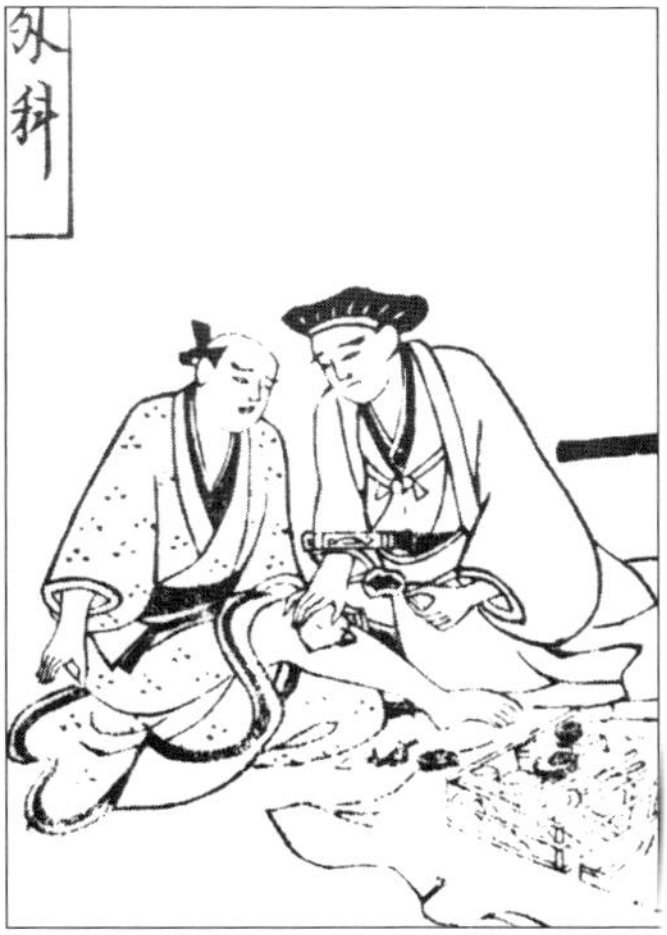

足の手当をしている。手前に広げられた風呂敷の上にはさまざまな道具が入れられた箱が描かれる。

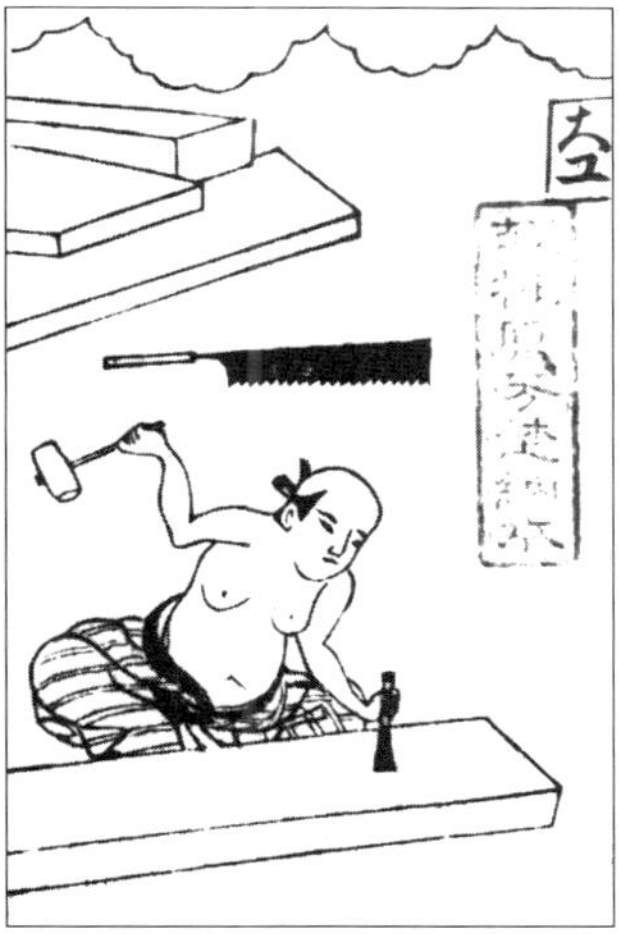

整形外科医の道具は大工道具と似ている？

図7-7　江戸時代の外科医（左）と大工（右）

『人倫訓蒙図彙《じんりんきんもうずい》』1690年より。

節の向きを修正する骨切り術は難易度の高い手術である。患者さん一人ひとり、みな変形の程度が違うので、それぞれに矯正する程度が異なる。そのため個々の患者にあった一ミリ、一度単位の「骨切り計画」と実行力が求められるわけだ。骨の図面を引いて、切る場所と角度を考え、ノミや釘を使って図面通りに作っていく仕事は、まさに大工さん、職人による匠の技である（図7－7）。

　このような手術は日本人が

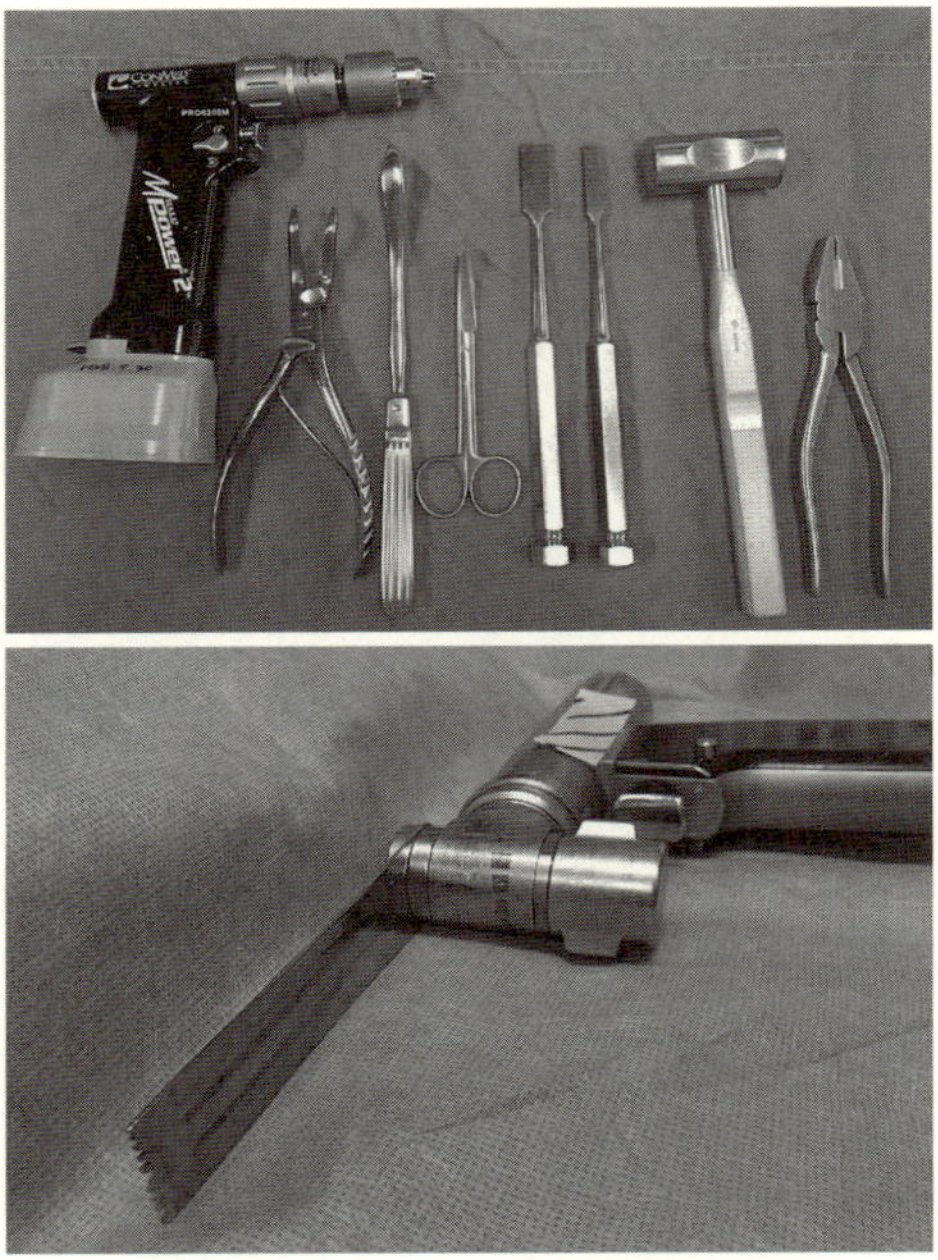

図7-8　さまざまな手術道具

左から電動ドリル，骨鉗子《こつかんし》，剥離子《はくりし》，ハサミ，ノミ（大），ノミ（小），ハンマー，ペンチ。下，電動ノコギリ。

得意で、世界的にも日本、そしてヨーロッパ（特にドイツ圏）で発達している。それに対してアメリカでは、あまり一般的ではなく、いたんだ関節面を人工の関節面に取り替える人工関節置換術がほとんどである。なんとなくわかるような気がする。ただ、大工さんの世界でも、昔はノミ一本、トンカチ一本で匠の技を使って家を建てていたものが、今はさまざまな計測器械や便利な道具が開発され、ある程度訓練された職人なら全国どこでもちゃんとした家が建つように、手術の世界でも、手術道具（図7－8）や骨を固定する器械が日進月歩で改善され、「匠の技」はそれほど求められなくなってきた。これを「手術の標準化」といい、全国どの地域にいても、ある程度訓練を受けた医師がいれば、同じようによい手術を受けられるようになってきている。

ベストタイミングは初期の関節症

このように自分の関節を温存できる骨切り術は魅力的な手術であるが、誰にでも有効なわけではない。残った健康な軟骨に体重がのるように調整する手術なので、変形がひどくなると健康な部分がなくなってしまい、この手術をしても痛みがあまりとれないし、痛みの再発も起こしやすい。「骨切り術」が最も効果的なのは、軟骨の擦り減りが比較的少なく、その範囲も狭い初期の変形性関節症である。変形が進んでしまい、関節が曲がる範囲も狭くなってしまったような場合には、人工関節置換術のほうがよい結果が得られることもある。

したがって、手術が怖いからといって、痛み止めを常用しながら、いたずらに我慢し続け、ついに歩けなくなってから手術を決心するよりも、主治医の先生の話をよく聞いて、もしもこのような手術が勧められたら、痛いながらもしっかり歩けるうちに手術を受けたほうがよい結果をもたらすかもしれない。

3　人工膝関節置換術――歩けるという自信は気持が前向きになる

「どんな手術？　リハビリって大変？」

人工膝関節置換術は、擦り減ってしまった関節軟骨の表面を金属やセラミック（注3）、ポリエチレンで覆いなおすことで、再び滑らかな関節面を取り戻す手術である（第二巻参照）。関節の表面を一センチほどの厚みで削り取り、削った関節表面と同様の厚みを持った、膝と同じサイズのインプラントを設置する。変形して曲がってしまった膝も、まっすぐに治しながら人工関節を入れる。そのため、見た目もよくなるが、なによりも歩いた時や曲げ伸ばしの時の痛みが楽になり、歩行能力が向上する。

手術後のリハビリは、通常は手術翌日から数日後に歩く訓練や膝を曲げる訓練を開始する。患者さんそれぞれの状態によって、リハビリの進み具合はさまざまだが、多くの場合は手術後二週間から四週間程度で杖などを使いながら上手に歩けるようになる。

患者さんが心配するのは、「手術後の痛みやリハビリの間の傷の痛みはどうだろうか」「しばらく寝たきりで動けないのではないだろうか」といった点であろう。しかし、最近は多くの医師が手術後の痛みをしっかり抑える工夫をしている。ブロック注射や、さまざまな種類の痛み止めの薬を上手に使うことによって、術後の痛みを和らげ、スムースにリハビリに移れるようにしている。手術後にあまり長い間寝たきりにしておくと、脚の血の流れが悪くなる血栓症を起こす危険性が高まるので、最近はなるべく早くに歩くリハビリを開始するようにしている。多くは手術後二四時間以内、長くても四八時間以内にベッドから降りてリハビリを開始する病院がほとんどである。

「この歳になって手術なんて」

歳をとれば、どんな人も体力や筋力が衰え、合併症の危険性が高くなる。若者に対する手術よりも心配事が多く、回復にも時間がかかるのではないかと心配される方もいる。

確かにその通りだが、人工関節は元々高齢者に対して行われる手術である。日本全国の代表的な医療機関二五〇施設ほどで行われた統計によると、二〇一五年に人工膝関節の手術を受けた約五万四〇〇〇人のうち、最も多い年代は七〇代で、約半分を占めていた。次に多かったのは八〇代で全体の四分の一であった。つまり、日本で人工膝関節の手術を受けた方の四分の三は七〇歳以上で、八〇代も全くめずらしくないのである。

もちろん、手術前には十分に検査を行い、心臓や腎臓や肺などが大丈夫かどうか確認した上で行うわけだが、この年代は同じ歳でも実際の健康状態はさまざまである。六〇代でも合併症がたくさんあり、元気のない人もいれば、八〇代でもピンピンして全くの健康体である人もいる。単に歳だからといってあきらめるのではなく、きちんと調べた上で手術は考えるべきだろう。

「手術なんかしないほうがいいのよ」

ある程度の歳になると、知り合いに膝の悪い方が増えてくることもあるかもしれない。中には実際に手術を受けた方もいるだろう。「近所の奥さん、あんなに曲がっていた脚がモデルさんのようにまっすぐになったって評判になっているらしい」とか、「最近は細身のパンツや膝丈くらいのスカートで集まりに出ている」（もちろん、傷跡がみえないように濃い色のストッキングも）などということもある。

そう、人工膝関節置換術はどんなに曲がっていた脚もまっすぐにすることができる。ひどいO脚（ガニ股）や曲がってしまって伸びなくなった膝も、手術後はまっすぐな格好のいい脚になる。太さ・細さや長さ・短さを変えるのは難しいのだが、それでも「あんなに颯爽と歩いて、うらやましい」という手術前の患者さんの声もしばしば聞く。

ところが、町内会で時々会う別の（ちょっとおせっかいな）奥さんは、手術を勧められていると聞くとすぐに近寄ってきて、「あなた、手術なんかしないほうがいいのよ」などと言っている。なんでもその方のお知り合い（あまりよくは知らないみたい）が膝の手術をしたけどまだ痛そうにしているのだという。確かに歩くのは大丈夫なようであるのだが、一緒に食事に行くと帰りがけに立ち上がる時にとても不自由そうだし、「あいたたた」と痛そうにしていて、「坂道や階段なんかも不自由みたいだし、あまりよくないみたいよ」などといった話もよく聞く。実際のところどうなのだろうか。

人工膝関節置換術の治療成績

最近、医療の世界では、治療の成績を評価するのに「患者満足度」という指標をよく使う。一昔前は、たとえばがんの治療成績を語るのに五年生存率などを重視していた。命が助かって生きていられれば治療は成功だという考え方である。しかし、最近は生活の質（Quality of Life：ＱＯＬ）、つまり患者さんが不自由ない生活、希望通りの生活を送ることができているかといったことを重視している。食事は楽しめているか、仕事や趣味ができているかなどだ。

人工関節の治療成績でも同様である。変形が矯正できたか、どのくらい歩けるようになったか、一〇年間壊れずに長持ちする率はどのくらいか、膝がどのくらい曲がるか、これらの指標も、もちろん重要であるが、患者さん自身が術後の自分の膝を気に入っているかどうかが重要視されている。命に関わる病気でないからには、患者さん自身が手術してよかったと感じることが治療の本来の目的であるからだ。では、どうやったらそれを評価できるのだろうか。

それを評価するためには、患者自身に評価してもらわなければならない。患者さんに実際に質問票を送って、自分で記入してもらう。たとえば「歩く時の膝の痛みについて、どのくらい満足していますか?」とか、「階段を上る時どのくらい不自由ですか?」など、想定される日常生活での状況をたくさん挙げて質問していく。どのような質問が適当であるかの研究がなされ、国際的に共通の質問（さまざまな言語に翻訳されている）が決められ、それを使って世界中で調べられている。

この「患者満足度」についてはさまざまな研究があるが、人工膝関節置換術後の膝の具合を、前述の患者さん自身に尋ねる方法で調べたところ、「手術を受けた膝に満足していますか?」という質問に対して「非常に満足している」「満足している」「普通」「不満である」「すごく不満である」という五種類の回答から選んでもらうと、「非常に満足」と「満足」の合計は全体の約八割であったとの報告がある。「普通」まで入れると九割だった。医療の世界で八割から九割が成功であれば、治療法としては成功率の高い、標準的に勧められるものとされるが、本来患者さんの生活の質を上げることを目的とした治療なので、一割の人が「不満」と思っている現実は無視できない。人工関節を専門とする世界中の研究者がこのことを重視して、なんとか改善できないか取り組んでいる。

満足度になにが影響するのかについての研究もたくさん行われている。しかし、「術後の膝に満足しているかどうか」という漠然とした命題なので、その原因はさまざまだ。本当に手術した膝がまだ痛いのかもしれないし、うまく曲がらないのかもしれないし、本人に脚の力がないからかもしれない。腰が悪くて曲がっていてうまく歩けないのかもしれないし、ひょっとしたら主治医の先生と気が合わないのかもしれない。はたまた、もしかしたらいろんなストレスで心を病んでいることもありうる。つまり、上手な手術や性能のよい人工関節で解決できる問題と、患者さん本人の問題の両方がありうるのである。

また、患者さんが術後に期待していることもさまざまである。ご主人やお友達と散歩や旅行ができれば満足という人もいれば、農作業や趣味のゴルフがうまくできないので不満という人もいる（世の中のほとんどすべてのことに不満という性格の人もごく少数いるかもしれない）。そういうさまざまな要素があるのだから、近所のあの奥さんのお知り合いが人工膝関節の手術を受けた後、いまひとつ満足していないようにみえても、あなたが同じように不満足になるとは限らないのである。

しかし、人工膝関節がまだまだ正常の膝に敵わないことは事実である。第三章でも述べているが、膝関節というのは単なる曲げ伸ばしといった動きにおいても、非常に複雑な動きをしている。ドアの蝶番《ちょうつがい》のような単なる折れ曲がり運動ではなく、大腿骨と脛骨の向かい合う関節面がお互いに滑り、転がり、ねじれながら膝が曲がっていくのである。このような動きは骨の形だけではなく、お互いを結ぶ靭帯や半月板や筋肉の絶妙なハーモニーでコントロールされている。また、万人同じ形、同じ動きではなく、個人個人での違いもある。

したがって、いかに詳しく研究され、精巧に作られていても、工業製品として作成される人工関節では、本来の正常な膝の自然な動きや力強い動きを完全に再現できてはいない。そのため、なんとなく違和感があるとか、普段はあまり痛まないが、ひょんな動きで痛みが走ることがあるなどという患者さんはいる。手術前よりは症状が軽くなっていることがほとんどだが、そのような残った不完全さが気になって満足できないことがある。それが気にならないレベルであれば「手術してよかった」と思うだろうが、気になるならば「期待していたほどはよくなかった」と思うだろう。

人工膝関節で満足度が低い動作

日常生活でのさまざまな動きの中で、どのような動作で不便を感じているかの調査もたくさんなされている。手術後に歩くことは不自由がないという患者が多い。ほとんどの場合、歩行能力の改善という点では、人工膝関節置換術は成功する。完璧ではないかもしれないが、少なくとも手術前よりは改善する場合がほとんどだ。

しかし、階段の上り下りや床からの立ち上がり、低い椅子からの立ち上がりなどは、膝が力強く伸ばせないとうまくできない。膝の力がないとスクワットができないのと同じだ。人工膝関節はこのような比較的深く膝を曲げて立ち上がるような動作が苦手なことが多い。階段を下りる時も、なんとなく不安感が強くて、手すりを持って一歩一歩しか下りられないという人も多い。手術を受けたお友達が、平地は楽に歩いていたのに、駅の階段を下りる時には横を向いて一段一段下りていたら、あなたは「やっぱり手術はよくないのかな」と思うかもしれない。

また、横歩きも簡単なようにみえて、実は膝の安定感や微妙な力の入れ具合が要求される高度な動きで、苦手な患者さんが多い。現在、最先端の研究者や医師は、この問題をいかに克服するかに取り組んでいる。人工関節の設計を変えたり、手術方法を工夫したりしている。

もう一つ、膝が悪い人は正座ができないので、お座敷レストランが困ることは知っている方も多いだろう。お食事会の仲間に膝が悪い人がいる場合、幹事はお店選びの際に気配りをして、掘りごたつのお店を選んだりする。掘りごたつなら椅子と同じでありながら、テーブル席よりも落ち着くし、くつろいだ感じになってよいものだ。

しかし、人工膝関節を受けた方は、この掘りごたつも苦手である。掘りごたつに座っている間は、確かに椅子と同じでくつろげる。しかし、掘りごたつに入る時と出る時を想像してみてほしい。どちらも一回畳の床に座るような動作が入る。人工膝関節を受けた方は、この床にひざまずく動作を嫌うことが多い。違和感や不安感、痛みを感じるようだ。傷口の上に全体重がのるのが嫌な感じを生むのかもしれない。

「結局、人工膝関節っていいの？　悪いの？」

人工膝関節置換術は、膝に強い変形があり、痛くて歩くのがつらい人にとっては、とてもよい手術である。歩くのがすごく楽になり、いままで痛くてできなかったこと、あきらめていたこと、たとえば家族や友人と旅行したり、ウォーキングやハイキングなどが再びできるようになることもしばしばである。生活が広がり、いろんなことに自信が持てるようになるかもしれない。歩くことに自信がないと、すべてに対して気持が後ろ向きになり、生活に張りがなくなり、楽しくなくなるものである。それを劇的に改善させる効果もありうる。

ただ、若かりし頃の全く健康な膝に戻るわけではないと認識すべきである。どんなスポーツをしても無症状だった膝には戻れない。曲がる角度にも限界があるし、強い衝撃には適さない。日常生活のさまざまな動きで多少の不自由も起こりうる。

人工関節の限界を理解し、年齢相応の普通の生活ができることを求め、専門医からよく話を聞いて納得した上で手術を受ければ、きっと満足することだろう。

4　人工股関節置換術――「手術をしたことを忘れる」自然な動きを得る喜び

最も成功した人工関節

人工股関節は人工膝関節に比べて、手術としての完成度が高いといわれる。それは術後の患者さんの高い「満足度」が理由の一つである。人工膝関節はすでに述べたように、痛みは軽くなるし、脚もまっすぐになるなど、ひどく変形して痛みの強い膝に対してとても有効な手術であるが、正常の健康な膝にはおよばないところもあり、違和感やなにかしらの痛みが残ることもある。それに対して、人工股関節を受けた患者さんの多くは、自分に人工関節が入っていることを忘れることも多いといわれる。

第三章でみたように、股関節は、完全に球の形をした大腿骨の付け根が、お椀の形をした骨盤側の受け皿にすっぽりはまった形状をしており、単純な回転運動をしているという構造である。

股関節は元々の構造と動きが単純であるため、人工関節で比較的容易に同じ動きを作ることができ、患者さんも体内での人工股関節の動きに違和感を覚えにくい。そのため、痛みもとれるし、「手術を受けたことを忘れる」ような自然な動きが得られ、満足度が高いというわけである。

素材や手術法の進歩

一昔前までは「人工関節は一〇年もつかもたないか」などといわれていた。そのため、「できれば六〇歳になるまでは痛くても我慢、我慢」などといわれていた。しかし、技術革新の恩恵は、ご多分に漏れずここにも現われている。

まず、人工関節の間でクッション代わりになるポリエチレン樹脂の材質がよくなった。人工関節の耐用年数を左右するものとして、このポリエチレン樹脂による関節表面の摩耗があったが、クロスリンクと呼ばれるポリエチレン分子間の架橋の付加技術によって、ポリエチレンが丈夫になり、ほとんど摩耗しなくなってきた。実際、この丈夫なポリエチレンが使われている人工股関節の患者さんでは、一〇年経っても、精密なX線で調べて摩耗がほとんど計測できないほどである。

また、金属と骨との固定部分の改良も進められ、骨が金属表面の非常に細かい隙間に入り込むことによって、骨と金属が一体化するような現象が起き、いつまでも緩まずに固定されるような技術が開発されてきた。これらの技術革新により、人工股関節の耐用年数は二〇年から三〇年が期待できるようになってきた。

一番の心配は脱臼

股関節の可動域（動く幅の角度）は普段歩いたり、座ったりするだけならそれほどでもないが、いざとなると大きく動くものである。お相撲さんやバレリーナやフィギュアスケーターは、股割りができたり、片脚が頭に付くくらい大きく開いたりすることができるが、それは極端な例としても、普通の人でも関節の柔らかい人は大きく動く。股関節は膝と違って、骨と骨は強い靭帯で結びつけられていない。お椀の中にボールが入っている状態で、あとは筋肉が包み込んでいて安定化している。しかし、筋肉は靭帯と違って伸び縮みするので、大きくねじると脱臼することがある。

人工股関節は、骨盤側のお椀の形状の金属部品の内側にポリエチレンのクッションが入るので、ボールにあたる大腿骨頭は、正常よりも小さい直径となる。正常の関節はクッションにあたる軟骨は二、三ミリで一生もつわけであるが、いかに技術革新が進んでも、ポリエチレンのクッションは二、三ミリではすぐにすり減ってしまう（生体の軟骨がいかにすごいことか)。八ミリで設定しても直径で一六ミリ小さくしなければならない。そのため、正常の股関節よりも脱臼しやすいのである。

また、一度脱臼すると脱臼癖がついて繰り返すこともある。脱臼の危険率は報告によってさまざまであるが、一パーセントから三パーセントくらいといわれている。前述のように、最近はポリエチレンの材質がよくなり、薄いポリエチレンでも大丈夫になったため、ボールの直径を大きくすることができるようになった。それによってさらに脱臼の危険性は少なくなった。したがって、特に心配するほどの頻度ではないが、やはり脱臼するおそれのある動きというものがある。具体的には、深くしゃがみ込む動作、内側にねじるような動作は脱臼するおそれがあるので避けていただきたい。

❖コラム　軟骨再生って今どうなっているの?

ここ数年、再生医療は花盛りだ。京都大学iPS細胞研究所の山中伸弥教授がノーベル生理学・医学賞を二〇一二年に受賞したことをきっかけに一般にも広く注目され、政府も再生医療を国家的重要課題として政策的・財政的に後押ししている。皮膚、心筋、網膜、神経、肝臓、さまざまな臓器や組織で再生医療が研究されているが、関節軟骨についても古くから研究がなされてきた。

関節軟骨は自然には再生しないことが知られていたが、一九九四年、ブリットバーグ（M. Brittberg）らは、あらかじめ軟骨組織を非荷重部から採取し、それから分離培養した軟骨細胞の浮遊液を関節軟骨の損傷部に移植して骨膜パッチで封入する手術方法、培養自家軟骨細胞移植（Autologous Chondrocyte Implantation：ＡＣＩ）を報告した。この方法は、その後世界各国で行われ、その長期臨床成績も明らかとなった。臨床成績は一般に良好であるが、従来行われてきた方法と比べても大差がないことも明らかになった。この方法は、軟骨を液体に細胞が浮いた状態で移植するため、十分な厚みを確保できず、せっかく移植した細胞も、損傷部から漏れ出したりする問題があった。

そこで、より進歩した方法として、コラーゲンに細胞をしみこませて軟骨損傷部に移植する方法が開発された（第一巻参照）。日本でも臨床試験が終了し、二〇一三年に保険適応となった。保険適応となるのは、四センチ四方以上の外傷性軟骨損傷と離断性骨軟骨炎である。つまり、怪我をして軟骨をガリッと削ったような軟骨損傷と、少年期のスポーツなどが原因で軟骨とその下の骨がはがれてしまう病態である。これまで述べてきたような変形性関節症、つまり加齢と関節軟骨に加わる過剰な負荷が原因で、荷重部を中心に広く軟骨が擦り減る病態に対しては、未だに軟骨再生による治療が成功していないのである。

今後も国内外で研究されている新しい方法が、臨床応用されていくであろう。その方向性としては、一つには幹細胞といわれる、いわゆる万能細胞を用いて軟骨を再生させる方法があり、もう一つには細胞周囲の基質を人工物や天然素材を用いて補填してやるか、細胞だけでかたまりを作るかという選択である。いずれにしろ、現在メドがたちつつあるのは、やはり部分的な軟骨損傷や軟骨欠損であり、広範な軟骨変性である変形性関節症に対する適応は、もうしばらく時間がかかりそうだ。

❖コラム　各国の人工関節の事情

人工関節は主に欧米で開発されてきた。もちろん、我が国でも人工関節黎明期の時代からいくつかの大学が開発してきた歴史がある。しかし、世界的な開発と進歩の中心はアメリカであった。それには開発会社の資金やマーケティングの力の違いということもあるが、人工関節を受ける患者の症例数に大きな差があるということが大きいだろう。患者が多いということは、社会的ニーズが大きいということであり、開発に力もお金も入りやすく、ビジネスとしても利益が出やすい。

矢野経済研究所が我が国での人工関節の出荷を調査した報告書によると、二〇一五年に行われた人工膝関節の症例数は八万六〇〇〇件あまりで、人工股関節は五万八〇〇〇件あまりと見積もられている。一方、アメリカでは人工膝関節は六〇万件以上、人工股関節は三〇万件以上と見積もられている。人口そのものはアメリカが三億人あまり、日本が一億二〇〇〇万人である。つまり、人口あたりの人工関節を受ける比率がアメリカにおいてかなり高いということになる。わかりにくいので計算しなおすと、人口一万人あたりの症例数は膝において日本七人、アメリカ二〇人、股関節において日本五人、アメリカ一〇人である。なぜこんなにアメリカのほうが多いのだろうか。アメリカのほうが変形性関節症の患者さんが多いということであろうか。あるいは、お年寄りが多いのであろうか。

実は、年齢分布をみると、日本のほうが高齢率は高いのである。六五歳以上の比率は日本では二五パーセントであるのに対して、アメリカでは一四パーセントに過ぎない。日本のほうが高齢者が多いのに人工関節を受ける人が半分以下である。なぜだろうか。いろいろな理由が考えられているが、明らかな理由は不明である。確かにアメリカ人のほうが体重が大きく、肥満度が高い。当然荷重関節に無理がかかりやすい。一方、日本人のほうがよく歩くし、筋力やバランス感覚も維持されやすいのかもしれない。

また、実際の医療現場をみて感じることは、日本では変形がかなり進行してから人工関節を受ける傾向にあるのに対して、アメリカでは変形が軽いうちに人工関節を受けるケースが多いこともある。一言でいうと日本人のほうが我慢強いということであろうか。韓国や中国、インドなどでもアメリカと同様の状況になっているため、単に人種によるものではないようだ。本当に痛くて困るまで我慢する日本人の気質によるところが多いのではないだろうか。とはいっても、日本でも年々症例数が増加しているのも事実である。再び矢野経済研究所のデータによると、年に五パーセント程度の割合で増加してきており、今後も増え続けるであろう。

ところで、そのような事情から、流通している人工関節のシェアは圧倒的にアメリカ製が多くを占め、九割近くに達する。日本人としては信頼できるニッポンのものづくりの技に期待したいところだ。実際、一般にも知名度の高い「京セラ」や船舶プロペラで世界的シェアを持つナカシマプロペラから派生した「帝人ナカシマメディカル」など、高い技術力を持つ日本企業が一定のシェアを維持している。

テレビのおなじみドキュメンタリー番組でも紹介され、それをみた患者さんから「日本製の方がいいんでしょ。正座ができるんでしょ。日本製を入れてください」と迫られることもある。確かにとてもよい製品があり、使用する側にとってみても魅力的だ。しかし、テレビの情報は誤解されて伝わることも多々あり、残念ながら日本製がアメリカ製に対して群を抜いて優れているかというと、その事実は証明されておらず、臨床的に製品の優劣が明らかにされているものはほとんどない。

つまり、医師が自分の判断で最良と考え、使用方法に慣れて熟知しているものを使うのが一番よいのであり、患者さんは、その医師の判断を信頼するのが一番、ということである。

第七章 注

注1 整形外科医……整形外科医といってもその中で専門別に分かれていることが多く、脊椎を専門とする整形外科医、手指や腕を専門とする整形外科医、下肢の関節を専門とする整形外科医、

骨折など外傷を専門とする整形外科医、リハビリテーションを専門とする整形外科医など、得意分野はさまざまである。そのため、整形外科医全員が関節鏡手術を行うわけではない。

注2　スリーブと心棒……関節鏡はモニターにつながっており，先端の小さなレンズで捉えた様子が画面に映し出される。「スリーブ」は、中に関節鏡を入れるための外筒で、関節鏡が曲がって破損しないように強度を上げるということと、スリーブと関節鏡の隙間を通して水を関節内に循環させるという、二つの目的がある。

しかし、皮膚に小さな穴をあけてスリーブを差し込む時に、先端に繊細なレンズが付いている関節鏡本体をいきなりスリーブに入れて差し込むと、思わぬところにあたって先端のレンズを破損するおそれもあり、また角が立った関節鏡を不用意に差し込んで軟骨を傷付けるおそれもある。そこでまず、先があまりとがっていない「心棒」をスリーブに入れた状態で皮膚にあけた穴から関節内に確実にスリーブを入れる。そして心棒をスリーブから抜いて、関節鏡に差し替えることで安全に関節鏡を関節内に誘導することができる。

注3　金属やセラミック……体内に留置する金属はさまざまな材質のものがあるが、人工関節の本体部分は、コバルトクロム合金、チタン合金などが使われる。

一番多いのはコバルトクロム合金で、強度が高く、表面を研磨してツルツルにすることができるため、関節表面にあたる部分に使われる。たとえば人工膝関節の大腿骨側の部品である。

表面全体が関節面だからである。

チタンはコバルトクロム合金に比べて柔らかく、常にこすれる関節表面には使えない。ツルツルに加工することも難しく、こすれると削れるからだ。その反面、骨との相性がよいため、主に関節面ではない軸の部分に使われる。たとえば膝関節では脛骨部品の土台に使い、その上にポリエチレンでできた関節面を乗せて固定することで使用する。股関節では骨盤側の受け皿（カップ）と大腿骨側の軸（ステム）に使われ、関節面はカップの中にポリエチレンの皿を入れ、大腿骨側には別の材質（コバルトクロム合金やセラミック）のボールを付けることで関節を作る。

また、セラミックは一部の人工関節に使用されており、アルミナやジルコニアといったものが使われる。表面のツルツルさは金属よりも高く、強度も高いという特性があるため、関節面表面に使用できる。金属アレルギー患者にも使用できるという利点もある。ただ、製造コストが高く、折損などの懸念、骨との固着の問題など、いくつかの懸念があり、研究と技術革新によって改良が加えられながら使われている。

終章　日本の未来の問題としてみんなで考える

私は関節を専門とする整形外科医である。あまり病院になじみのない方（健康が一番！）は、整形外科といってもどんなものかよくご存じないであろうが、実はいろんな専門がある。わかりやすいのは腰痛に代表される脊椎疾患、そして骨折などの外傷。関節痛は肩、肘、膝、股関節、足関節などなど。整形外科専門医は頭以外の骨、関節、筋肉、神経、靭帯などの運動器の問題をすべて標準的にみることができるよう訓練を受けている。しかし、そうはいっても、それぞれ特に得意とする分野というものがある。私の場合は関節である。

関節を作る構成体のうち、大事なのは軟骨と靭帯である。軟骨というのは学べば学ぶほど難しく、奥深い。整形外科医は誰しも、すり減ってなくなっていく軟骨をみるたびに、この軟骨をどうやったら守れるのか、治せるのかと思い、考える。どうしてこんなにツルツルヌメヌメなのか、それがどうしてこの人はバサバサゴリゴリなのか、一度傷付けたら治らないらしい、手術中に自分が傷付けたらどうしよう、ちょっとでも触ったら壊れてしまわないか、ガラス細工のように。

関節鏡で若者の関節軟骨をみると、惚れぼれするくらい美しい。同席の看護師や助手の医師に「やっぱりきれいだよね、若いってすばらしい」とつい言葉が出る。そして必ず「そうですよねえ」と同意の言葉。何百回同じ会話をしただろうか。でも毎回言ってしまう。

それがどうしてこの患者さんは、こんなにいたんでいるのだろう。歳もまだまだ自分とあまり変わらない。なんとかできないか。

変形性関節症は難しい疾患だ。こんなに世界中で研究されているのに、有効な薬や治療法がない。「えっ、ないの？　みんな治療してもらってるじゃない？」。実はないのである。もちろん、これまで述べてきたように、鎮痛剤や関節内注射や運動療法によって症状は改善して、患者さんは楽になる。保存療法がだめなら手術もいろいろあって、成功率がとても高い。有効な治療である。しかし、どれも本当は病態の真髄である、いたんだ関節軟骨を治すものではない。症状は楽になって、患者さんは楽になるのだが、本当の意味で病気を治しているわけではない。

たくさんの研究者が、関節軟骨の変性の原因を究明し、変性をくい止めて改善させる新しい薬の開発を目指している。または再生医療で軟骨を再生させようとしている。しかし、どれも実用化にはまだまだ時間がかかる。今、困っている患者さんに福音をもたらすのには間に合わないだろう。いたんだ関節軟骨を生物学的に治すよりも、いっそのこと、やはり人工関節のような工学的な科学技術の発達のほうが早いのだろうか。今のところ、そちらのアプローチのほうが早かったようだ。生物学的研究開発がどこまで追いつけるか。

先日、人工膝関節の手術を行った患者さんから句集をいただいた。「定年になってヒマになったので、日々感じたことを句にしただけの乱文ですよ」とのことであったが、季節の変わり目の道ばたでみかけたちょっとした発見や、歳をとって子供も孫も独立して離れていった寂しさなど、さまざまな句が綴られており、ところどころでニヤリとしたり胸を打たれたり。

子の門出 思い出語る 亡き妻と

名刺入れ 主が代わって 診察券

歳をとれば、誰しも身体のあちこちにガタがくるものだろう。病院通いの悲哀を語った句もたくさんあった。

本書で概説したように、日本の変形性関節症の有病者数は二五〇〇万人と推計されている。高血圧が一〇〇〇万人、糖尿病が三一六万人であるが、国民はどれほどこのことを認知しているだろうか。高血圧や糖尿病は知らない人がいないほど認知されている疾患で、「メタボ」や「トクホ」の啓蒙によって誰もがその疾患の重要性を認識している。ただ、症状がないために、わかっちゃいるけど、やめられないこと（おいしい食事と酒、タバコ）が問題とされている。

一方、はるかに罹患率が高い変形性関節症は、それに比べると認知度が低い。しかし、腰痛、関節痛、肩こりは国民の自覚症状の上位三つであることが国民生活基礎調査によって明らかになっている。高血圧や糖尿病と違って、症状を肌で感じる疾患である。日々の暮らしで痛みを感じるのであるが、多くは軽症から始まり、保存療法で軽快する。したがって、多くの場合患者の重症感はあまりない。しかし、長期的には徐々に進行するものであり、加齢によりその進行は助長される。そして変形性関節症は、要支援や要介護となる原因として、脳卒中や老衰と並んで三位以内に入っている。

ましてや日本はずいぶん前からすでに超高齢社会になっている。「日本は高齢化社会である」など間違った用語を使う人がいるが（「高齢化社会」とは「六五歳以上の人口が七パーセントを超えた社会」である）、日本が「高齢化社会」だったのは四五年も前の昔話である。今は「高齢社会（六五歳以上が一四パーセント以上）」もすでに過ぎ去って、「超高齢社会（六五歳以上が二一パーセント以上)」である。今後、骨粗鬆症による骨折と同様に、変形性関節症によって身体が不自由になる人が増加の一途をたどることは目にみえている。

人は誰でも歳をとる。クレオパトラが熱望した不老不死は今日でも得られないし、今後もずっと得られないだろう(そのほうがたぶん幸せだ)。それならば元気で活力にあふれた老人で、この超高齢社会を運営していこうではないか。六五歳で高齢者なんて誰が決めた。八〇歳でもマラソンができる。そういう運動器をみんなが持てる時代にしていきたい。そして、九〇歳で寿命が来て、前の日まで好きなことをして、コロリと亡くなる。残された家族は突然の悲報に涙して故人を悼《いた》む。そんな幸せな人生を一人でも多くの人が味わえるようになればよい。

そんな幸せを阻む原因の一つである運動器疾患の代表である変形性関節症。移動能力と生活の質を著しく損なう変形性関節症は、他のどんな疾患にも負けず劣らず重要な疾患である。死因の上位である「がん」と「心血管障害」も、もちろん重要であるが、個人と社会の負担が重くなり、生きる喜びを損なう「変形性関節症」も、大げさではなく、世界のヘルスケアの最重要課題の一つである。医師、研究者、政治家、企業、そして患者さんのみんなで努力して、この疾患を克服し、明るい未来を築いていきたいものである。

人生を彩るために――謝辞に代えて

変形性関節症は、高齢になると非常に多くの方がかかる病気である。乱暴に言えば、「老人病」と言えるかもしれない。しかし変形性関節症は意外とその中身は深い。その割に学問的なことはあまり知られていない。それがこの書を執筆する大きな動機となった。変形性関節症は、日本では整形外科医が担当する疾患である（欧米ではリウマチ医と呼ばれる、整形外科医ではなくもちろん内科医でもない医師が担当する）。それゆえ本書は三名の専門の整形外科医で分担執筆した。三名とも、これまで多くの患者さんを診療し、変形性関節症に関して長い間研究を続けてきた現役の医師である。

おおよそ統一して書き進めたと思うが、それでもなお、文章に重なりがあり、また見解の相違がみられた部分もあった。編集段階で調整したものの、統一については違和感を覚える部分もあるかもしれない。学問とはいつも一つの答、考えしかないわけではないので、あえて無理な統一はせず、そのままとした部分もある。さらに文章の書き方は三者三様で、論文調の著者と平易な言葉を使う著者との間に落差があることをお許し願いたい。

本書の執筆には、他の巻にもまして時間がかかり、編集の方には大変なご苦労をおかけした。怠惰な著者たちを、粘り強く（相変わらず鞭打って）導いてくださった西川照子女史には、本当に感謝している。また鋭い観察力で多くの間違いや不一致を指摘していただいた深井大輔氏にはお礼の言葉もない。そして今回も本書を輝かせる心のこもったイラストを描いていただいた木野厚志氏、彼はこの書のもう一人の著者であると言えよう。心よりお礼を申し上げる。

最後にいつも私を勇気付ける、そしてあなたを勇気付けてほしいと願う、次の言葉で本書を閉じたい。

"Not add years to age, but add life to age."
（「年齢《とし》というものは、月日の重なりではない。年齢は人生を彩るものである」）

——モリス・ピアソル（リハビリテーションの父、H・A・ラスクの師）の言葉より。

〔伊藤〕

参考文献

第一章

黒澤尚『ひざの痛みをとる本』講談社、一九九七年：患者さん目線で「膝の痛み」という視点から、変形性膝関節症を中心に病態から治療までを広く網羅している。特に、当時日本では注目されていなかった、変形性膝関節症に対する運動療法の重要性に着目し、それを誰もがどこでも簡単にできる方法として考案し提示している。初版以来二〇年近くが経過した今でも全く色あせていない内容には驚くばかりであり、膝の痛みにお悩みでない方でも一読をお勧めする。

鳥巣岳彦『やさしい変形性膝関節症の自己管理』医薬ジャーナル社、二〇〇五年：変形性膝関節症に対する対処の方法をわかりやすく解説した良書。

井上一監修『変形性関節症の診かたと治療』医学書院、二〇一二年：膝に限らず、変形性関節症について、基礎から臨床まで、歴史的背景から最新の知見までを網羅している。若手医師が本格的にこの病気について日本語で勉強する時にはぜひ勧めたい一冊。ただし一般の方には難解。

M. Ishijima *et al.*, "Relationships between biomarkers of cartilage, bone, synovial, metabolism and knee pain provide insights into the origins of pain in early knee osteoarthritis," *Arthritis Res Ther* 13, R22, 2011：膝はなぜ痛いのか？　という疑問は古くからの疑問であった。この疑問に対してバイオマーカーを用いて行った我々の研究成果をまとめたのが、この論文である。

図1－13と図2－7にこの論文の結果の一部を紹介している。

石島旨章ほか「初期変形性膝関節症におけるバイオマーカーを用いた疼痛と軟骨代謝の連関」『別冊整形外科』六七「変形性膝関節症の診断と治療」五一～五六頁、二〇一五年：前掲の英論文の成果を中心に、変形性膝関節症の痛みの有無と軟骨代謝の関連について、バイオマーカーを用いて検討した研究成果を日本語で概説している。

第二章

J. H. Kellgren and J. S. Lawrence, "Radiological assessment of osteo-arthrosis," *Ann Rheum Dis* 16, 494-502, 1957.

J. Ball *et al.*, *The Epidemiology of Chronic Rheumatism: Atlas of Standard Radiographs of Arthritis*, Blackwell Scientific Publications, 1963：変形性膝関節症の診断は、X線検査で行うことが現在の世界のスタンダードである。その診断基準は、前掲論文と本論文、二つの文献で定義されたものが、五〇年以上経過した今でも使われている。

石島旨章ほか「Kellgren-Lawrence分類からみた早期変形性膝関節症研究への期待と課題」Bone Joint Nerve, 6(3), 533-541, 2016：K／L分類について、発案の背景や目的など、現存する資料をもとにその歴史について検討している。

C. G. Peterfy *et al.*, "Whole-Organ Magnetic Resonance Imaging Score (WORMS) of the knee in osteoarthritis," *Osteoarthritis Cartilage* 12(3), 177-190, 2004：変形性膝関節症のＭＲＩを用いた臨床研究を進めるにあたり、この著者を初めとしたアメリカの放射線科医が変形性膝関節症の病態を定義した論文。以降、この論文で定義付けられた病変を評価する研究が報告されたことで、病気に対する理解が進んでいる。

定月亮ほか「変形性膝関節症の疼痛と進行におけるＭＲＩの骨髄異常陰影の関連」『別冊整形外科』六七「変形性膝関節症の診断と治療」一八～二二頁、二〇一五年：前掲の論文における定義を含め、ＭＲＩを用いた変形性膝関節症の病態の解析について日本語で概説している。

羽田晋之介ほか「初期変形性膝関節症の病変進行の部位別差異」『別冊整形外科』六七「変形性膝関節症の診断と治療」八～一二頁、二〇一五年：ＭＲＩを用いた変形性膝関節症の病態解析で、どのようなことが明らかになってきたのか、我々が示した新知見を例に解説している。

H. Kurosawa *et al.*, "Load-bearing mode of the knee joint: physical behavior of the knee joint with or without menisci," *Clin Orthop Relat Res* 149, 283-290, 1980：半月板の機能を実験的に証明した論文。一九八〇年に発表されたが今でもその重要性は色あせていない。

M. Englund *et al.*, "Incidental meniscal findings in knee MRI in middle-aged and elderly persons," *N Engl J Med* 359, 1108-1115, 2008：ＭＲＩを用いた変形性膝関節症の病態の解明を進めてきた中で、半月板の損傷について、従来の治療法に疑問符を投げかけた論文。

金子晴香ほか「変形性膝関節症に対する鏡視下半月板部分切除術への警鐘」『別冊整形外科』六七「変形性膝関節症の診断と治療」、二二六～二二九頁、二〇一五年：半月板損傷を概説。

第三章

スティーブ・パーカー『医療の歴史』千葉喜久枝訳、創元社、二〇一六年：ヒトの医療の一万二〇〇〇年の歴史を、非常に多くの図版と簡潔な記載で述べた大書。図版をめくるだけでも楽しいし、ところどころに切り取られている数字や言葉も目を引く。「病院でまず最初に必要とされるのは、病人に危害を加えないことである」（フローレンス・ナイチンゲール）など。

山室隆夫『不老長寿を考える』ミネルヴァ書房、二〇一二年：高齢化社会の到来が叫ばれてから久しいが、あまりに目にする言葉であるだけに、かえって忘れられているかもしれない。生物学的側面から社会学的側面まで、広くこの話題を扱い、また筆者の個人的な考えや思いを率直に述べた良書。超一流の整形外科医であっただけに、医療面の指摘は鋭く、また妥当である。

エヴァル・ノア・ハラリ『サピエンス全史』柴田裕之訳、河出書房新社、二〇一六年：ホモ・サピエンスという種の歴史について、生物学的な意味での進化ではなく、社会学的な意味での進化について、詳しく述べた驚愕の書。これまでのすべての生物にとって、最大（決して最高とは言っていない）の進化は、ホモ・サピエンスにもたらされた「認知革命」であるとする。

ネイサン・ベロフスキー『「最悪」の医療の歴史』伊藤はるみ訳、原書房、二〇一四年：これまでいかに「医療」という名のもと、患者に苦痛を与え、ひどい場合には生命を奪うような「治療法」が行われてきたか、歴史を紐解く書物。興味本意で読み進めていると、ある時、はたと現代の医療はどうなのかと背筋が寒くなる思いに捕らわれる。

梶田昭『医学の歴史』講談社学術文庫、二〇一五年（初版二〇〇三年）：医学の歴史について、平易に書かれた書。初版が二〇〇三年なので、最新の治療については触れられていないが、どこからでも手にとって読むことができ、内容は面白い。

第四章

岡崎賢「変形性膝関節症の病態生理と診断」『整形外科看護』一八巻八号、七二二〜七三一頁、二〇一三年：変形性膝関節症で軟骨がどのように変化していくかを概説。臨床的にどのような方法で診断していくか、レントゲンやＭＲＩはどのような所見がでてくるかを医療従事者に向けてわかりやすく解説している。

岡崎賢・岩本幸英「変形性関節症軟骨における遺伝子発現の変化とその調節メカニズム」*Clinical Calcium* 19(11), 1578-1585, 2009：変形性関節症において軟骨が変性する時に生ずる遺伝子発現の変化と、どうしてそのような変化が生ずるのかについて、分子生物学による研究を専門的に概説している。

M. Kapoor *et al.*, "Role of proinflammatory cytokines in the pathophysiology of osteoarthritis," *Nat Rev Rheumatol* 7(1), 33-42, 2011：変形性膝関節症の病態における炎症の関与についての総説。

Y. Shimura *et al.*, "The factors associated with pain severity in patients with knee osteoarthritis vary according to the radiographic disease severity: A cross-sectional study," *Osteoarthritis Cartilage* 21(9), 1179-1184, 2013：変形性膝関節症の痛みと関連する因子が、病気が初期から末期へと進行する過程で変わってくる可能性を示唆した研究結果を紹介している。

清村幸雄ほか「変形性膝関節症の重症化に伴う疼痛影響因子の変化」『別冊整形外科』六七「変形性膝関節症の診断と治療」三〇～三三頁、二〇一五年：前掲の論文の内容を、日本語で概説。

L. Ning *et al.*, "Correlations between both the expression levels of inflammatory mediators and growth factor in medial perimeniscal synovial tissue and the severity of medial knee osteoarthritis," *Int Orthop* 35(6), 831-838, 2011：変形性膝関節症における炎症性サイトカインの発現パターンと病気の進行度との関係性についての知見を概説。

劉立足ほか「末期変形性膝関節症における疼痛と滑膜炎そして炎症性サイトカインの発現パターンの連関性」『別冊整形外科』六七「変形性膝関節症の診断と治療」一二三～一二九頁、二〇一五年：右の論文の、変形性膝関節症における炎症性サイトカインの発現パターンと病気の進行度との関係性について日本語で概説している。

M. Ishijima *et al.*, "Intra-articular hyaluronic acid injection versus oral non-steroidal anti-inflammatory drug for the treatment of knee osteoarthritis -a multicenter, randomized, open-label, non-inferiority trial," *Arthritis Res Ther* 16, R18, 2014：変形性膝関節症の患者さんに対して、ヒアルロン酸注射と非ステロイド性抗炎症薬による痛みの軽減効果を、日本国内の多くの整形外科医の先生方にご協力を頂きながら調べた多施設研究の結果を報告。

石島旨章ほか「変形性膝関節症に対するヒアルロン酸関節内注射の有効性と安全性」『別冊整形外科　変形性膝関節症の診断と治療』六七、九二〜九七頁、二〇一五年：前掲の論文の結果を、日本語で概説している。

金子晴香ほか「変形性膝関節症の疼痛：病態」*The Bone* 30(3), 253-261, 2016：変形性膝関節症の最も重要な症状である痛みについて、どのような病態と関連するのかについて、現時点でわかってきたことを、我々の研究成果を紹介しながら概説し、これをもとに現在使用している治療薬の使い分けについて概説している。

第六章

T. E. McAlindon *et al.*, "OARSI guidelines for the non-surgical management of knee osteoarthritis," *Osteoarthritis and Cartilage* 22(3), 363-388, 2014：国際変形性関節症学会（Osteoarthritis Research Society International：ＯＡＲＳＩ）がまとめた、変形性膝関節症に

対する保存療法の勧告、すなわち診療ガイドラインである。
T. Doi *et al.*, "Effect of home exercise of quadriceps on knee osteoarthritis compared with nonsteroidal antiinflammatory drugs: a randomized controlled trial," *Am J Phys Med Rehabil* 87(4), 258-269, 2008：変形性膝関節症に対して、大腿四頭筋訓練の運動療法と非ステロイド性抗炎症薬のランダム化比較試験の結果が示された論文。運動療法は非ステロイド性抗炎症薬内服と同等の疼痛緩和効果があることが示された。
J. Bellemans *et al.*, "The Chitranjan Ranawat award: is neutral mechanical alignment normal for all patients? The concept of constitutional varus," *Clin Orthop Relat Res* 470(1) 45-53, 2012：成長期に行うスポーツとO脚との関係について調査した論文。

第七章

出沢明・榊原壌・5thJOSKAS準備委員会監修『関節鏡の歴史』二〇一三年。
R. B. Bourne *et al.*, "Patient satisfaction after total knee arthroplasty: who is satisfied and who is not?" *Clin Orthop Relat Res* 468 (1), 57-63, 2010：アメリカで行われた一七〇〇人の人工膝関節置換術患者のアンケート結果で、術後の満足度を調査した研究論文。

索　引

あ 行

か 行

さ　行

た　行

な　行

は　行

ま　行

や・ら・わ行

欧　文

各章の執筆担当者

序　章　変形性関節症は関節の老化か……………………………　伊藤　宣
第一章　変形性関節症とはどのような病気か………………　石島旨章
第二章　どのようにして変形性関節症を診断するのか
……………………………………………………………………　石島旨章
第三章　関節による違い…………………………………………　伊藤　宣
第四章　関節軟骨変性のメカニズム……………………………　岡崎　賢
第五章　薬による治療……………………………………………　石島旨章
第六章　リハビリテーション、装具治療、関節注射………　岡崎　賢
第七章　手術療法…………………………………………………　岡崎　賢
終　章　日本の未来の問題としてみんなで考える………　岡崎　賢

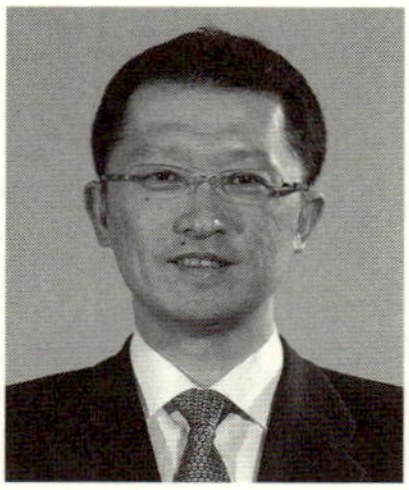

石島旨章

（いしじま　むねあき）

順天堂大学大学院医学研究科整形外科・運動器医学講座准教授

1970年，東京都生まれ。学習院高等科卒業。1996年，順天堂大学医学部卒業。1998年，東京医科歯科大学難治疾患研究所分子薬理学講座共同研究生。2002年，順天堂大学大学院医学研究科修了。2003年，順天堂大学医学部整形外科学講座助手。2005年，日本学術振興会海外特別研究員として米国・国立衛生研究所（NIH）留学。2007年，順天堂大学大学院医学研究科整形外科・運動器医学講座助教。2013年より現職。専門は変形性膝関節症と骨粗鬆症。共通点は，誰の身にも起こりうる運動器疾患であること。

小学生時代にリトルリーグで野球を始めて以来，中学，高校，大学そして社会人になっても野球を続けてきた。今はなかなか時間が取れないため，片道40分の徒歩通勤を心掛けている。運動不足解消のために始めたことが，季節の移ろい街並みの変化を感じる楽しみに。肉食，甘党。目下，犬のかわいさに開眼中。

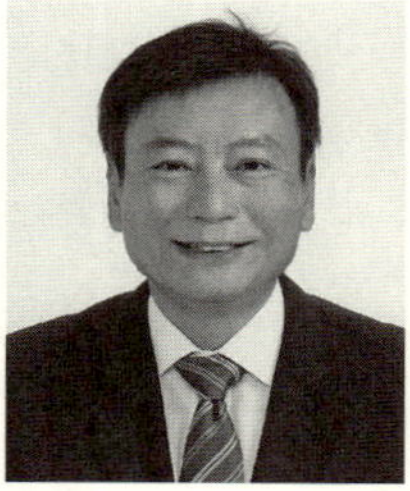

岡崎　賢

（おかざき　けん）

九州大学病院整形外科講師

1969年，福岡県生まれ。福岡県立小倉高等学校卒業。1993年，九州大学医学部医学科卒業。2000年，九州大学大学院医学系研究科修了，医学博士取得。2000年～2002年，米国ワシントン大学整形外科留学。2003年，九州大学病院整形外科医員。2004年，九州大学大学院医学研究院次世代低侵襲治療学助教。2007年，九州大学病院整形外科助教。2011年より現職。専門は軟骨変性と再生・新生に対する分子生物学的研究など。

海と猫をこよなく愛し（もちろん家族も），セーリングとスキーが私の3rd Place。オンの日は医学の厳しさにむち打たれ、オフの日は自然の厳しさ・波風に打たれて家に帰り，愛猫に癒やされている。

《著者紹介》

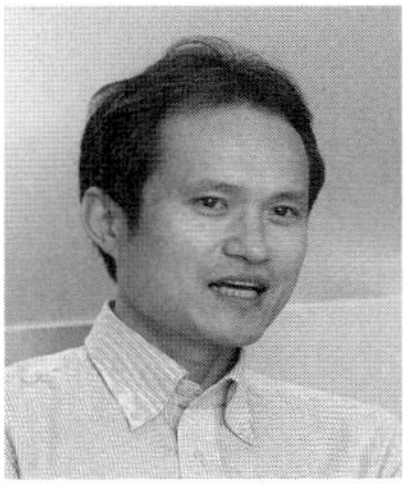

伊藤　宣

（いとう　ひろむ）

京都大学大学院医学研究科整形外科准教授

1964年，静岡県生まれ。静岡県立磐田南高等学校卒業。1990年，京都大学医学部卒業。2001年，京都大学大学院医学研究科博士課程（外科学専攻）修了。2013年より現職。専門は関節リウマチ，変形性関節症，足の外科など，全身の関節疾患を扱う。研究テーマは関節炎の病態と治療，骨折治癒のメカニズムなど。

ジュビロ磐田をこよなく愛するが，最も熱くなるスポーツはバスケットボール。村上春樹作品の各国語訳の蒐集が趣味。本シリーズ・骨の話全六巻の監修者。

シリーズ・骨の話④

変形性関節症

――関節が老いたのか、関節軟骨の変性とはなにか――

2017年1月20日　初版第1刷発行　〈検印省略〉

定価はカバーに
表示しています

著　者　伊藤　宣　石島旨章　岡崎　賢

発行者　杉田啓三

印刷者　坂本喜杏

発行所　株式会社　ミネルヴァ書房

607-8494　京都市山科区日ノ岡堤谷町1

電話代表　(075)581-5191

振替口座　01020-0-8076

冨山房インターナショナル・清水製本

ISBN 978-4-623-07723-6

Printed in Japan